JOHANN SCHLEICH · Kräuterweiber und Bauerndoktoren

Johann Schleich

Kräuterweiber und Bauerndoktoren

Die geheimen Rezepte der Heilkundigen

:STYRIA

Die Deutsche Bibliothek – CIP-Einheitsaufnahme
Schleich, Johann:
Kräuterweiber und Bauerndoktoren / Johann Schleich. – Völlig überarb. und erw.
Neuaufl.. – Graz ; Wien ; Köln : Verl. Styria, 2001
ISBN 3-222-12866-9

© 2001 Verlag Styria Graz Wien Köln
www.verlagstyria.com

Umschlaggestaltung: Andrea Malek
Umschlagbild: Johann Schleich (Maria Karner)
Alle Fotos: Johann Schleich
Druck und Bindung: Obersteirische Druckerei, Leoben
Printed in Austria
ISBN 3-222-12866-9

INHALT

ABERGLAUBE, ZAUBER, SPRÜCHE UND REZEPTE

VORWORT

Das Wissen um volksmedizinische Rezepturen ist in der Steiermark bis in die heutige Zeit erhalten geblieben. Vielfach werden diese Rezepte noch angewendet und gehören somit zum festen Bestandteil alten Hauswissens. Die Einsicht in die Heilkraft einfachster Mittel und Pflanzen war für den Menschen oft lebenswichtig, um der Krankheit wirksam entgegentreten zu können.

Man kann fast mit Sicherheit annehmen, dass die Bemühungen, Mittel gegen die Krankheiten von Mensch und Tier zu finden, genauso alt sind wie der Mensch selbst. Bei der Suche nach geeigneten Heilmethoden spielten sowohl Instinkt als auch die enge Verbindung zur Natur sowie eine ausgeprägte Beobachtungsgabe eine wichtige Rolle.

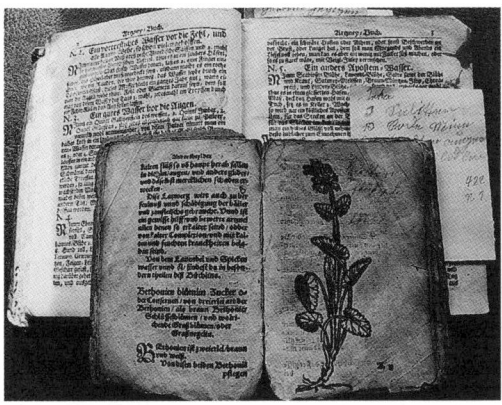

Jahrhundertelang wurden die verschiedensten Heilmethoden gepflegt und die Erfahrungen an die Nachwelt weitergegeben. Leider ist eine Fülle von Praktiken nur selten aufgezeichnet worden und somit der größte Teil verloren gegangen. Die Volksmedizinforschung selbst führte auch lange Zeit nur ein kümmerliches Dasein. Im deutschen Sprachraum begann man erst am Ende des 19. Jahrhunderts mit der wissenschaftlichen Erforschung dieses Bereiches. In der Steiermark war es der Grazer Bezirksarzt und Sanitätsrat Victor Fossel, der im 19. Jahrhundert das Buch „Volksmedicin und medicinischer Aberglaube in Steiermark" schrieb.

Das vorliegende, in mehr als drei Jahrzehnten Sammeltätigkeit entstandene und nun in zweiter, veränderter und erweiterter Auflage erschienene Buch ist keine wissenschaftliche Arbeit über Naturheiler und Naturheilmittel, sondern lediglich eine journalistische Bestandsaufnahme und objektive Wiedergabe von Interviews, die ich mit vielen Menschen, die in der Steiermark noch als Naturheiler aktiv sind oder alte Hausmittel verwenden, geführt habe. Niemand soll damit aber überredet werden, diese Hausmittel bei Krankheiten anzuwenden, und auf keinen Fall soll jemand von einem Arztbesuch abgehalten werden. Ja, manche angeführten Pflanzen sind sogar giftig und ihre Verwendung in Arzneimitteln heute verboten. Doch war es mir ein großes Bedürfnis, diese sogenannten Naturheiler aufzusuchen und ihr Wissen so aufzuschreiben, dass es erhalten bleibt. Es wäre überaus schade, wenn niemand mehr erfahren könnte, dass Menschen im 20. und 21. Jahrhundert – im Zeitalter von Computer, Weltraumforschung, Gentechnik, Laserchirurgie, Stereotaxie und Ultraschall – noch immer die alten Überlieferungen pflegten und ihre Leiden mit einfachsten, selbst zubereiteten

Tees, Salben und diversen Rezepturen behandelten oder zu behandeln versuchten.

Interessant ist natürlich auch die Meinung der Fachleute aus dem medizinisch-pharmazeutischen Bereich zum Thema Volksmedizin.

Mag. Erich König, Apotheker in Feldbach, erinnerte sich an die Zeit um 1928, als noch eine Vielzahl von Hausmitteln angewendet wurde. Mit dem Anschluss Österreichs an das Deutsche Reich kamen neue Medikamente auf, doch 1945 brach der Arzneimittelnachschub abrupt ab, gerade in jener Zeit, wo die ländliche Bevölkerung eine gute medizinische Versorgung notwendig gehabt hätte.

In der Nachkriegszeit kamen Medikamente aus England und Amerika und später auch aus Deutschland und der Schweiz. Naturheilmittel wurden bis in die Mitte der siebziger Jahre allgemein belächelt, ihr Wert wurde erst vor einigen Jahren wieder erkannt. Mag. König sagte dazu: „In den Naturheilmitteln liegt Jahrhunderterfahrung, die nicht von der Hand zu weisen ist. Die heutige pharmazeutische Industrie untersucht Hausmittel und entwickelt so manche weiter."

Anny König war die Chefin der Drogerie am Feldbacher Hauptplatz. Auch sie stellt fest, dass in den letzten Jahren der Trend zur Natur im Ansteigen begriffen ist.

Der vor kurzem verstorbene Veterinärmediziner und Landesveterinärrat i. R., Dr. Paul Reymann aus Fehring, vertrat die Meinung, dass man sich vermehrt wissenschaftlich mit den alten Erfahrungen beschäftigen müsse. Er war immer der Meinung, dass die Schulmedizin viel Erfahrung und Wissen aus der Volksmedizin übernehmen könne.

Primarius Dr. Alois Mödritscher ist Vorstand der chirurgischen Abteilung im LKH Feldbach. Er meint, dass gewisse Hausmittel bei einfachen Erkrankungen ihre Berechtigung haben. Der Arzt solle aber immer beigezogen werden, da die Diagnose die wichtigste Voraussetzung für die richtige Behandlung sei. Zu warnen sei jedoch vor der kritiklosen Anwendung von Hausmitteln, wenn z. B. Arnikaschnaps auf frische Verletzungen geschüttet würde und man glaube, dass dies zur Desinfektion ausreiche. Essigwickel bei Fieber oder kaltes Wasser bei Verbrennungen des ersten und zweiten Grades seien gut, man sollte aber niemals Fett auf frische Wunden geben, da die Gefahr der Verunreinigung und der Stauung des Wundsekretes bestehe.

Bei der Behandlung von Menschen und Tieren ist also immer wieder sorgfältig abzuwägen, für welche Behandlungsmethode man sich entscheidet.

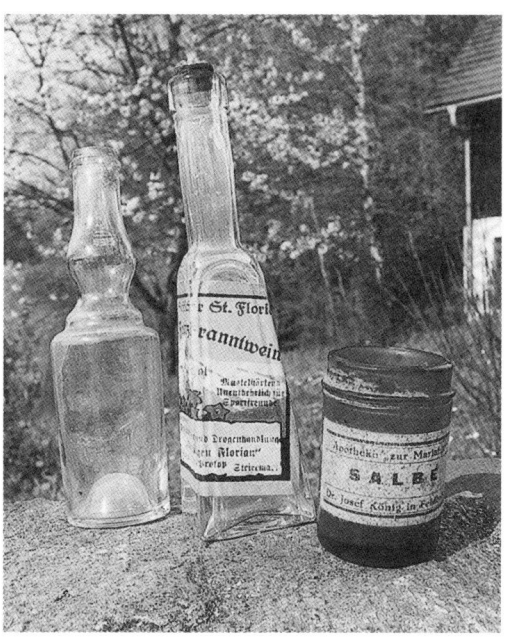

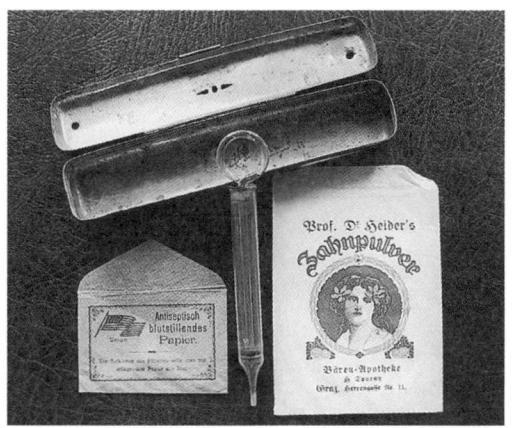

Der Judenburger Arzt Dr. Andreas Prine meint, dass das einzige anerkannte alternative Heilverfahren die Akupunktur ist. Die Volksmedizin hat nach Meinung von Dr. Prine einen über lange Zeit gewachsenen Hintergrund, in ihr kommen Pflanzen, Fette oder die bewährten Essigpatscherln zur Anwendung. Ein Irrglaube ist aber z. B., dass Hundefett bei Asthma Heilwirkung hat. Im Ersten Weltkrieg setzte man auf eiternden Wunden Larven an, und Hunde lecken ihre Wunden, weil im Speichel Antikörper enthalten sind. Man denke auch an die „Mutterkornalkaloide" bei Kreislaufstörungen oder an den Fingerhut, aus dem das Arzneimittel Digitalis gegen Herzschwäche erzeugt wird.

„Privatdoktoren" und Hausmittel gibt es in großer Zahl, und das Vertrauen der Bevölkerung zu ihrem ererbten Wissen ist aus Tradition sehr groß.

In vielen Familien werden die Rezepturen für die Hausmittel als großes Geheimnis gehütet. Meist hat der Vater oder die Mutter nur eines der Kinder mit dem Wissen der Naturheilkunde vertraut gemacht. Jene, die über diese Kenntnisse verfügten oder heute noch verfügen, sind in der Ortsgemeinschaft hoch geachtet.

Bei meinen Bemühungen, die in Verwendung stehenden Rezepturen zu erfahren, stieß ich auf Misstrauen und manchmal sogar auf hartnäckiges Schweigen, damit diese Mittel nicht außerhalb der Familie bekannt würden. Fast alle der Befragten haben sich nach einem längeren Gespräch dann doch bereit erklärt, ihre geheimen Rezepte zu verraten. All diesen Menschen, ob sie in diesem Buch namentlich aufscheinen oder ungenannt bleiben wollten, gilt mein herzlichster Dank.

Johann Schleich

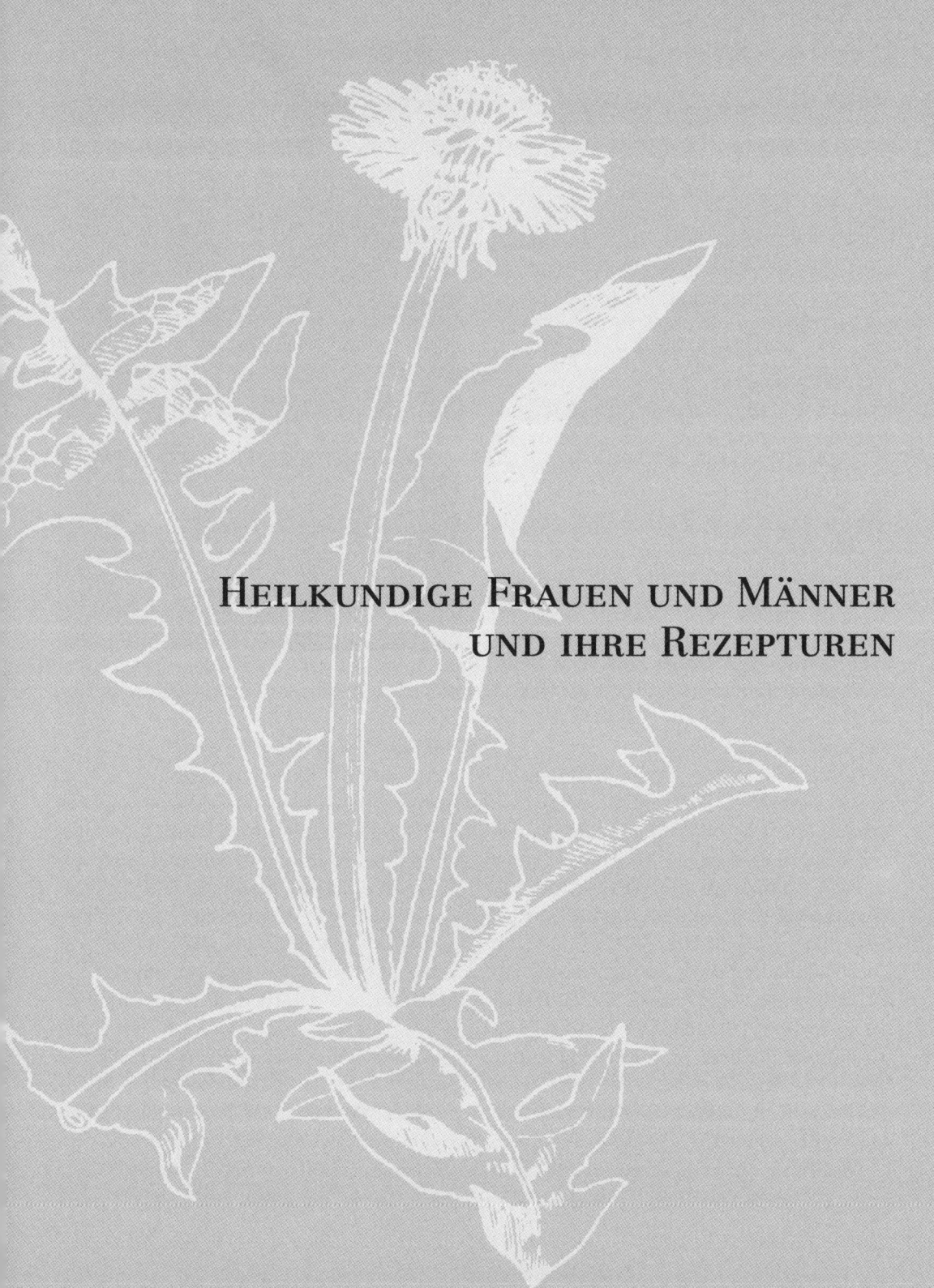

Heilkundige Frauen und Männer und ihre Rezepturen

Pater Antonius von Luca

Ein Kapuziner als Wunderheiler

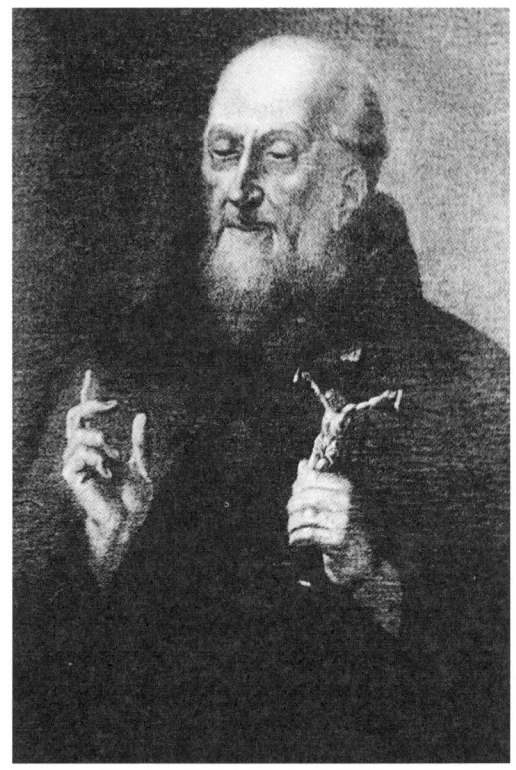

Der Kapuzinerpater Antonius von Luca galt im 18. Jahrhundert als der bekannteste Wunderheiler in der Steiermark. In der Pfarrkirche Straden erinnert heute ein Grabmal an das Wirken des Missionars, der bei seinen Bußpredigten tausende Gläubige anzog. Bekannt geworden ist Luca im Jahr 1705, als in Venedig elf von ihm durchgeführte Wunderheilungen notariell bestätigt wurden. Kurz nachdem Pater Luca Venedig verlassen hatte, kam er nach Graz, wo es auf dem Hauptplatz zu einer Massenkundgebung kam. Einerseits wollten die Menschen den Pater bei der Predigt hören, andererseits erhofften sich viele Hilfe in ihrer Not. Später wirkte er in Wien, wo er über außergewöhnliche Vollmachten hinsichtlich Zeit, Ort und andere Vorschriften die Messfeiern betreffend verfügte.

1712 verließ er Wien, um nach Italien zurückzukehren. In Graz dürfte er jedoch gebeten worden sein, seine Missionstätigkeit fortzusetzen, was er auch tat. Unter anderem kam er auch nach Riegersburg, Poppendorf und Neuhaus am Klausenbach. Eine große Missionsreise führte ihn über Frohnleiten nach Rottenmann, Murau, Neumarkt, St. Lambrecht, Mariahof bis nach Oberwölz. Bei der Seelsorge in St. Lambrecht hielt er täglich nach der Messe Predigten und nach dem Mittagessen Katechismusstunden. Seine Predigten sollten die Änderung des Lebenswandels herbeiführen. Pater Antonius erteilte den päpstlichen Segen und damit den vollkommenen Ablass. Er segnete auch Rosenkränze und Kreuze und erteilte den berühmten Krankensegen, mit dessen Kraft Krankheiten geheilt wurden. Dieser Krankensegen wurde durch ein Reuegebet eingeleitet. Die Menschen hatten dann entschlossene Lebensbesserung zu geloben. Das Krankengebet lautete: „Gott helfe euch in dem Maße, als ihr Vertrauen habt, denn dem, der vertraut, ist nach dem Worte Jesu alles möglich."

Beim Verlassen der Kirche legte Antonius jedem segnend die Hände auf den Kopf, die kleinen Kinder küsste er. 1713 wirkte Antonius über einige Zeit in Leoben, wo es zu einer spektakulären Wunderheilung an einem Knaben gekommen sein soll. Ein elf- bis zwölfjähriger Knabe war vollständig taub, so dass ihm nach der Beichte die Anzahl der Vaterunser zur Buße mit den Fingern gedeutet werden musste. Antonius erteilte den Krankensegen, wonach der Knabe wieder gehört hat. In Mariahof in der Obersteiermark wurde bestätigt, dass der Pater drei Gelähmte und vier Sehbehinderte heilte.

1714 missionierte und heilte Antonius im Raum Hartberg und im Stiftsbereich Vorau. Hier kam es zu mehreren Wunderheilungen. Um den 26. Juni 1714 war Pater Antonius in Riegersburg, am 6. Juli in Poppendorf und danach traf er auf Graf Nádasdy in Neuhaus am Klausenbach. Bei seinen Predigten erwähnte er immer, dass die Heilungen ein Eingriff Gottes seien, daher müsse beim Kranken das Gottvertrauen gestärkt werden.

Auf der Rückreise von Neuhaus am Klausenbach, das zu dieser Zeit auf ungarischem Boden lag, verstarb Pater Antonius am 16. August 1714 im Pfarrhof in Straden. Hier ließ ihm sein Freund Graf Nádasdy ein Grabmal errichten. Wahrscheinlich als Dank dafür, dass auch er von Antonius von einem Leiden befreit worden war. Pater Antonius wurde in einem doppelten Sarg beigesetzt. Als man am Ende des 19. Jahrhunderts den Sarg öffnete, war seine Leiche unverwest.

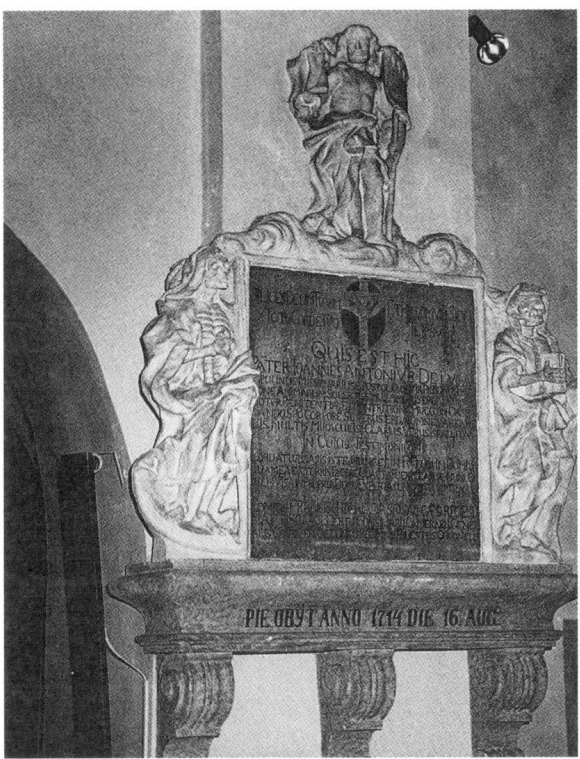

In der Pfarrkirche von Straden befindet sich der Grabstein von Pater Antonius.

ALOIS AUER

HOLLERSOISSN GEGEN FIEBER

Alois Auer wohnt in Reiting bei Feldbach.

REZEPTE FÜR MENSCHEN

Heublumenbäder sind ein beliebtes Mittel gegen Kreuzschmerzen.

Weichselschnaps nimmt man gegen Magenverstimmung.

Salbei mit Milch und Honig hilft gegen Husten.

Blätter des Schwarzen Holunders werden gegen Fieber auf Puls, Fesseln und Stirn gelegt.

Für *„Hollersoißn"* (Hollersalze) werden die Holunderbeeren im eigenen Saft mit wenig Zucker zu einer geleeartigen Masse gekocht. Bei Fieber wird ein Löffel voll in Wasser gelöst und getrunken.

Zur Entschlackung werden die jungen *Brennnesseltriebe* zu einem „Spinat" verarbeitet.

REZEPTE FÜR TIERE

Kälbern wurde als vorbeugendes Mittel gegen diverse Erkrankungen die *Nieswurz (Güllwurz)* in die aufgeschnittenen Ohren gesteckt.

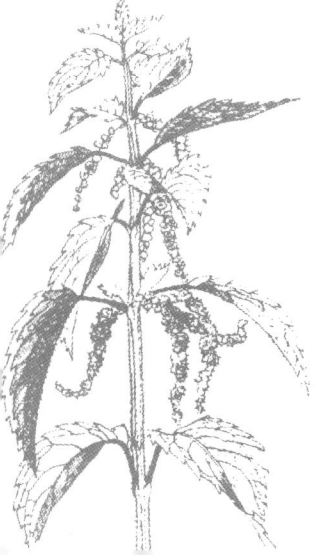

DIE „BACH-WIGGERL"

ALS SALBENMEISTERIN BEKANNT

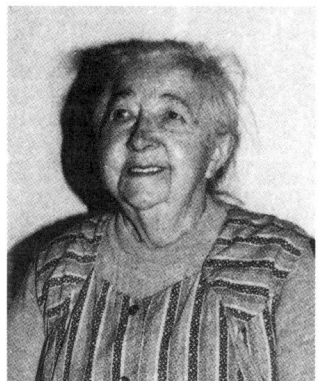

Die „Bach-Wiggerl" Juliana Wiederhofer aus Aschau bei Birkfeld ist weithin als heilkundige Frau bekannt.

Die Weitergabe ihres Rezepteschatzes kostete sie allerdings ein gewisses Maß an Überwindung. Der Name „Bach-Wiggerl" ist der alte Vulgoname (Hausname) nach Bach Ludwig.

REZEPTE FÜR MENSCHEN

Bekannt geworden ist die „Bach-Wiggerl" durch ihre heilkräftigen Salben:

Die *Beinsalbe* wird bei Knochenbrüchen und Verstauchungen angewendet. Dafür werden Beinwell und die Wurzel der Zahnwurz in Olivenöl, Lärchenpech und Schweineschmalz geröstet, nach dem Abseihen und Abkühlen wird Terpentinöl beigemengt.

Bei Venenentzündungen wird Olivenöl stark erhitzt, dann ein wenig Minium (Mennige) beigemengt, abschließend gibt man Kampfer dazu. Die abgekühlte plastische Masse wird zu Stangen geformt und aufbewahrt. Diese *Wundsalbe* ist schwarz.

Hellgrün ist die *Rheumasalbe,* die auch bei „Beinschwund" (Muskelschwund) Anwendung findet: Grünspan wird mit Seidelbast in Schweinefett geröstet (giftig).

Juliana Wiederhofer kennt auch sehr viele Sorten Tee:

Die geschälte *Eibischwurzel* wird für einen Tee gegen Bronchitis, Keuchhusten, Durchfall und Dickdarmentzündung angewendet.

Die Wurzel der *Engelwurz* (Altweiberwurzel, „Angelika") wird als Tee bei Herz-, Nieren- und Kreislaufstörungen, als Schlafmittel und bei Blähungen getrunken. Als Einreibung bei Verstauchungen werden Blütenköpfchen in Birnenschnaps angesetzt. Nach einigen Wochen bei Zimmertemperatur wird der Schnaps filtriert.

Bei gelb belegter Zunge und Mundgeruch wird ein *Wermuttee* verabreicht.

Tee aus *Haferstroh* soll, in großer Menge getrunken, bei Blasenleiden helfen.

Tee aus der Wurzelrinde der *Berberitze* hilft bei Leber- und Gallenleiden und heilt Gelbsucht.

Tee aus der gesamten blühenden *Hirtentascherlpflanze* wird bei Kreislaufstörungen empfohlen.

Weißdornblüten dienen als Teekraut oder für einen Schnapsansatz. Sie werden bei Herzwassersucht, Ohrensausen und Verkalkung angewendet.

Das Kraut der *Wegwarte* ergibt einen Gallen-, Milz- und Lebertee.

Waldmeistertee ist wassertreibend und blutreinigend.

Wurmtreibend ist der Tee vom *Gundermannkraut*.

Alanttee trinkt man bei Magen- und Darmbeschwerden, bei Gelbsucht und Zuckerkrankheit. In Schnaps angesetzt, ist Alant ein Kräftigungsmittel, während die frischen Blätter auf offene Wunden gelegt werden.

Bei Blasen- und Nierensteinen sowie bei weißem Ausfluß hilft ein Tee aus den Blüten der *Weißen* und *Gelben Taubnessel*.

Aus dem Kraut vom *Herzgespann* (Löwenschwanz) und Wolfskraut bereitet man einen Tee bei Herzkrämpfen und Atemnot.

Vogelknöterichtee heilt Gicht, Rheuma und Darmblutungen.

Der Tee der Wurzeln vom *Gemeinen Tüpfelfarn* heilt Gelbsucht.

Die Blüten vom *„Schwarzdorn"* (Schlehdornblüte) ergeben einen Abführtee.

Märzenveilchentee hilft bei Tbc, meinte man früher.

Aus den Blättern der kätzchentragenden *Weide* bereitet man einen Tee gegen Bluthusten und Fieber. Die abgekochte Rinde hilft als Fußbad bei Schweißfüßen.

Bei Nasenbluten schnupft man *Blutwurztee* (Tormentill) auf.

Der *Wurmfarnabsud* (Wurzel) wird in einem Fußbad gegen Kopfschmerzen angewendet.

Bei Blutarmut wird die *Echte Nelkenwurz* pulverisiert und eingenommen.

Wacholderbeeren, roh gegessen, helfen bei Cholera.

Frische *Breitwegerichblätter* legte man auf Fieberblasen („Lippenkrebs"); bei abnehmendem Mond werden die Blätter mit Salz vermischt und auf den Kropf gebunden.

Bei Krämpfen wird „*Anserine*" (Gänsefingerkraut) in Milch gekocht (Vorsicht bei Reizmagen!).

Bei Wurmbefall löst man aus *Kirschkernen* das Innere heraus, setzt es in Essig an und nimmt diese Flüssigkeit ein.

REZEPTE FÜR TIERE

Zur Behandlung von Würmern bei Tieren wird *Distelschnaps* verwendet.

Anton Baierl

Der Viehdoktor
mit der grossen Erfahrung

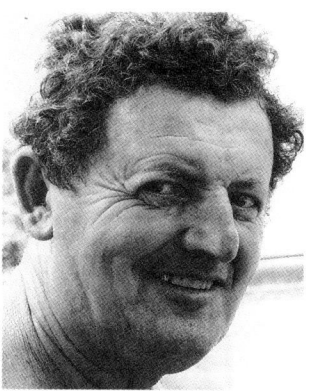

Seit mehr als 40 Jahren hilft Anton Baierl aus Pretal bei Kapfenstein als „Viehdoktor" bei den Bauern der Umgebung aus. Zu seinem Aufgabenbereich gehört die Klauenpflege, das Ferkelschneiden und vor allem die Geburtshilfe, die besonderes Geschick verlangt.

Tragsackverdrehungen bei einer trächtigen Kuh brauchen oft bis zu einer Stunde Arbeit, bis das Kalb mit Tragsack in die richtige Stellung gebracht werden kann. Bei ganz schwierigen Fällen wird das Kalb im Kuhbauch mit einem Strick, der am Unterkiefer angebunden wird, gedreht. Manchmal kommen aber auch verschiedene Abnormitäten vor. So hat Anton Baierl schon einmal ein Kalb mit zwei Köpfen, ein kugeliges Kalb, ein aufgeblasenes Wasserkalb, das nach dem Aufschneiden zusammenfiel, erlebt und natürlich auch Totgeburten. Alle diese Kälber mussten von einem Tierarzt mit dem Stahlseil in der Kuh zerschnitten werden. Zwillingsgeburten sind nicht selten, doch eine Drillingsgeburt erlebte Anton Baierl nur einmal.

Bleibt ein Kalb mit dem halben Körper in den Geburtswegen der Kuh stecken, so dreht Baierl das Kalb mit einer halben Drehung schraubenförmig heraus.

Nur selten muss Baierl bei der Erkrankung eines Tieres helfen. Meist handelt es sich um einfache Eingriffe.

Bleibt im Rinderschlund ein Apfel oder Kürbisteil stecken, so wird das Rindermaul mit dem Nabenring eines alten Wagenrades aufgesperrt und mit der Hand der Apfel gelöst.

Franz Bauer

Knoblauchsuppe für Schweine

Franz Bauer aus St. Kind (Gemeinde Breitenfeld) ist ein erfolgreicher Schweinezüchter. Einfache Hausmittel haben in der Schweinezucht heute keinen Platz mehr, obwohl in dieser Familie über Generationen hinweg Hausmittel zur Behandlung von Mensch und Tier angewendet wurden. In Erinnerung geblieben ist die *Schwefelsalbe* für „pirchige" (schuppige) Schweine. Dazu wird die Schwefelblüte in Fett warm abgerührt, abgekühlt und das Schwein damit eingeschmiert.

Zur Appetitanregung bekamen die Schweine eine *„Knofelsuppe"* (Knoblauchsuppe): Dazu wird zuerst in Salzwasser Weizenmehl eingesprudelt, anschließend gibt man eine Handvoll Knoblauch, eine Handvoll Grammeln und einen tüchtigen Schuss Essig dazu. Diese Suppe gehörte zu den wichtigen Hausmitteln.

Erinnern kann man sich auch noch daran, dass sogar *„Schießpulver"* verfüttert und die *Güllwurz* durchs Ohr gezogen wurde.

Haben die Schweine Rotlauf, so schüttet man zirka einen halben Meter hoch Stroh in den Stall, damit sich die Schweine darin eingraben können. Die Heilung erfolgt dann meist von selbst.

Geschnitten hat man die Schweine für einen höheren Fettertrag.

CÄCILIA BÄCK

PFEFFERKÖRNER MACHEN MÜDE HÜHNER MUNTER

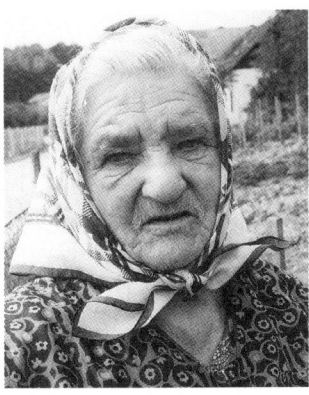

„Wir haben alle Krankheiten mit Hausmitteln behandelt", erzählt Cäcilia Bäck aus Johnsdorf.

REZEPTE FÜR MENSCHEN

Die *Ringelblumensalbe* wird zur Behandlung von offenen Beinen angewendet, diese Salbe wird auch auf Hühneraugen geschmiert.

Geschwollene Füße wäscht und badet man in *Kamillentee* und *Johanniskrautaufguss.*

Mit *Eibisch-* und *„Solver"-Tee* (Salbei) wird bei Halsschmerzen gegurgelt (abseihen nicht vergessen).

Offene Wunden werden grundsätzlich mit selbstgebranntem *Schnaps* (Äpfel, Birnen, Zwetschken) behandelt. Schnaps wird auch auf schmerzende Stellen geschüttet, jedoch nicht eingerieben, sondern nur mit der flachen Handfläche mehrmals leicht daraufgeschlagen („getatschelt").

Honig wirkt beruhigend auf die Nerven, treibt jedoch den Blutdruck in die Höhe.

Wacholder in der „Fleischboaz" und in der Beuschelsuppe ist gesund bei Gallenleiden.

REZEPTE FÜR TIERE

Auch an Tierärzten mangelte es noch vor einigen Jahrzehnten, und sehr oft fehlte auch das Geld, um einen Arzt bezahlen zu können. So wurden ebenfalls die Haustiere mit langerprobten Medizinen behandelt.

Seltenheitswert hat die Behandlung von Hühnern, die sich müde und krank zeigen: Cäcilia Bäck stopft dem Huhn mehrere *Pfefferkörner* in den Schnabel, bis das Huhn die Körner schluckt. Dann bekommt es reichlich Wasser zu trinken. Die Wirkung zeigt sich schnell, das Huhn wird lebhaft und bald wieder gesund.

Selbstverständlich ist auch die *Güllwurzen (Nieswurz),* die in das „Farkelohr" (Schweineohr) gesteckt wird, zur Vorbeuge für Rotlauf bekannt.

Ist das Vieh verstellt (d. h. es hat Blähungen), wird *Wermut-* oder *Kamillentee* gegeben.

MAGDALENA BERGHOLD

SCHWEDENBITTER ALS EINREIBUNG

Magdalena Berghold lebt in Liebensdorf bei Heiligenkreuz am Waasen.

Bei Rücken- und Bauchschmerzen wird mit der *Ringelblumensalbe* fest eingerieben, so lange, bis die Haut gut eingefettet ist. Dann wird mit *Schwedenbitter* nochmals darüber eingerieben. Die Schmerzen sollen bereits nach einer Viertelstunde nachlassen. Auch bei Verkühlungen, Nierenleiden, Wirbelsäulen- und Brustschmerzen wendet sie dieselbe Einreibung an. Auf die schmerzende, mit Salben behandelte Stelle wird abschließend ein warmes Tuch gelegt.

Für Darm und Magen ist *Kalmuswasser* besonders wohltuend. Ein Teelöffel Kalmuswurzeln wird über Nacht in 1/4 Liter Wasser angesetzt und auf den ganzen Tag verteilt schluckweise (je 5 Schluck) getrunken. Dies wiederholt man einige Tage und legt dann eine mehrtägige Pause ein. Angenehm zu trinken, durststillend und überdies auch gesund ist eine *Teemischung* mit viel Schafgarbe, Brennnesseln, eventuell Mistel, Pfefferminze und Hagebutte.

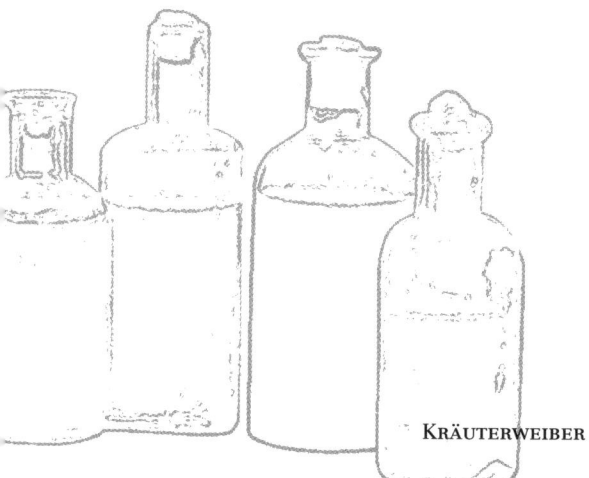

JOHANN UND RUDOLF BLODER

DIE GIFTPILZEZÜCHTER AUS NESTELBACH

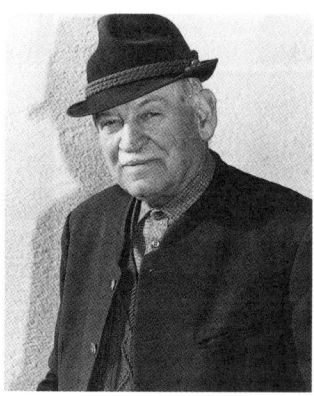

Johann Bloder machte Nestelbach im Ilztal zum Zentrum der Mutterkornzüchtung in Österreich. Wenige Jahre nach dem Zweiten Weltkrieg wurde mit der Mutterkornzüchtung, einem für die Bauern finanziell überaus ertragreichen Erwerbszweig, begonnen. Nachdem Mutterkorn synthetisch ersetzt werden konnte, wurde die Produktion in Nestelbach 1985 eingestellt.

Von den Bauerndoktoren wurde *Mutterkorn* als Abtreibungsmittel, bei diversen Frauenleiden, bei Unfruchtbarkeit der Frau und zur Zeit der Wehen verwendet. Bei der Anwendung entschied die genaue Dosis.

Aber nicht für diese Bauerndoktoren war das Mutterkorn aus Nestelbach bestimmt, sondern die pharmazeutische Industrie in Deutschland und Österreich benötigte diesen Grundstoff für die Arzneimittelproduktion. Mutterkorn war und ist (heute auf künstlichen Kulturen gezüchtet) Grundstoff für hunderte Medikamente. Für die Bauern in Nestelbach war die Mutterkornzüchtung finanziell attraktiv. Über 250 Hektar Roggen wurden als Trägerpflanze oder Wirtspflanze angebaut. In jede dritte Roggenpflanze wurde mit einer speziellen Pistole ein Impfstoff gespritzt, wodurch nach kurzer Zeit ein süßer Honigtau hervortrat und später das Mutterkorn (= „Mutterkornkörnd'ln") auswuchs.

Geerntet wurde der giftige Pilz während der Roggenreifezeit mehrmals durch vorsichtiges Abbrechen mit der Hand. Dann erfolgte das Trocknen im Schatten, das Reinigen mit der Getreidewinde, das Verpacken in Säcke und der Abtransport nach Wien oder Deutschland.

Diese mühevolle Handarbeit änderte sich, nachdem für Impfung, Ernte, Trocknung und Reinigung Spezialmaschinen konstruiert worden waren. Dann unterlag die Wirtspflanze Roggen einer grundsätzli-

chen Veränderung, indem bei einer Züchtung zwischen Roggen und Weizen eine neue Wirtspflanze entstand und angebaut wurde. Somit konnten die Mutterkornerträge wesentlich erhöht werden.

Über die Gefahr, die im Mutterkornpilz steckte, wusste man in Nestelbach genauestens Bescheid. Der Sohn des Mutterkornanbaupioniers, Rudolf Bloder, erinnert sich: „Jedes Kind wusste, dass Mutterkorn giftig ist. Vermischt man Mutterkorn im Roggen und bäckt daraus Brot, führt dies beim Menschen, der dieses Brot isst, zu Schwindel, Angstzuständen, Ohnmachten und zur Kriebelkrankheit, ein schreckliches Kriebeln in den Gliedern. Für das Federvieh ist Mutterkorn tödlich. Die Bauerndoktoren verwendeten Mutterkorn zur Einleitung eines Abortus."

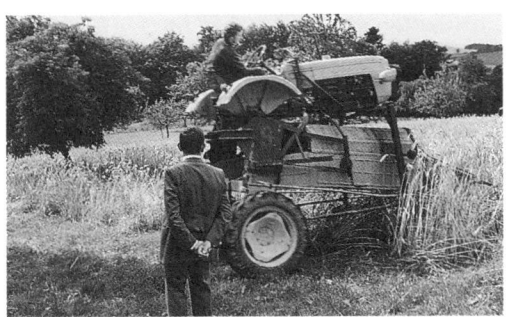
Mutterkornernte mit einem Erntegerät aus der Schweiz.

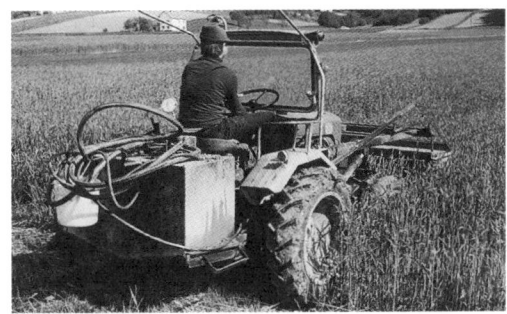
Um 1980 wurde das Getreide vom Traktor aus geimpft.

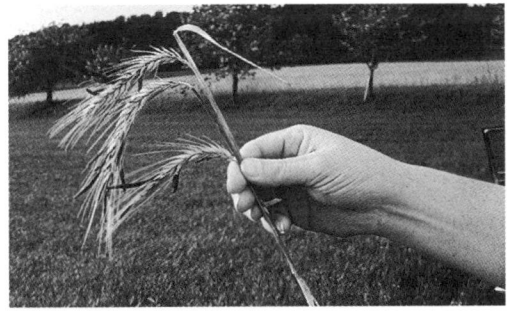
Roggenähren mit Mutterkorn.

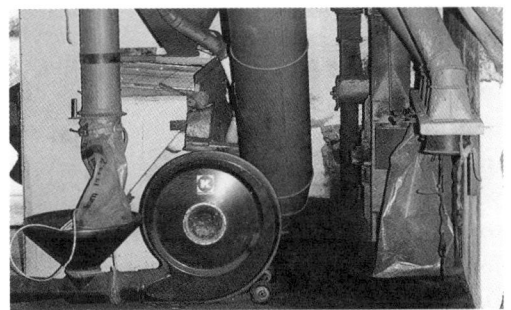
Die Mutterkornputzmaschine.

Johann und Rosa Brandl

Die Dachwurz ist ein Wunderkraut

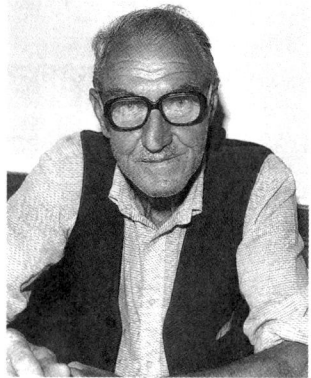

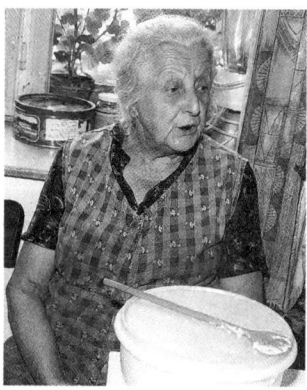

Johann Brandl wurde 1913 in Schützing (Gem. Kornberg) geboren und verbrachte sein Leben auf diesem Bauernhof. Rosa Brandl wurde 1916 in Zanglberg geboren und arbeitete, wie ihr Mann, immer in der Landwirtschaft. Sie ist mit dem Wissen um die Naturheilmittel ebenfalls engstens vertraut; kocht täglich Tee, macht Salben und stellt auch den allgemein beliebten und gesunden Hollersekt her.

Das wichtigste Hausmittel der Familie Brandl bei Magenbeschwerden wird aus der „Hauswurz" oder Dachwurz (Sempervivum tectorum) gewonnen. Johann Brandl heilte sein eigenes langwieriges Magenleiden mit diesem alten Hausmittel völlig aus. Er nimmt 5 frische Blätter der Hauswurz und kocht sie in 1 Liter Wasser. Dieser Tee wird schluckweise ohne Zucker und kalt getrunken. Doch um das Magenleiden wirksam zu bekämpfen, empfiehlt Brandl außerdem die Einnahme von 1 Löffel Dorschlebertran dreimal täglich und zum Frühstück nur Milch mit Semmeln.

Bei Verstauchungen oder Überknöchelungen hilft die Helfenbeinsalbe. Die im Volksmund als Helfkraut bezeichnete Pflanze ist das Liebstöckel (Levisticum officinale), auch Lustock oder Maggikraut genannt. Die Helfenbeinwurzeln werden in kleine Scheiben geschnitten und im ungesalzenen Schweinefett braun geröstet, warm abgeseiht und abgefüllt. Die Salbe wird auf den schmerzenden Stellen fest verrieben. Das Helfkraut wird bereits in der dritten Generation im Garten gezüchtet. Zur Nervenberuhigung trinkt Rosa Brandl täglich Brennnesseltee. Junge Brennnesselblätter werden gepflückt, und daraus wird ein Tee bereitet. Für die Wintermonate werden getrocknete Brennnesselblätter verwendet.

Eine Teemischung für den täglichen Gebrauch, schluckweise, ohne Zucker und warm getrunken, setzt sich aus getrockneten Brennnesseln, Schafgarbe und Kamille zusammen.

Bei Störungen und Beschwerden in den Wechseljahren, sowohl bei Frauen als auch bei Männern, wirkt ein Schafgarbentee besonders erleichternd.

Hollersekt fertigen Rosa und Johann Brandl nach folgendem Rezept an:

In 5 Liter Wasser kommen 60 dag Zucker, 2 Zitronen in Scheiben geschnitten und 4 „Hollerblüten" vom Schwarzen Holunder (Sambucus niger). Dies lässt man nun 24 Stunden ruhig stehen. Dann werden 2 Esslöffel Zucker angebräunt, mit 1/8 Liter Weinessig aufgegossen und kurz aufgekocht. Jetzt wird der Zucker mit dem Weinessig zur Hollerblütenmasse geschüttet und nochmals 48 Stunden abgestellt. Danach abseihen und in Flaschen abfüllen.

JOSEFA BRANDSTÄTTER

DIE „KRÄUTERWABN"
VON WETZELSDORF

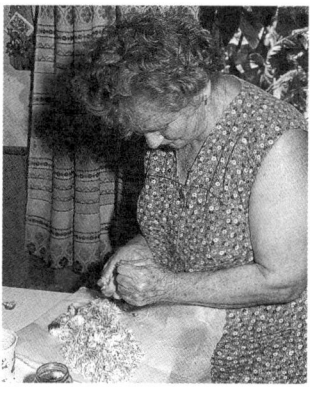

Josefa Brandstätter ist mit der Volksheilkunde von ihrem Vater, dem Viehdoktor Buchgraber (siehe dort), erblich belastet. Sie wurde 1918 in Wetzelsdorf (Bez. Feldbach) geboren und wog bei der Geburt nur 80 dag. Vor Medikamenten hat sie eine Abscheu („Tabletten esse ich keine"). Sie verlässt sich auf ihre Hausmittel und sammelt die Heilpflanzen selbst oder züchtet sie im Hausgarten. Und so ist es auch verständlich, dass sie in

ihrer Heimat als „Kräuterwabn" bekannt ist.

REZEPTE FÜR MENSCHEN

Frau Brandstätter stellt Salben her. Folgende Salbe heilt offene Füße: Man nimmt ein rohes *Ei* und legt es ins offene Feuer, bis die Schale schwarz ist. Von diesem Ei wird nun der feste Dotter genommen, das Eiweiß entfernt, und mit *Meerzwiebel* (eigentlich Milchstern, Ornithogalum comosus) in heißem Schweinefett mehrere Minuten geröstet. Das abgekühlte, warme Schmalz wird abgeseiht und abgefüllt.

Die Blütenblätter der *Ringelblume,* in Schweinefett kurz geröstet, ergeben eine Salbe gegen Venenentzündungen. Dabei Achtung: „Das Schweinefett muss von einem Schwein genommen werden, das ohne Beifutter gezüchtet wurde. Ein Schwein, das viel Milch bekam, ist dazu am besten geeignet. Beifutter ist in der Salbe Gift!"

Eine Salbe, deren Wirkung nicht ganz bekannt ist, wird mit Ziegenfett (Ziegenmilch zu Butter) hergestellt, *Arnika, Ringelblumenblüten* und *Johanniskraut* werden darin geröstet.

Zu ihren Heilmitteln gehört natürlich auch Tee. Sie selbst trinkt täglich Salbeitee.

Eine Frühjahrskur zur Blutreinigung und Entschlackung: Man sammelt die oberen 3 bis 4 Blätter der *Brennnessel,* wenn sie noch schön zart sind, und bereitet daraus einen Teeaufguss. Dieser Tee wird sechs Wochen lang täglich mehrmals getrunken.

Dreimal täglich soll man einen Teeaufguss mit *Salbei* (Solver), *Johanniskraut, Thymian* und *Schachtelhalm* (Zinnkraut) trinken. Bei starker Verkühlung wirkt eine *Schalottenteekur* besonders schleimlösend: Schalottenzwiebeln werden eingekocht, und an einem Tag wird 1 Liter schluckweise getrunken. Damit ist die Kur beendet.

Eine Einreibung bei Venenentzündungen, Rheuma und Gicht wird mit *Rosskastanien* angesetzt: Man nimmt 1 Teil Rosskastanien, die man mit der Schale fein schneidet, und setzt sie in 3 Teilen Schnaps an. Nach einiger Zeit verfärbt sich der Schnaps braungelb und eignet sich für Einreibungen.

Ebenfalls für Einreibungen bestens geeignet ist ein *Schlüsselblumenschnaps*. Das ganze blühende Schlüsselblumenkraut wird dazu in Schnaps angesetzt.

Bei Krämpfen wird die Einreibung *„Ameisengeist"* verwendet: Man nimmt eine Flasche oder ein Glas, in das ein wenig Schnaps kommt, und gräbt es in einen Ameisenhaufen (schwarze Ameisen) bis zum Rand ein. Das Glas bleibt solange vergraben, bis 1/3 mit Ameisen gefüllt ist. Nun wird die Flasche herausgenommen und mit 2/3 Schnaps aufgefüllt und 6 Wochen im Schatten abgestellt. Dann abseihen (Kaffeefilter) und abfüllen.

Heilkraft wird auch dem *Rosinenwein* zugesprochen: Man nimmt 3 kg Rosinen und Feigen, füllt sie in einen 25-l-Glasballon, gibt 4 dag Germ dazu und füllt mit Wasser fast voll. Verschlossen wird mit einem Gärspund, das Ganze bleibt 6 Wochen abgestellt. Der Wein wird bei guter Temperatur glasklar.

Holunderbeeren werden entsaftet und *Salbei* dazugedrückt. Zu einem Liter Saft kommen 30–40 dag Zucker, dann aufkochen und abfüllen, wird als Kräftigungstrunk angewendet.

Reiterbeermarmelade (Beeren des Schneeballs), in Wasser aufgelöst, wirkt gegen Fieber.

Kapuzinerkraut wird auch „schöne Menscha" (schöne Mädchen) genannt. Man zerreibt es fein und streut es auf verschiedene Speisen, wie z. B. auf Kartoffelpüree.

REZEPT FÜR TIERE

Ringelblumenblüten vermischt man mit Hühnerfutter und gibt es den Hühnern zu fressen. Davon werden die Eidotter gelb.

JOHANN BUCHGRABER

EIN BERÜHMTER VIEH- UND MENSCHENDOKTOR

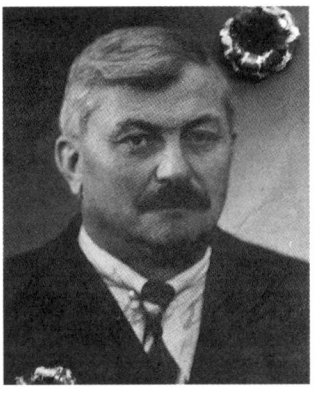

Johann Buchgraber, der weithin bekannte „Viehdoktor" aus Wetzelsdorf (Gem. Auersbach), wurde 1890 in Hartmannsdorf geboren, wo sein Vater einen Holzschlag kaufte und aus Ästen und Lehm ein Haus baute. 1914 kaufte sich Buchgraber selbst einen Bauernhof.

Nach dem Ersten Weltkrieg wurde er vom Feldbacher Tierarzt Dr. Rupp ein wenig geschult und konnte als „Viehdoktor" arbeiten. Dr. Rupp war zum Teil über seine Hilfe erfreut, war es für ihn doch nicht immer leicht, mit seinem Pferd weite Strecken zu reiten oder im Winter zu den entlegenen Höfen zu gelangen.

Buchgraber arbeitete bald nur noch als „Viehdoktor", für die Landwirtschaft hatte er keine Zeit mehr. Zur Arbeit als „Viehdoktor" gehörte das Schneiden der Schweine, Geburtshilfe, kleine Operationen, Notschlachtungen und das Anschlagen bei Blähungen. Gelegentlich behandelte er auch Menschen, wozu man ihn wegen des Ärztemangels drängte. Bei Verstopfungen verwendete er Batika (Aloe) aus der Apotheke, aber er behandelte auch Abszesse und diverse kleinere Erkrankungen. Besonders nachdem er seine Landwirtschaft übergeben hatte, wurde er als „Viehdoktor" überaus aktiv. Er wurde in seinen letzten Arbeitsjahren oft von Tierärzten angezeigt, doch gab er seine Arbeit bis zu seinem Tod nicht auf, sondern führte sie in den letzten Jahren mit noch mehr Energie fort. Buchgraber verwendete auch ein Tierärztebuch und hörte vor der Behandlung den Körper der Tiere mit aufgelegtem Ohr ab. Er sammelte Kräuter und züchtete auch einige selbst im Garten. Von der Apotheke in Feldbach (Mag. König) holte er sich diverse Zutaten, und beim Salzsäuretransport im Rucksack kam es oft vor, dass die ausrinnende Säure Rucksack und Kleidung zerstörte. Buchgraber war als „Viehdoktor" weithin bis Rohr, Fladnitz, Hartmannsdorf und Raabau bekannt, er behandelte sogar die Tiere im Wirtschaftshof des Schlosses Kornberg, wofür er Stroh oder Heu bekam.

Johann Buchgraber hatte neun Kinder (acht Buben und ein Mädchen) und verstarb 1963.

Bei Verstellungen (Blähungen) vermischte er Salzsäure mit Alkohol und *Kamillentee* und goss diese Mixtur mit einer Flasche dem Rind in das Maul. Half dies nichts, so musste er den Pansen mit einem Eisen anschlagen, das die Gase austreten ließ. Auch ein Schlauch, der durch das Maul in den Magen geführt wurde, um die Gase herauszulassen, wurde verwendet. Kleinere Operationen und das Vernähen der Wunden gehörten zu seinen Aufgaben. Steckte z. B. ein Apfel im Hals des Rindes, so führte er einen Schlauch zum Gaseablassen ein. Auch Öl *(Rips-* oder *Leinöl)* füllte er durch den Schlauch ein, damit der Apfel ins Rutschen kam. Half das alles nichts, so sperrte er mit dem Mauleisen das Maul auf und schob mit der Hand den Apfel nach. Zur Stärkung des geschwächten Rindes setzte er *Kren, Hafer* oder *Weizen* in Wein an, ließ es ein wenig zugedeckt stehen und gab es den Rindern mit der Flasche ein.

Bei Verstauchungen mischte er „*tote Erde*", Lehm aus größerer Tiefe, mit Essig und Salz ab und legte dies auf die Verstauchung. Sobald es trocknete, kam wieder frisch vermischter Lehm darauf.

Appetitanregend wirkte eine Tinktur, in der *Wermut* in Alkohol angesetzt wurde.

Als Abführmittel verwendete er *Teufelsdreck,* den es in Apotheken gab.

Mit der *Schwefelblütensalbe* wurden die Schweineferkel angestrichen, wenn sie „pirchig" waren oder – wie noch gesagt wird – die Rappen hatten, graufleckig und schuppig waren. Für die Salbe muss man Schwefel (Apotheke) im kalten Schweinefett fest verrühren, und die Salbe ist fertig. Das kranke Ferkel wird am ganzen Körper eingerieben. Die Schuppen beginnen sich nach einigen Tagen zu lösen.

Hatten die Ferkel einen geschwollenen Hals, so verwendete Buchgraber die *Jodsalbe*. In kaltes Schweinefett wurde Jod gerührt und dem Ferkel auf den Hals geschmiert.

Johann Czekitz

Eine Giftwurzel gegen die Schweinegüll

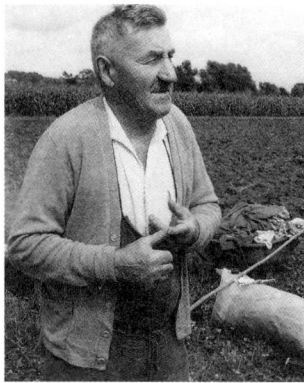

Johann Czekitz wurde 1911 in Nordamerika geboren, kam aber bereits 1913 nach Unterweißenbach bei Feldbach.

Das volksmedizinische Wissen war für ihn eine Selbstverständlichkeit. Auch seine Frau Anna wusste über Hausmittel aus alter Überlieferung Bescheid. Anna Czekitz, geb. Pausch, wurde 1914 in Petzelsdorf bei Fehring geboren. Die Familie Czekitz hatte stets Hausmittel für den Menschen und auch für Tiere bereit.

Rezepte für Menschen

Bei Mittelohrentzündungen wird aus den frischen Blättern der *Dachwurz* der Saft in die Ohren eingetropft. Von der Dachwurz hat die Familie Czekitz immer eine größere Menge frisch vorrätig.

Bei Husten wird ein Teeaufguss von *weißen Kleeblüten* angewendet.

Besondere Heilkraft wird dem *Farnkraut* zugesprochen. Unter das Leintuch gelegt, vertreibt es Ischias und Krämpfe.

Huflattichblätter werden mit der grünen Seite auf Geschwülste und eitrige Wunden aufgelegt und dann festgebunden.

Rezepte für Tiere

Wenig Stuhl und Magenverstimmungen bei Rindern soll man mit einem *Kamillentee* behandeln.

Haben die Schweine die Gliedergüll oder die Güll, so kommt die *Güllwurz* zur Anwendung. Die Güll ist eine Entzündung der Gelenke, die das Gelenkwasser vermehrt. Oft können sich die Tiere nur mehr wenig bewegen und nicht mehr aufstehen.

Die Güllwurz ist die giftige Wurzel der Nieswurz. Diese Wurzel wird ausgegraben und gereinigt. Dem kranken Schwein wird ein Loch in das Ohr geschnitten und die Wurzel hineingesteckt und dort gelassen.

Im Volksmund werden auch neugeborene Kälber, deren Körper noch verschleimt ist, als „in der Güll" bezeichnet.

Alois Dreissger

Bauerndoktor für Frauenleiden

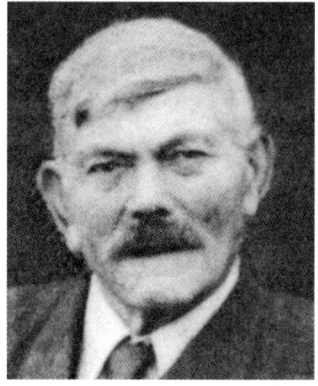

Vor allem als Geburtshelfer, „Fadlschneider" (Ferkelschneider) und Bauerndoktor wurde Alois Dreißger, der 1893 in Trautmannsdorf als vulgo „Gartner" geboren wurde, bekannt. Von diesem Vulgonamen stammt auch sein Spitzname „Gortnerluisl". Er war Landwirt und Totengräber und war bei der Geburt all seiner Kinder, bis auf jene des letzten, dabei. Noch heute ist in Trautmannsdorf dazu ein Ausspruch von Dreißger erhalten: „I woas, wo is hintaun hob, jetzt woas i 's a zum Hernehmen." Während des Zweiten Weltkrieges wurde ihm verboten, dass sein letztes Kind mit seiner Hilfe auf die Welt kam. Dem Dreißger brachte man aber ansonsten mehr Vertrauen als jedem Arzt entgegen. Wenn auf Bauernhöfen die Geburt eines Kindes bevorstand, holte man ihn. Als Geburtshelfer musste er auch oftmals bei Tieren die „Buden weglösen", das heißt die Nachgeburt lösen.

Alois Dreißger starb 1982. Größte Achtung hatte er vor Hundeschmalz, das bei Lungenerkrankungen besonders heilsam sein soll.

Für die Behandlung von eitrigen Wunden bei Menschen stellte er eine *Wundsalbe* her, die von allen Leuten der Umgebung bei ihm geholt wurde. Von dieser Salbe brauchte er solch große Mengen, dass sein Vorrat nie reichte.

Sie wurde vorwiegend mit Hundefett gemacht. Schweinefett verwendete er nur dann, wenn kein Hundefett vorhanden war. Von der Hundefettnot im Haus Dreißger wusste man in der ganzen Umgebung, und daher brachte man tote oder zu tötende Hunde zu ihm. Er briet sie aus und gewann so das für ihn kostbare Fett. Für die Salbe nimmt man zu gleichen Teilen feingeschnittene Zwiebel, Kalmuswurzeln und Güllwurzen (Nieswurz, gefährlich), die man in Hundefett röstet, nach dem Abkühlen abseiht und auf Eiterwunden gibt.

Auch auf offene Wunden, Schnittwunden und diverse Verletzungen gibt man diese Salbe, darauf legt man ein Blatt der Pflanze *„Hansl beim Weg"* (Breitwegerich, Plantago maior) mit der Schattenseite, also Unterseite, und bindet es fest.

FRANZ EBERHART

HOLLERSCHNAPS ALS HEILMITTEL

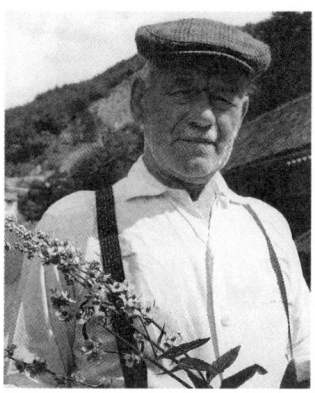

Der *Hollerschnaps* ist eine so gute Medizin, dass man davon keinen hergeben soll, sagte Franz Eberhart aus Gleichenberg-Dorf. Der Hollerschnaps ist bei verschiedensten Krankheiten anzuwenden und ein wahres Wundermittel.

Dem „Zentauer" *(Tausendguldenkraut)* gleichzusetzen ist das „Goldstammerl", auch „Goldstangerl" *(Kleiner Odermennig)* bezeichnet. Für die Zubereitung von Tee sollte er getrocknet in keinem Haushalt fehlen. Man trinkt ihn als vorbeugendes Mittel für die allgemeine Gesundheit.

Josef Edelsbrunner

Der Viehdoktor der südlichen Oststeiermark

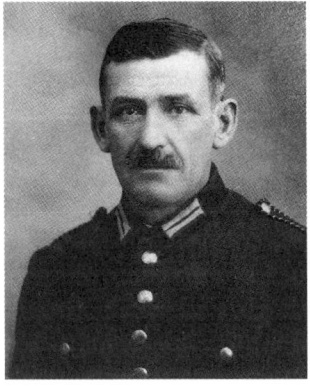

Josef Edelsbrunner, Vater.

In der Umgebung von Oberweißenbach, in Gnas oder in Gniebing hört man noch heute vom Viehdoktor Edelsbrunner. Josef Edelsbrunner wurde 1893 in Hofstätten in Trautmannsdorf geboren und – weil Joseftag war – noch am selben Tag getauft. Er wuchs bei seinem Onkel, dem vulgo „Wiesenlafer", der ein bekannter „Viehdoktor" war, in Burgfried in Gnas auf und erwarb von ihm großes Wissen.

Er war bald als „Viehdoktor" weit und breit bekannt. Die Wege zu den einzelnen Bauernhöfen legte er zu Fuß und später mit dem Rad zurück. Er war ein geselliger Mensch und kam erst sehr spät in der Nacht nach Hause. Oft blieb er auch zwei Wochen aus, schlief auf Dachböden und in Ställen. Vor allem als „Saudoktor" bei den „Fadln" (kleinen Schweinen), bei Kühen und als „Rossdoktor" (Pferden) war Edelsbrunner berühmt. Seinen einzigen Sohn Josef wollte er zu seinem Nachfolger machen. Zwischen 1933 und 1937 nahm er ihn auf seinen weiten Wegen von Hof zu Hof mit. Sonntags stand der „Viehdoktor" beim Kirchgang vor der Gnaser Kirche und schrieb den Bauern seine Rezepte auf einen Notizblock, den er stets mit sich trug. In der kleinen Küche in seinem Haus in Oberweißenbach saßen die Bauern oft schon um 5 Uhr früh und warteten, bis der erst kurz zuvor nach Hause gekommene „Viehdoktor" aufwachte und seine Ratschläge erteilte. Die Salben stellte er zu Hause her, so dass das ganze Haus danach roch. In den Apotheken und Drogerien der Umgebung bekam er viele seiner Mittel kostenlos, weil er die Bauern dorthin zum Einkauf schickte. Chirurgisch arbeitete Edelsbrunner nicht.

Er rauchte viel und trank gerne Schnaps, aß und schlief wenig, 1952 starb er an Speiseröhrenkrebs. Vieles von seinem Wissen nahm er mit ins Grab, doch sein Sohn Josef, geboren 1916, kann sich noch an so manches Rezept und Kraut erinnern und wendet einiges noch selbst an.

Der „Viehdoktor" vulgo Golowitsch aus Dirnbach meinte, dass Edelsbrunner der beste „Viehdoktor" der südlichen Oststeiermark gewesen war. Einmal holte Golowitsch Edelsbrunner zu einem Pferd, das nicht mehr aufstehen konnte, zu Hilfe. Edelsbrunner behauptete, dass das Pferd Kreuzschlag habe und noch an diesem Tag verenden werde. Das Rückgrat, sag-

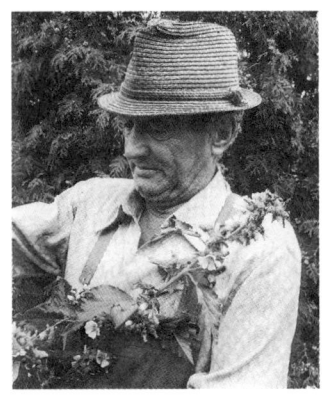

Josef Edelsbrunner, Sohn.

te er, sei alle paar Zentimeter unterbrochen und darin befinde sich ein Blutstropfen. Golowitsch überzeugte sich von der Aussage Edelsbrunners und untersuchte das tote Pferd und sah, dass diese Diagnose genau stimmte.

Ein ausgerenktes Bein eines Pferdes, das der Tierarzt aus Feldbach nicht einrenken konnte, renkte Edelsbrunner mit einem kräftigen Schlag mit dem Rechen auf den Pferderücken ein. Das Pferd machte einen Sprung, schlug aus, und das Bein war von selbst wieder eingerenkt.

Auch der „Viehdoktor" Brigler-Seppl aus Ranning wusste von Edelsbrunner nur Gutes zu erzählen. Er hatte bei ihm vier Jahre lang gelernt und war mit ihm oft tagelang von Hof zu Hof gezogen. Viele seiner Rezepte und Behandlungsmethoden wendete der Brigler-Seppl noch mit Erfolg an. Auch die beiden Hans Kirbisser haben ihr Wissen von Josef Edelsbrunner. (Siehe auch Brigler-Sepp, Ranning, und Hans Kirbisser, Trautmannsdorf.)

REZEPTE FÜR TIERE

Die empfindlichen Nabel von drei Wochen alten Kälbern rieb Edelsbrunner mit einer *Nabelsalbe,* die er zu Hause zubereitete, ein. Man nimmt dazu zu gleichen Teilen Knoblauch, Schwarzwurzel, Eibisch, Lilienzwiebeln und Lorbeerblätter und röstet sie kurz in heißem Fett. Bevor das Fett völlig abkühlt, wird es durchgeseiht, dann kommt ein wenig Terpentinöl dazu.

Die Zubereitung einer „Boansalbe" *(Knochensalbe)* lernte er vom berühmten Bierbaumer Viehdoktor Pretz. Diese Salbe wurde daher auch „Pretzsalbe" genannt und war bei Knochenleiden bei Mensch und Tier besonders heilsam. Man nimmt dazu Knoblauch, Schwarzwurzel, Eibisch,

Lilienzwiebeln, Lorbeerblätter und Lustock (Liebstöckel), röstet die Kräuter kurz in heißem Fett und seiht sie vor dem Abkühlen durch. Dann wird Boanmark (Knochenmark), Terpentinöl und Fichtenpech daruntergerührt.

„*Lustock"* (Liebstöckel) heißt auch Helfkraut. „Lustock" wurde es genannt, wenn seine Anwendung nicht half, also eine Lüge (Lug) war, und Helfkraut, wenn seine Anwendung Hilfe brachte.

Bei Blähungen der Kuh kocht man einen Tee mit *Kamille, Eibisch, Wermut* und 2 Esslöffeln Fett solange, bis er „zingerlt", das heißt fettig wird. In eine Bierflasche kommen 2 Esslöffel Speisesoda und darauf dieser Tee. Alle 2 Stunden wird der Kuh 1/2 Liter dieser Mixtur ins Maul geschüttet. Insgesamt zirka 5 Liter. Zur Appetitanregung wird nun dem Futter ein Appetitpulver beigemengt. Man nimmt dazu Wermut, zerstoßene Eierschalen und Speisesoda, vermischt es trocken und streut es unter das Futter.

Hatte ein Pferd eine Kolik, so wurde ein Klistier (Einlauf) beim Mastdarm eingespritzt und eine Mixtur beim Maul eingefüllt. Das Klistier bestand aus im Wasser aufgelöster *Schichtseife* (Schichtseifenwasser) und der Mixtur aus aufgelöster *Aloe,* die im Volksmund „Batika" heißt. Aloe wurde in Apotheken gekauft.

Die Venen der Rinder wurden mit einer *Rosmarin-Tinktur* eingerieben: Man kocht in 1 Liter Wein 1 Handvoll Rosmarin, 1 Handvoll Wermut und 5 dag A(b)sang (Apotheke). Dann auf Stallwärme abkühlen lassen und die Venen der Rinder einreiben.

Als Vorbeugemittel gegen Rotlauf bei Schweinen löst man *Arsenik* (Hittrach, giftig!) in Schnaps auf und gibt eine kleine

Dosis zum Futter. Arsenikgeist heißt auch „Saugeist".

In den Hundstagen bekommen die Rinder leicht die Kloakrankheit (Klauenkrankheit), und die Tiere humpeln (werden krump). Mit dem Hufreißer schneidet man die Klaue auf und gibt ein terpentinölgetränktes Wattestück in die aufgeschnittene Wunde. Auf die Wunde kommt dann Schnaps.

REZEPTE FÜR MENSCHEN

Als Abtreibungsmittel wurde *Rosmarintee* verwendet. Frauen, die noch nicht länger als einen Monat schwanger waren und das Kind abtreiben wollten, kochten einen starken Rosmarintee und tranken diesen mehrmals. Dieser Tee soll gefährliche Nachwirkungen zeigen, und Vorsicht sei geboten, warnte Josef Edelsbrunner.

Bei Zahn- oder Halsweh gurgelt man *Eibischtee.*

KARL EIBL

ROSSKIE BEI KOLIK

Karl Eibl ist in Perlsdorf zu Hause. Er kennt Heilmittel für Menschen und Tiere.

REZEPTE FÜR MENSCHEN

Wermut und *Zentauer* (Tausendguldenkraut) werden getrocknet vermischt, mit heißem Wasser übergossen und oft einen Tag zum Ziehen abgestellt. Dieser Tee kann zur Anregung des Appetits und gegen Blähungen (Meteorismus) getrunken werden.

Kümmel mit *Kamille* wirkt, als Tee zubereitet, bei Kindern windhemmend.

Wermuttee ist gut gegen Würmer.

REZEPTE FÜR TIERE

Wiesenkümmel (Carum carvi) wird als „Rosskie" (Rosskim?) bezeichnet und bei einer Kolik des Pferdes dem G'hack (Maisstroh oder Haferstroh fein gehackt) beigemengt.

STEFI EINFALT

BEI KOPFWEH BAST AUFLEGEN

Stefi Einfalt ist als kräuterkundige Frau in Stocking bekannt.

REZEPTE FÜR MENSCHEN

Der Tee der *Schafgarbe* ist entzündungshemmend.

Knoblauch wird gegen zu hohen Blutdruck und zur Blutverdünnung gegessen.

Sellerietee ist harntreibend.

Krenblätter, auf Stirn, Puls und Fußgelenke aufgelegt, mindern das Fieber.

Ein *Buchsbaumstammerl* im Bett lindert Wadenkrämpfe.

Käsepappeltee hilft gegen Darm- und Zwölffingerdarmgeschwüre.

Der *Bast* und aufgelegte Blätter vom *Schwarzen Holunder* helfen gegen Kopfschmerzen.

Auch rohe *Kartoffelscheiben* wirken bei Kopfweh.

Brennnesselwurzeln, zu Tee verkocht, ergeben ein Haarwaschmittel gegen Haarausfall.

Das Öl der *Königskerze* soll man auf Verbrennungen geben.

Ehrenpreiskrauttee ist gut für die Kopf-nerven und gegen Verkalkung.

Wenn Schweine Rotlauf haben, legt man ihnen *Krenblätter* auf und deckt sie mit Heu zu.
Kernöl gibt man Schweinen und Rindern, damit die Nachgeburt leichter abgeht.

FAMILIE FELGITSCHER

HAFER BEI BRONCHITIS

In der Familie Felgitscher in Allerheiligen waren alte Hausmittel bekannt.
Grüne Kastanienigel werden zerschnitten und einige Wochen in Schnaps angesetzt: Dies ergibt eine Einreibung gegen Rheuma.
Bei Halsweh und Husten höhlt man eine *Zwiebel* aus, füllt sie mit Zucker und löffelt den Inhalt aus.
Kren, mit Mehl vermischt, streicht man sich bei Rippenfellentzündung auf.
Ein besonderes Rezept ist jenes, das man bei Bronchitis anwendet: *Hafer* wird in Schmer gesteckt, über einen Holzspan angebrannt und das abtropfende Fett mit Tabakpapier aufgefangen. Dieses Öl verteilt man gegen Bronchitis auf der Brust.
Bei Husten hilft es, *gebrannten Zucker* auf Kernöl zu tropfen und einzunehmen.
Käsepappeltee hilft gegen Magengeschwüre, und Bäder mit diesem Tee helfen bei eitrigen Wunden.

FAMILIE FIERECK

HEIDELBEERTEE WIRKT GEGEN HAARAUSFALL

Die Familie Fiereck wirkt in Pfarrsdorf.
Kalmustee hilft bei Sodbrennen.
Frische *Bärlauchblätter,* auf ein Butterbrot gelegt, sind blutdruckregulierend und blutreinigend.
Zinnkraut wird auf Wunden (offener Fuß) gelegt.
Kamille wird äußerlich bei Blinddarmentzündung aufgelegt.
Fichtenwipferl, in Schnaps eingelegt, helfen bei Lungenentzündung.
Heckenrosenfrüchte in Schnaps sind bei Leberleiden gut.
Beinwellwurzeln gräbt man im Frühjahr oder Herbst aus, lässt sie zwei Tage liegen, schneidet sie klein und röstet sie in Schweineschmalz, Butter oder Schmer. Abgekühlt presst man sie durch ein Leinentuch und legt die Salbe bei Blutergüssen auf.
Für *Heidelbeersirup* schichtet man die Früchte lagenweise mit Zucker auf und lässt sie drei Wochen in der Sonne stehen. Der Sirup ist ein Abführmittel und gut gegen Magenleiden.
Der *Heidelbeertee* hilft gegen Haarausfall.

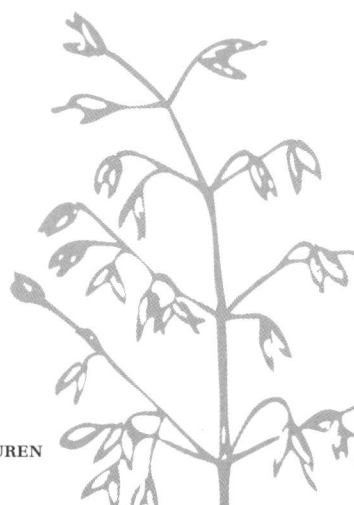

DORA FISCHER

DIE KAMELIENDAME IM RAABTAL

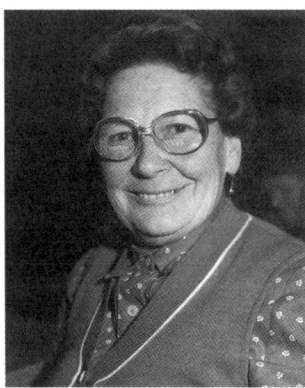

Dora Fischer aus Johnsdorf bei Fehring beschäftigt sich seit frühester Kindheit mit Hausmitteln. Im eigenen Hausgarten gibt es eine große Vielfalt an Heilpflanzen und Sträuchern, die mit Liebe und Verständnis gepflegt werden. Ihre Hausmittel kommen täglich zur Anwendung. Gegen Operationen und chirurgische Eingriffe hat Dora Fischer eine angeborene Abneigung und meint: „Ein eingestückelter Anzug ist kein ganzer Anzug."

REZEPTE FÜR MENSCHEN

Bei diversen Entzündungen und bei Hämorrhoiden wendet man eine *Ringelblumensalbe* (Feuerröserln) an. Die für die Salbe notwendigen Blütenblätter müssen am Morgen gepflückt werden. Man nimmt von den Blütenblättern, so viel man mit fünf Fingern fassen kann, und röstet sie in zwei Löffel Schweinefett hellgelb. Nach dem Abkühlen wird die Salbe durch ein Leinentuch geseiht und kühl gelagert. Als Ersatz für Schweinefett kann auch selbsterzeugte Butter verwendet werden. Bei der Anwendung der Ringelblumensalbe muss darauf geachtet werden, dass die mit Salbe bestrichene Stelle mit einem Leinenfleck abgedeckt wird. Für die Behandlung der Hämorrhoiden ist es notwendig, die zu behandelnde Stelle nach dem Stuhlgang sauber zu waschen und innerlich und äußerlich mit der Salbe einzuschmieren. Die Behandlung muss ohne Unterbrechung drei Wochen lang fortgesetzt werden.

Hühneraugen werden mit den grünen Blättern der *Ringelblume* behandelt. Dazu ist es notwendig, dass das Ringelblumenblatt zwischen den Fingern leicht zerknüllt (gewuzelt) wird, bis es feucht geworden ist. Dann streicht man das Hühnerauge rundum mit Fett an und gibt das feuchte Blatt darauf. Darüber kommt ein Leinenfleckerl.

Verletzungen, die durch einen rostigen Gegenstand (Nagel) erfolgten, behandelt man mit *Honig*. Rund um die Wunde und auf die Wunde wird Honig gestrichen und mit einem Leinenfleck locker zugebunden. Dabei ist besonders darauf zu achten, dass der Leinenverband nicht zu fest angebracht wird.

Ein eingezogener Holzspan (Speil) oder Dorn kommt von selbst wieder aus dem Fleisch, wenn man die Stelle mit *Pech* (Baumharz) bestreicht. Pech hat die Eigenschaft zu ziehen.

Viele Frauen leiden unter starken Nachwehen nach der Geburt eines Kindes. Man nimmt ein Tuch, tränkt es in lauwarmem *Mostessig* und legt es auf die schmerzende Stelle.

Mostessig mit *Lehm* vermischt wird auf Verstauchungen aufgetragen. Sowohl beim Menschen als auch beim Tier zeigt sich der Heilerfolg innerhalb von zwei bis drei Tagen.

Auf offene Füße legt man *Huflattichblätter* und bindet sie ein. Gewaschen werden offene Füße mit einem *Saupappeltee*.

Hohen Blutverlust gleicht man durch das Essen von *Maulbeeren* oder das Trinken von Maulbeersaft aus. Täglich eine Schüssel dieser Früchte gegessen, sorgt für eine vermehrte Blutproduktion. Der einzige Maulbeerbaum in der Gemeinde Johnsdorf stand beim Haus Thaller in Brunn.

Die Blütenblätter der *Passionsblume,* zu Tee verkocht, ergeben ein beruhigendes, sicher wirkendes Schlafmittel.

Mit einfachsten Mitteln können Warzen beseitigt werden: Einfach *Staubzucker* auf die Warze streuen und einen Schutzverband oder Handschuh darüber geben.

Auch der Schleim der *Weinbergschnecke* vertreibt Warzen. Dazu wird die Warze mit der Unterseite der Weinbergschnecke mehrmals angestrichen. Das Warzenkraut, die *Wolfsmilch,* ist ebenfalls wirksam, doch Staubzucker ist das sicherste Warzenbekämpfungsmittel.

Für die Behandlung von Magengeschwüren nimmt man rohe *Erdäpfel*. Der Erdapfel wird gewaschen und mit der Schale gerieben, danach ausgedrückt und vor dem Essen und vor dem Schlafen je ein Löffel voll davon getrunken. Diese Kur setzt man über drei Wochen lang ohne Unterbrechung fort, dann folgt eine Woche Pause und wieder drei Wochen lang dieselbe Kur, wie zuvor beschrieben.

Bei Gelenksentzündungen, Rheuma und Verrenkungen wendet man *Kohlblätter* (Kelchkraut) an. Das Kelchkraut wird mit einem Nudelholz (Nudelwalker oder Fleischhammer) zerquetscht und auf die zu behandelnden Stellen aufgetragen. Darüber kommt ein Leinentuch. Diese Behandlung muss bei schweren Erkrankungen oder Abnützungserscheinungen über mehrere Monate fortgesetzt werden. An den ersten Tagen werden vermehrt Schmerzen auftreten, die Behandlung mit den Kohlblättern muss trotzdem fortgesetzt werden. Der Heilerfolg mit gewöhnlichem Kraut ist nicht so gut.

Wassertreibend wirken *Zitronen- und Orangenblätter*. Dora Fischer züchtet beide Bäume in einem Glashaus.

Stutenmilch wirkt gegen Kindbettfieber.

Bei Asthmaleiden sollte man sich zweimal pro Woche für fünfzehn Minuten im *Pferdestall* aufhalten.

Für eine Abmagerungskur eine Woche lang 250 g *Topfen* und 1 Kilo *Erdäpfel* als Tagesration essen.

REZEPTE FÜR TIERE

Bei Rotlauf, ob bei Mensch oder Tier, trinkt man täglich am Vormittag und am Nachmittag 1/8 Liter *Rotwein*.

Die Schweine zeigen ihre Krankheit, indem sie versuchen, sich im Stall mit dem Rüssel in der Streu einzugraben.

Um den Schweinen nun täglich 1/2 Liter Rotwein einschütten zu können, wird ein 30 bis 40 Zentimeter langes Holz geschnitzt, damit dem Schwein das Maul aufgesperrt und der Wein eingeschüttet werden kann.

REZEPT FÜR PFLANZEN

Als Pflanzenspritzmittel wird ein Liter fette Bauernmilch mit drei Liter Wasser vermischt und auf die Blätter gesprüht.

JOSEF FREIBERGER

UNTERLAMM IM 19. JAHRHUNDERT

Am Beispiel des Ortes Unterlamm nahe der heutigen Therme Loipersdorf soll hier aufgezeigt werden, wie die medizinische Versorgung der bäuerlichen Bevölkerung im 19. Jahrhundert erfolgte. Vorausgeschickt sei noch, dass zu dieser Zeit das Burgenland noch bei Ungarn war und Unterlamm somit direkt an der ungarischen Grenze, die als offene Grenze zu bezeichnen ist, lag. Somit dürften die volksmedizinischen Kenntnisse auch auf ungarischen Einflüssen beruhen.

Der Unterlammer Lehrer Josef Freiberger berichtet in einer handgeschriebenen Chronik über die ärztliche und volksmedizinische Versorgung der Menschen und der Tiere um und in Unterlamm:

REZEPTE FÜR MENSCHEN

Angewendet wurden der *Lärchenschwamm* bei Katarrh und Lungensucht, *Hollerblüten* als Schweißmittel, *Waldmeister* als Blutreinigungstrank im Mai, *Ruckerln* (Gänseblümchen) als Abführmittel für Kinder, *Löwenzahn* gegen Gelbsucht, der *Wegerich* als Wund- und Lungenheilmittel, die *Nessel* gegen Bluthusten, die *Schwarzbeeren* gegen Durchfall, der *Weidenschwamm* (ein Baumschwamm) gegen Lungensucht. Mit *Arsenik* (Hittrach) versuchte man Abtreibungen zu erwirken. Die *Spanische Fliege* wird als „ausgezeichnetes" Heilmittel bezeichnet.

Bei den Menschen sind „kretinische Entartungen selten". Zu den hauptsächlichsten Erkrankungen zählen das Fieber, die Wurmsucht und die Kropfeln (Kröpfe). Gegen Fieber wurde *China* angewendet.

Reichte dies nicht aus, dann folgte ein Brechmittel und *Rhabarber* und, falls notwendig, noch etwas China, bevor es zum Erbrechen kommt.

Kropfelsucht fand man nur in ärmlichen, feuchten und verschmutzten Wohnungen. Gegen Kropfweh wurde *Nusslaub* oder die grüne Schale der *Walnüsse* sowohl äußerlich als auch innerlich angewendet. Die Kropfbildung führte man auf das Wasser und den lehmigen Boden zurück.

Auch vom Wein als volksmedizinischem Gesundheitsmittel wird berichtet. Hier wächst der „deutsche Wein", ein leichter Wein, der in ungünstigen Jahren sehr sauer, aber gesund ist. Er kann mit viel Wasser vermischt werden. Der *Apfelmost* wird ebenfalls als gesundes Getränk bezeichnet. Weniger beliebt ist der Birnenmost.

Gegen die Wurmsucht wurde *Wurmsamen* oder *Rainfarn* verwendet. Besonders häufig kamen Rheumatismus und Gicht vor. Die Bauern glaubten auch schon, dass Schnupfen ansteckend sei. Der Schnupfen wurde um 1890 Strauchen genannt.

Gegen Grippe, Katarrhfieber, die Ruhr und Keuchhusten wurden *Rhabarber*, *Abführsalz* und *Rizinusöl* mit Suppe angewendet. Typhus, Masern, Scharlach und der Friesel waren selten.

Die Blattern konnten mit Impfungen in den Griff bekommen werden. Doch verbreitet waren Tuberkulose, Brusterkrankungen, Baucheingeweidekrankheiten und chronische Ausschläge. Als Lungenheilmittel fanden *Wegerich*, gegen Bluthusten *Nessel*, als Blutreinigungstrank *Waldmeister*, gegen Lungensucht *Lärchenschwamm*, als Brustmittel *Engelsüß*, gegen Kolik *Kranawetöl*, gegen Harnleiden *Gundelreben*, als Abführmittel *Ruckerln* (Gänseblümchen), gegen Durchfall und Blutfluss *Schwarz-beeren* Anwendung.

Die Krätze wird als chronischer Ausschlag bezeichnet. Schwefelblüten und die gewöhnliche Krätzensalbe wurden mit wenig Erfolg angewendet, weil die nötige Reinlichkeit fehlte und andere Krätzenkranke berührt wurden.

Selten kamen Kopfgrind und Flechten, häufig hingegen bei Kindern Kopfranden vor. Knochenbrüche und äußere Verwundungen waren sehr häufig. Bei Wunden wurde der *Wegerich* und bei Beinbrüchen das *Beinkraut* angewendet.

Arzt war um 1890 keiner in der Gemeinde Unterlamm. War es notwendig, einen Arzt aufzusuchen, dann musste diejenige Person nach Hatzendorf oder Fehring gehen. Auch Hebamme war keine in der Gemeinde. Die Frauen waren bei Geburten auf den Beistand der Nachbarinnen und auf die Bauernhebammen angewiesen. Dies war für die Gesundheit der Mütter ein großer Nachteil. Bereits am zweiten Tag nach der Geburt standen die meisten Mütter auf, um ihre Arbeiten erledigen zu können. Für die Kinderpflege blieb ihnen wenig Zeit. Der Säugling wurde bald nach der Geburt mit Mehlkoch „gefüttert". Lehrer Josef Freiberger meint, dass sich die Kinder zwischen dem zweiten und sechsten Lebensjahr am naturgemäßesten entwickeln, wenn sie selbständig im Freien spielen. Später müssen sie das Vieh füttern und viele Arbeiten verrichten, für die der zarte Körper nicht geeignet ist. Dazu kommen ungünstige Witterungsverhältnisse, die gemeinsam mit der schweren Arbeit die harmonische Körperentwicklung der Kinder stören.

In den Jahren 1873 und 1874 kam es zu einer Blatternepidemie. Mit einem Erlass der k. u. k. Bezirkshauptmannschaft Feldbach vom 30. Dezember 1873 und 18. Jänner 1874 wurde angeordnet, dass Kinder aus Häusern, in denen Blattern vorherrschten, die Schule nicht besuchen durften. Auch jene Kinder, die die Blattern hatten, mussten längere Zeit danach zu Hause bleiben. Nachdem am Ende des Winters 1877 die Masern stark auftraten, wurde vom löblichen Bezirksschulrat Fehring am 23. März 1877 die Schule vom 23. März bis 8. April geschlossen. Zu Ende des Schuljahres kam es dann noch zu einer Diphtherie- und Scharlachepidemie. Diphtherie trat Ende 1878 noch einmal auf und war fünf Wochen lang verbreitet. Zu einer weiteren Diphtherieepidemie kam es 1880.

Vom 11. Mai bis 1. Juni, vom 9. bis 23. Juli und vom 25. bis 30. September 1882 musste die Schule wegen einer Masernepidemie geschlossen werden. Über längere Zeit, vom 27. Juli bis 2. November 1884, musste die Schule wegen Diphtherie- und Keuchhustenepidemien geschlossen werden. Eine neuerliche Masernepidemie erforderte die Schließung der Volksschule Unterlamm vom 6. September bis 2. November 1886.

1893 beschloss der Gemeindeausschuss Unterlamm die Anmietung eines Choraspitales. Dafür wurden bei Andreas Tauschmann ein Zimmer und eine kleine Küche gemietet. Als Wärter wurde Johann Rindler, Taglöhner im Haus Tauschmann, bestimmt.

Volksmedizinischer Hilfe bedurften die Burschen sehr oft nach ausgiebigen Raufereien. Eine alte Feindschaft herrschte zwischen Unterlamm und dem Nachbardorf Stang. Am Weißen Sonntag, zu Albis, das ist in Hatzendorf der Sonntag mit

Kirchmesse, schlugen sich die Burschen Jahr für Jahr die Köpfe blutig.

Die Verhältnisse in den Stallungen waren um 1890 für die dort gehaltenen Tiere schlecht. Die Pferdestallungen waren noch zweckmäßig, während die Rinderstallungen niedrig und dumpfig waren. Die Rinder mussten ihren Mist mit der Streu zusammentreten. Dies führte zu einer Vielzahl von Erkrankungen der Tiere.

Die Maul- und Klauenseuche wurde oft aus Ungarn durch Rinder- und Schweinetriebe eingeschleppt. Der Milzbrand kam mitunter bei Schweinen vor. Vereinzelt bekamen Hunde die Wut (Tollwut). Die Pferde hatten durch Verkühlung oder falsche, unvernünftige Fütterung mit Klee, frischem Heu oder Roggen die Kolik.

Schweine wurden oft mit zu warmem oder sogar heißem Futter gefüttert, worauf sie oft schon nach wenigen Stunden verendeten. Viele Schweine hatten die Bräune oder Kehlsucht und die Finnen.

Gegen Viehkrankheiten wurden angewendet: *Güllwurz* (Nieswurz) zur Ableitung, *Saunigglwurzel* gegen Harnverhaltung.

MARIA FRÜHWIRTH

BASILIKUM IN DIE SOCKEN

Maria Frühwirth aus Allerheiligen teilte einige ihrer Hausmittel mit.

Tee aus *Eibischkraut* mitsamt den Wurzeln gurgelt man gegen Husten.

Hopfenzapfentee wirkt als Schlafmittel.

Kleine *Lärchenäste* werden zum Inhalieren bei Verkühlungen aufgekocht.

Basilikum gibt man bei Schweißfüßen in die Socken.

Eichenrindenbäder helfen bei Frauenleiden und Hämorrhoiden.

Thymiantee soll man bei Halsweh gurgeln.

Mistelblättertee hilft gegen hohen Blutdruck.

CÄCILIA GAMPERL

JOHANNISKRAUT
GEGEN ELF KRANKHEITEN

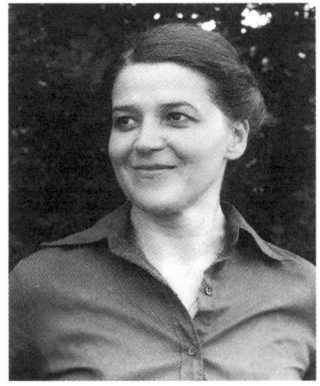

Cäcilia Gamperl aus Klausen, Bad Gleichenberg, verwendet den Tee aus den Blüten des *Johanniskrautes* gegen elf Krankheiten. Die im Schatten getrocknete Blüte ist ihr Wundermittel bei Verdauungsstörungen.

Bei Muskelschmerzen, Rheuma und Sonnenbrand setzt man 250 *Johanniskrautblüten* in Olivenöl 48 Stunden zugedeckt an. Nach dem Abseihen ist das Öl verwendungsbereit.

Gegen Bronchitis und andere Erkältungen bereitet Frau Gamperl einen *Huflattichsaft* (seit 1994 verboten). Die gesammelten Huflattichblüten (Tussilago far-

fara), Blütezeit März bis April, überkocht sie einmal mit derselben Menge Zucker und Wasser und lässt das Ganze eine halbe Stunde ziehen, danach wird fein abgeseiht und in Flaschen abgefüllt.

MAG. URSULA GERHOLD

NATURKOSMETIKA FÜR DAS WOHLBEFINDEN

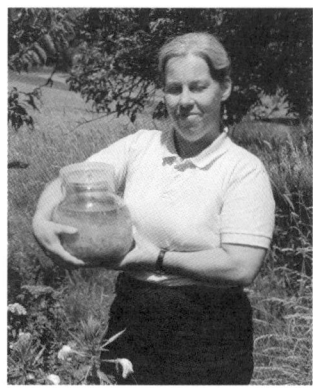

Ursula Gerhold mit einem ihrer kostbaren Pflanzenansätze.

Eine Vielzahl von heimischen Pflanzen, die in Herbersdorf bei Stainz im dort angelegten Therapiegarten („Garten der Arzneien") wachsen, und auch Kräuter von Züchtern aus der Region Weststeiermark werden von Mag. Ursula Gerhold für die Produktion von Naturkosmetika verwendet. Rund 50 Produkte für die Körperpflege entstehen hier auf natürlichste Weise. Diese Produkte sind hautfreundlich, wirken durch die natürlichen Inhaltsstoffe in den Pflanzen und tragen zum Wohlbefinden des Menschen bei. Bei der Herstellung der Auszüge mit Ölen werden keine Mineralöle wie Paraffin oder Vaseline verwendet. Auch tierische Fette, wie dies in der Volksmedizin weithin üblich ist, kommen nicht zur Anwendung. Es werden ausschließlich biologische Pflanzenöle wie Sonnenblumenöl, Mandelöl, Olivenöl oder Jojobaöl als Auszugsmittel eingesetzt.

Die Herstellung eines Ölauszuges erfolgt, indem die Blütenstände an einem sonnigen, trockenen Tag um die Mittagszeit, wenn die Blüte am trockensten ist, gepflückt und innerhalb weniger Minuten mit dem Auszugsöl übergossen werden. Als Behälter dient ein verschließbarer Glasbehälter. Dieser wird zum Teil mit Blüten und dann bis zum oberen Rand mit dem Auszugsöl gefüllt. Dann stellt man den Behälter an die Sonne, wo er zehn Tage bis vier Wochen stehen bleibt. Bei *Johanniskrautöl* bleibt das Glas bis acht Wochen den Sonnenstrahlen ausgesetzt. Die beste Zeit, diese Auszüge anzusetzen, ist von Mitte Mai bis Ende August. Nach der mehrwöchigen Sonnenbestrahlung wird der Inhalt filtriert und in dunkle Flaschen abgefüllt. Jetzt kann eine Weiterverarbeitung dieser Auszugsöle durch Beigabe weiterer Mittel erfolgen.

Auszüge mit Alkohol werden genauso wie mit Öl hergestellt. Als Auszugsmittel dient biologischer hochprozentiger Alkohol aus Mais oder Roggen, der mit Wasser verdünnt wird. Als weiteres Auszugsmittel kann biologischer Apfel- und Ribiselessig verwendet werden.

Für die *Ringelblumencreme* werden die Ringelblumenblütenblätter ausgezupft und in Olivenöl ein Auszug zubereitet. War dieser Ölauszug lange genug der Sonne ausgesetzt, wird abgeseiht und mit einem alkoholischen Ringelblumenauszug vermischt. Diese Creme ist hautstärkend und hautbesänftigend und besonders für Babys geeignet.

Eine besondere Spezialität ist die *Rosen-Jojobacreme* aus einer speziellen Wildrosenart. Die Rosenblütenblätter werden kurz vor dem Abfallen gezupft und in Jojobaöl eingelegt der Sonnenbestrahlung ausgesetzt. Bei der Zubereitung der Creme werden Ölauszug, Alkoholauszug mit Wollwachs, Bienenwachs und Wasser vermengt. Angewendet wird diese Creme bei empfindlicher und besonders reifer Haut.

Für eine Kräutergesichtscreme wird aus *Schafgarbe, Ringelblume* und *Kamille* ein Ölauszug bereitet. Mit dem *Roten Sonnenhut* und *Stiefmütterchen* fertigt man einen Alkoholauszug an. Beide Auszüge vermischt ergeben diese Gesichtscreme.

Zu den weiteren Produkten von Mag. Gerhold gehören unter anderem:

Bio-Haarwasser mit *Brennnessel-* und *Birkenblättern* pflegt den strapazierten Haarboden und kräftigt vor allem feines Haar. Nach der Haarwäsche auf der Kopfhaut einmassieren.

Bio-Mundwasser mit fünf bewährten und zuverlässigen Kräutern beruhigt und kräftigt das Zahnfleisch und erfrischt den Atem. Mit 15 bis 20 Tropfen auf ein Glas Wasser kräftig spülen.

Bio-Rasierwasser mit *Lavendel, Ringelblume, Salbei* und *Schafgarbe* besänftigt die Haut.

Körpercreme: Die milde Oliven-Lavendel-Creme ist die bestens verträgliche Basispflege für den ganzen Körper.

Gesichts- und Körpermilch: Leichte, kühlende Emulsionen mit beruhigender Kamille oder erfrischender Wildrose oder sanftem Eibisch pflegen die Haut nach Dusche, Schwimmen und Sonnenbad. Sie eignen sich auch gut als sanfte Reinigungsmilch für das Gesicht.

Ringelblumencreme ist die klassische Universalcreme, die die Haut pflegt und schützt.

Fußcreme mit Lavendel, Minze und Salbei belebt und pflegt müde Füße und raue Fersen.

Bio-Insektenschutzöl mit insektenabweisenden ätherischen Ölen in gut verträglichem Mandel-Oliven-Jojoba-Öl.

Bio-Badeöle mit entspannender Melisse, beruhigendem Lavendel oder besänftigender Rose.

Bio-Körperöle mit beruhigender Kamille, regenerierender Wildrose, besänftigender Ringelblume oder entspannendem Johanniskraut oder mit sieben Kräutern.

Handcremes mit schützender Melisse und Zitrone für stark beanspruchte und trockene Hände oder mit besänftigender Kamille für empfindliche und strapazierte Hände, oder mit dem Vitamin-E-reichen Öl aus steirischen Kürbiskernen.

Für die Gesichtspflege eignen sich:

Mandelcreme: kostbares Mandelöl für die empfindliche bis trockene jugendliche Haut.

Rosen-Jojoba-Ölcreme: der feine Duft wilder Rosenblüten in reinem Jojobaöl für jede, besonders für die reife Haut.

Nachtkerzen-Jojoba-Creme: ein Auszug von Nachtkerzenblüten in reinem Jojobaöl für jede, auch empfindliche Haut.

Kürbis-Gesichtscreme: ideale Pflege für die normale und trockene empfindliche Haut mit wertvollem Vitamin E aus steirischen Kürbiskernen.

Bio-Lotionen: sanfte Gesichtswässer mit Wildrosen, Fenchel, Eisenkraut oder sieben Kräutern reinigen und erfrischen.

Kontakt: Naturkosmetik Gerhold,
Tel. 0676/3824101.

Maria und Franz Gollner

Heilpflanzen kann man auch rauchen

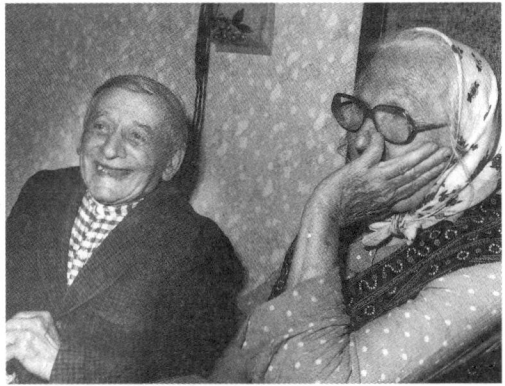

Das Ehepaar Maria und Franz Gollner aus Frauenbach bei St. Stefan i. Rosental wendete Heilpflanzen sowohl bei Menschen als auch bei Tieren an. Sie haben mit Hilfe von alten Hausrezepten sieben Kinder großgezogen, das achte ist verstorben. Viele Mittel gerieten auch hier schon in Vergessenheit, doch einige wichtige, viel gebrauchte Hausmittel blieben bis heute in Erinnerung.

Rezepte für Menschen

Bei Beschwerden an der Lunge oder auch bei Husten schneidet man *Helfkraut* (Liebstöckel) in die Eierspeise.

Als *Wundermittel* bei Husten, Herz- und Lungenbeschwerden wird folgende Mischung von Pflanzen verwendet: Man nimmt Huflattich, Fichten- und Tannenwipferln, Ehrenpreis, Spitzwegerich, Scharröckerl (Garrakraut), Helfkraut, Kindelkraut (Quendel oder Feldthymian), Bibernell, Stuhlkraut, Fünffingerkraut, Kampfer („Gofferkraut") und Schlüssel-

blumen. Die Pflanzen werden vermischt und in ein „rupfernes Leinwand" (Leinentuch) gewickelt, dann in der Hobelbank ausgepresst. Den Saft schüttet man auf selbstgebrannten Zucker und füllt dieses bewährte Hausmittel in kleinen Mengen ab. Täglich nimmt man davon einen Löffel voll ein.

Bei Blähungen und Durchfall gibt man Kindern einen *Kindelkrauttee.* Kindelkraut in die Eierspeise oder Blutwurst geschnitten, ist nicht nur geschmackvoll, sondern auch sehr gesund.

Wenn der *„Zentauer"* (Tausendguldenkraut), als Tee zubereitet, bei Koliken nicht mildernd wirkt, dann hilft nichts mehr, ist ein tief verwurzelter Ausspruch im ländlichen Raum.

Der Ausspruch *„Rosmarin* ist die letzte Arznei" deutet ebenfalls darauf hin, dass er zu den Wundermitteln in der Volksheilkunde gezählt wird. Sehr blutbildend sind drei Stauden Rosmarin mit *Zimtscharten,* die in *Rotwein* (wegen seiner dunklen Farbe im Raum St. Stefan i. R. „schwarzer Wein" genannt) 24 Stunden lang angesetzt werden. An jedem Morgen und Abend nimmt man je einen Löffel voll davon ein.

Auch *Lorbeerkern,* fein zerrieben und mit Zucker vermischt, wirkt blutbildend.

Kranabeeren (Wacholder) nimmt man bei Wassersucht („Kranabeer und Bibernell, sterben die Leute nicht so schnell").

Bei angeschwollenen Händen wirkt ein Tee mit *Kranabeeren, Meerzwiebel* (Milchstern), *Dachwurz* (Hauswurz), *Zinnkraut* (Ziehei) und *Hespeln* (Mispeln).

In der Familie Franz Gollner gibt es ein *Geheimrezept:* Bestimmte Pflanzen werden getrocknet, nach Arten getrennt, aber vorwiegend fein geschnitten (dazu gab es ein eigenes Tabakschneidegerät) und vermischt. Sie können anstatt des Tabaks in der Pfeife geraucht werden. Besonders geeignet sind Nussbaumlaub, Ehrenpreis, Weinstockrinde, Waldmeister und „Mährentaun".

REZEPTE FÜR TIERE

Bei Appetitlosigkeit der Kühe nahm man den übrig gebliebenen Salatessig und schnitt „Ruafl" (Rainfarn) hinein. Diesen *Ruaflsalat* bekam die Kuh zur Appetitanregung.

Auch *Wermut* schnitt man in kleine Stücke, legte ihn in den Salatessig – es wurde jener Essig verwendet, mit dem bereits einmal der Salat für den Haushalt abgemacht wurde – und gab ihn der Kuh zu fressen.

Das *Gelbsuchtkraut* bekamen die gelben Kühe nach der Geburt eines Kalbes. Die Kuh ist „gülli", hieß es, und mit dem Gelbsuchtkraut bekam sie wieder die richtige, gesunde Farbe.

Die Anwendung der *Güllwurz* war und ist allgemein bekannt. Doch nur in der Verwendung, dass man die Wurzel gegen Rotlauf ins Ohr des Schweines einzieht. Ganz anders wurde die Güllwurz bei der Familie Gollner angewendet: In ein rohes Ei wurden drei Löcher gebohrt und in jedes Loch eine Güllwurz gesteckt. 24 Stunden blieb die Wurzel im Ei, dann zog man sie heraus und steckte dem Kalb das Ei mitsamt der Schale ins Maul. Angewendet wurde das Güllwurzenei, wenn das Kalb gelb, also „gülli" war. Rindern zog man die Güllwurz unter die Haut bei der Brust ein. Das Rind bekam dort bald eine große Geschwulst, dann entfernte man die Wurzel wieder.

FRANZ GRABENHOFER

DAS UNIVERSALHEILMITTEL KOHLÖL

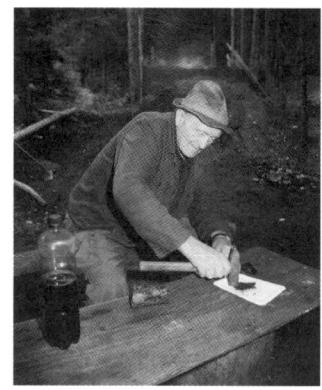

Der Köhler Franz Grabenhofer zerdrückt Holzkohlenstücke zu Kohlenstaub. Daneben eine Flasche Kohlöl.

Er ist einer der letzten Köhler der Steiermark und der einzige, der mit seinem Kohlwerk auch volksmedizinische Mittel produziert. Franz Grabenhofer aus St. Jakob im Walde destilliert das von ihm als Wundermittel bezeichnete Kohlöl sowie auch Holzkohlenstaub. Geboren wurde Grabenhofer 1922 in St. Jakob im Walde, wo er bis zu Beginn des Zweiten Weltkrieges als Holz- und Grubenarbeiter und dann als Bauer tätig war. Die Köhlerei erlernte er von seinen Vorfahren, und bereits mit 14 Jahren hatte er ein Kohlwerk zu beaufsichtigen.

REZEPTE FÜR MENSCHEN

Der letzte Vertreter einer alten Köhlerfamilie brennt Holzkohle nicht in einem Kohlenmeiler, sondern in einem Kohlwerk. Nachweislich wird in einem Waldstück auf der Bühlhoferhöhe bei St. Jakob im Walde seit dem 17. Jahrhundert Holzkohle gebrannt. Für das Kohlwerk werden bis zu 60 Kubikmeter Holzstämme in einer Länge von zweieinhalb Metern aufeinandergeschichtet, seitlich mit Brettern verschlagen und sowohl seitlich als auch oben mit Kohlenlösch, einem Gemisch aus Erde und Holzkohlenstaub, abgedeckt. Das Kohlwerk wird an der Vorderseite entzündet und glüht so zirka sechs Wochen lang im Inneren mit einer Temperatur von 720 Grad Celsius.

Für die Gewinnung von Kohlöl steckt Franz Grabenhofer seitlich in das Kohlwerk ein Metallrohr, durch das Rauch entweichen kann und tropfenweise zu Kohlöl destilliert. An einem Tag kann so ein Viertelliter *Kohlöl* gewonnen werden. Es gilt in der Volksmedizin als „Universalmedizin". Bei Halsschmerzen wird Kohlöl löffelweise eingenommen, und bei Rheuma und Gicht wird das Öl auf den schmerzenden Stellen eingerieben. Die Wirkung soll sich nach Aussage von Franz Grabenhofer bereits nach kurzer Zeit zeigen. Sogar verkrüppelte, steife Finger sollen durch Einreiben mit Kohlöl wieder beweglich geworden sein. Bei Überstauchungen findet Kohlöl als Einreibeöl ebenfalls Anwendung. Löffelweise schluckt man Kohlöl bei Lungenerkrankungen.

Holzkohle zerschlägt und zerdrückt Franz Grabenhofer zu feinem Staub, der bei Durchfall eingenommen wird. Ein Esslöffel voll soll davon gegessen werden. Der Holzkohlenstaub kann auch mit Zucker und Wasser vermischt eingenommen werden. Es handelt sich dabei um ein volksmedizinisches Arzneimittel, das mit den Kohletabletten aus der Apotheke vergleichbar ist.

Rezept für Tiere

Kohlöl wird Tieren wie z. B. den Rindern bei Blähungen in das Maul geschüttet. Es löst die Blähungen, wodurch dem Rind ein eventuelles Anschlagen mit dem Trokar erspart bleibt.

Ferdinand Farmer aus Nestelbach bei Graz berichtete, dass eine 65-jährige Magd, die auf dem Bauernhof seiner Vorfahren im Dienst stand, schneeweiße Zähne hatte: Sie putzte diese mit *Holzkohle* und mit *Lindenholzsaft*.

Anton Grabler

Beruhigende Lavendelbäder

Anton Grabler aus Lichendorf wendet Hausmittel für Menschen an.

Tee der *Schwarzen Malve* empfiehlt er als schleimlösendes Mittel.

Die Wurzeln der *Klette,* in Schnaps angesetzt, mit ein wenig Petroleum und Öl, bringen die Haare zum Sprießen.

Junge klebrige *Birkenblätter,* vermischt mit anderen Kräutern, trinkt man als Tee zur Entwässerung.

Frischen *Boretsch* (Ochsenkraut) soll man bei Schwellungen auflegen.

Weißdorntee ist ein Herzmittel.

Wasserhanftee wirkt gegen Fieber.

Augentrosttee trinkt man gegen Magenbeschwerden.

Eine *Buchweizentinktur* wird gegen Cellulitis eingesetzt.

Die Tinktur von *Wiesengeißbart* empfiehlt sich zur Einreibung bei Rheuma.

Erdrauchtee wendet man bei äußerlichen Hautdefekten, Ausschlägen und Allergien an.

Walnussschnaps trinkt man bei Magenweh, hilft aber nicht bei Entzündungen.

Lavendelbäder wirken beruhigend.

Den *Herzgespanntee* trinkt man als Tonikum.

Passionsblumentee wirkt zur Beruhigung.

Die *Blutwurztinktur* verwendet man als Gurgellösung bei Mundinfektion.

Salbeitee gurgelt man bei Mandelentzündungen.

Aus den Früchten der *Mariendistel* wird ein Tee nach übermäßigem Alkoholgenuss und gegen Leberleiden getrunken.

Der *Goldrutentee* wirkt entwässernd.

Die Wurzeln von *Beinwell* (Schwarzwurzel) soll man im Frühjahr oder Herbst ausgraben, zwei Tage liegen lassen, waschen, schneiden und in Schweinefett kurz anrösten. Am nächsten Tag kocht man nochmals auf und presst das Ganze im Leinentuch aus. Die Salbe wirkt bei Gicht, Rheuma und Zerrungen.

Marmelade der *Reiterbeere* ist fiebersenkend.

Der Tee vom *Ackerstiefmütterchen* wirkt gegen Ausschlag.

MARIA GRIESEBNER

DIE TRAUTENFELSER SCHLAGSALBE

Maria Griesebner aus Trautenfels übernahm von ihrer Tante zahlreiche Hausmittel. Bei Rippenfellentzündungen und schmerzenden Stellen, die durch einen Schlag verursacht wurden, wurde eine spezielle Salbe aufgeschmiert. Dafür wurden *Schweinefett, Kochsalz* und einige Tropfen *Terpentinöl* vermischt. Diese Salbe durfte jedoch nicht auf offene Wunden geschmiert werden.

REGINA UND ANTON GROSS

HEILKRÄUTER AUS DEM HAUSGARTEN

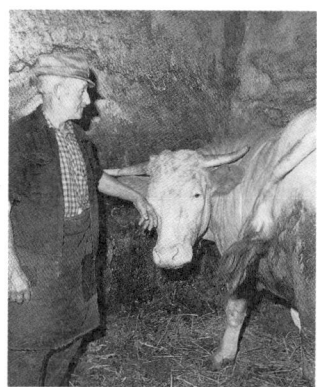

In Gniebing-Berg wohnt einer der letzten Ochsenzüchter im oststeirischen Vulkanland. Bis zu 1000 Kilogramm schwer werden die „Riesenviecher", und der Bauer pflügte und bearbeitete vor kurzem mit diesen Ochsen noch immer die Felder. Anton Groß und seine Frau Regina wissen beide um Hausmittel sowohl für Menschen als auch für Tiere gut Bescheid. Regina Groß, geboren 1925, hält sich an die überlieferten Heilmittel ihrer Eltern.

Im großen Hausgarten zieht sie selbst Heilkräuter. Anton Groß, geboren 1918, war Hoferbe und wurde als „Ochsenbauer" bekannt. Ihre Heilmittel werden ausschließlich im eigenen Haushalt verwendet.

REZEPTE FÜR MENSCHEN

Gegen Husten und Verkühlungen wirkt eine *Teemischung* aus Thymian, Honig und Zitrone, die schleimlösend wirkt.

Das getrocknete Kraut des blühenden *Thymians* wirkt als Tee besonders mildernd bei Bronchitis und Husten.

Bei Halsentzündungen macht man einen *Salbeiaufguss,* den man gurgelt und auch schluckweise trinkt.

Regina Groß empfiehlt *Tee-Aufgüsse* von folgenden Heilkräutern, die sie einzeln zubereitet: Eibisch, Tausendguldenkraut (Zentauer), Wermut, Salbei, Pfefferminz, Käsepappel, Erdbeerblüten, Johanniskraut, Hagebutten, Thymian und Kümmel. Eine Zehe *Knoblauch* am Morgen, über einige Tage auf den nüchternen Magen gegessen, wirkt gegen zu hohen Blutdruck.

Gegen Schlaflosigkeit wegen Beinschmerzen und gegen Entzündungen wirkt die *Feuerröserlsalbe* wahre Wunder. Die Blüten der Feuerröserln (Ringelblume) röstet man im heißen Schmalz, seiht sie dann durch und füllt die Salbe in Gläser ab. Die Füße werden mit der Salbe fest eingerieben. Die Salbe wirkt auch entzündungshemmend.

REZEPTE FÜR TIERE

Wenn Rinder oder Pferde die Kolik haben, kocht man 1 l starken *Kamillentee,* gibt 1/4 l Schnaps dazu und schüttet diesen Tee, der sehr windtreibend ist, in das Maul des Tieres.

Blähungen bei den Rindern werden mit *Knoblauch* bekämpft. Und zwar nimmt man zwei Brotscheiben, legt dazwischen eine ganze Knoblauchzehe und gibt das dem Rind zu fressen.

Zur Milderung der Blähungen der Rinder wird *Kümmel* gekocht, zerdrückt und damit ein Aufguss mit *Kamille* gemacht, den man schön ziehen lässt. Kümmel wurde vor Jahren noch wildwachsend auf Wiesen geerntet. Dies geht heute nur noch selten, da die Wiesen vor der Kümmelreife gemäht werden.

Haben Rinder oder Schweine Verstopfungen, so muss man *Leinsamen* so lange aufkochen, bis eine schleimige Suppe entsteht, die man den Tieren zu fressen gibt. Einer alten Tradition entsprechend gibt es im Hause Groß für die Schweine täglich einen besonderen *Schweinetrank,* der die Tiere gesund erhält. Man nimmt Hafermehl, Weizenkleie, ein wenig Leinsamen und Glaubersalz (Natriumsulfat, Sal mirabilis Glauberi), das zu einem Brei verkocht wird. Ist der Brei fertig, so wird er mit Wasser stark verdünnt und den Schweinen als Getränk vorgestellt. Die Bäuerin kocht diesen Brei in einem Topf auf dem Küchenherd.

Hinkenden Schweinen („sie sind krump") werden die Gliedmaßen mit *Schnaps* eingerieben.

MARIA GRUBER

DAS GEHEIMNIS DER HECKENROSE

Die heilkundige Frau Gruber lebt in St. Jakob im Walde. Sie stellt Salben und Tees her.

Die *Weiße Zahnwurz* (Sanikelwurz) wird in Schweineschmalz geröstet und abgeseiht. Diese Salbe wird bei Beinbrüchen angewendet.

Der Tee der getrockneten *Attichwurzel* wirkt harntreibend, ebenso der Tee aus deren Beeren. Die giftigen Kerne sind zu entfernen.

Tee der *Goldrute* wirkt bei Nierenleiden.

Die Blüten vom *Gemeinen Schneeball* sind im Tee fiebersenkend, bei Lungenentzündung sollen die Beeren gegessen werden. Frau Gruber kennt ein besonderes Mittel:

Die Blüten der *Heckenrose* werden in Öl angesetzt und als Schönheitsmittel verwendet.

Maria Hackl

Kalbshaare beruhigen die Mutterkuh

Maria Hackl aus Alla bei St. Georgen interessierte sich schon von Kindheit an für die Heilung von Krankheiten bei Mensch und Tier. Vorerst auf einem Bauernhof beschäftigt und später selbst als Bäuerin tätig, war sie oft auf die Heilkräfte der Natur angewiesen. Sie sammelte Rezepte ganz gezielt, erhielt Hinweise und Erfahrungen von weit her und konnte bald selbst Ratschläge erteilen.

Rezepte für Menschen

Hat ein Mensch Rippenfellentzündung, so wird er mit *Schmierseife* eingeschmiert, darüber wird ein Tuch gebunden. Diese Auflage wechselt man alle drei Stunden.
Als stärkender Tee für den Winter wirkt eine Mischung aus Blättern von *Schwarzen* und *Roten Ribiseln* und von *Johanniskraut*.

Rezepte für Tiere

Maria Hackl empfiehlt aus ihrem Erfahrungsbereich bei der Geburt eines Kalbes eine Nabelschnurdesinfektion mit starkem *Schnaps*.
Zur Weckung der Lebensgeister des Kalbes werden Nase und Maul mit kaltem Wasser, besser *Essigwasser*, abgewaschen.
Wenn der Nabel schwärt, wird eine Mischung aus *Lehm* und *Essig* aufgelegt.

Um starke Klauen, besonders für spätere Zugtiere, zu erhalten, wird dem Kalb nach der Geburt an der *Klauenspitze* der weiße Knorpel mit dem Finger entfernt.
Die Kuh bekommt nach dem Kalben *Brot* und leicht erwärmtes Essigwasser oder *Most,* und zur Entspannung wird ihr Rücken mit *Schnaps* abgerieben.
Will die Nachgeburt nicht weggehen, so wird der Kuh ein *Pfingstrosenblütentee* zu trinken gegeben, wozu nur rote Blüten verwendet werden.
Wird das Kalb von der Kuh getrennt, so kann es vorkommen, dass die Kuh zu brüllen beginnt. Dagegen hilft, wenn man der Kuh ein Büschel *Haare* vom Rücken des Kalbes, in Brot gesteckt, zu fressen gibt.
Wenn Rinder verlegt sind, so gibt man ihnen Brot oder Schrot mit *Pechöl*.
Mit *Pechöl* einreiben wirkt auch gegen Verstauchung.
Gegen Fieber sind *weiße Rüben* gut.
Als wassertreibenden Tee rät die Bäuerin eine Mischung aus *Harnwindkraut* und *Harach* anzuwenden.
Ist ein Schwein verlegt, so wird ein Einlauf mit einem Liter Wasser gemacht, in dem ein Stück *Schichtseife* aufgelöst worden ist. Ist das Schwein weniger krank, so muss nur ein Stückchen Schichtseife eingeführt werden.
Haben Ferkel Durchfall, so gibt man ihnen *Russischen Tee* und *Reisschleim.* Sind die Ferkel noch nicht zehn Tage alt, so verabreicht man einen Tee in einem 10-Liter-Gefäß aus *Erikastauden, Tannenzapfen* und *Schwarzbeerkraut,* den man der Muttersau eingibt.
Will eine Muttersau nicht richtig fressen, so nimmt man einen Eimer *Hafer,* gibt geschabte *Krenwurzen* dazu und verrührt

mit Most oder Essig zu einem Brei. Diesen Brei lässt man drei Tage lang stehen und gibt ihn dann in kleinen Mengen ein (etwa eine Handvoll mehrmals am Tag).

FRANZISKA HAIDINGER

BEEREN- UND KRÄUTERTEES FÜR ALLE LEIDEN

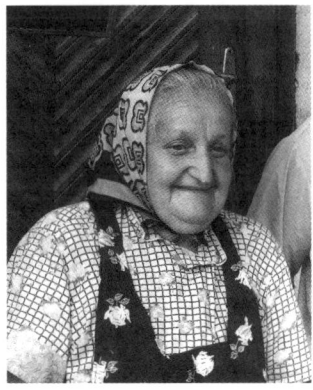

Franziska Haidinger wurde 1910 im Findelhaus Graz-Paulustor geboren. Sie wuchs als Findelkind auf, kannte weder Vater noch Mutter, nicht einmal eine Taufpatin hatte sie, die Hebamme unterschrieb den Taufschein. Bis zu ihrem zweiten Lebensjahr war sie bei einem Bauern im „Pöltigraben" bei Saaz. Danach kam sie nach Paurach zu ihren Pflegeeltern Franz und Theresia Hirschmann, den Unterhalt musste die Gemeinde Unterlamm bezahlen. Sie besuchte die Volksschule in Edelsbach und heiratete 1933. Sie kannte Tees für beinahe alle Leiden:

Bei Herz- und Kreislaufbeschwerden trinkt man in der Früh und am Abend je eine halbe Tasse *Kräutertee* aus folgenden Kräutern, aber nur schluckweise: Je 2 dag Akazienblüten (Robinienblüten?), Weiß-dornblüten, Lavendel, Rosmarin, Melisse, Raute und Mistel. Dieses Rezept hat Franziska Haidinger von der schon verstorbenen Maria Kickmaier aus Paurach.

Bei Halsweh werden gedörrte *Schwarze Ribiseln* aufgekocht und danach abgeseiht. Dieser Teeaufguss wirkt auch mildernd bei Husten.

Ein Lebertee wird aus *Gundelreben* zubereitet. Man schneidet von den am Boden dahinlaufenden Pflanzen mit der Schere die Blätter ab, die für den Teeaufguss gebraucht werden.

Bei Bronchialentzündungen wird ein Teeaufguss aus *Schlüsselblumenblüten* zubereitet. Die Schlüsselblumen (auch Fastenfeigerl) werden im Schatten getrocknet.

Als *Magentee* wird getrunken: Akazienblüten, Weißdornblüten, Lavendel, Schlüsselblume, Rosmarin, Melisse, Raute, Mistel, Käsepappel, Schafgarbe und Pfefferminze. Der Tee muss morgens und abends getrunken werden.

Der stark blutdrucksenkende *Mistelaufguss* wird am Morgen und Abend schluckweise getrunken. Die Mistelblätter werden zehn Stunden in kaltes Wasser gelegt und danach durchgeseiht.

Bei Wassersucht trinkt man einen Tee aus *Zinnkraut* (Katzenschweif im Volksmund). Wasser in den Beinen bekämpfte Frau Haidinger mit einem *Formkrauttee* (Farnkraut), bei dem das kurze und lange Farnkraut verwendet wird.

Die rosa Blüten der *Schafgarbe* werden getrocknet, daraus wird Tee für ältere Leute zubereitet. Dieser bewirkt, dass das Blut nicht zu dick wird.

Weiters soll man *Käsepappeltee* bei Magenbeschwerden und *Brennnesseltee* in den Monaten März und April trinken.

Auf Brandwunden kommt *Lilienöl.* Die Weiße Lilie wird in Tafelöl angesetzt und das Öl mit einem Tuch auf die Brandwunde gelegt.

EDUARD HEBENSTREIT

GEBURTSHELFER
MIT GOLDENEN HÄNDEN

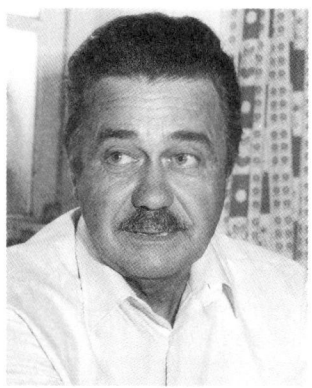

Die Geburtshilfe bei Haustieren ist im ländlichen Raum immer eine wichtige Angelegenheit. Oft helfen sich die nahegelegenen Nachbarn, oder es gibt einen Spezialisten, der bei Geburten gerufen wird. So ein Spezialist ist Eduard Hebenstreit aus Hofstätten bei Trautmannsdorf.

Hebenstreit wurde 1922 in Trautmannsdorf als Sohn eines Gastwirtes geboren und zeigte schon in der Jugend Interesse an der Geburtshilfe bei Tieren. Vorerst betreute er das eigene Vieh, erst später ging er auf andere Bauernhöfe. Auch als „Fadlschneider" (Ferkelschneider) half Hebenstreit aus.

„Viele Kühe wollen bei der Geburt ungestört und allein sein, und man soll dem Vieh bei der Geburt Zeit lassen, warten, bis die Zeit gekommen ist", erzählt Hebenstreit. „Ein voreiliges Herausholen des Kalbes hat keinen Sinn. Auch wenn Fremde beim Kälbern im Stall sind, reagiert manche Kuh mit Verzögerungen." Grundsätzlich muss jeder Kuh beim Abkalben geholfen werden, was vom Geburtshelfer gute anatomische Kenntnisse erfordert. Sehr oft kommt eine anomale Lage der Frucht (Kalb) vor. Hebenstreit hat bei verschiedensten anomalen Lagen Geburtshilfe betrieben. Bei Rückenlage des Kalbes lässt er die Kuh sich niederlegen und wieder aufstehen, wobei das Kalb gehoben und in die richtige Lage gedreht wird.

Bleibt das bereits zur Hälfte aus dem Wurf getretene Kalb mit seinem Hinterteil hängen, so zieht man das Kalb nicht wie üblicherweise in Richtung Kuhbeine, sondern in Richtung Kuhschweif, als wollte man das Kalb abreißen. In diesem Fall macht das Kalb meist eine ruckartige Bewegung und rutscht heraus.

Steißgeburten müssen so eingerichtet werden, dass der Schweif mit den Beinen herauskommt.

Ist der Kopf des Kalbes zwischen den Vorderbeinen durchgefallen, so wird der Kopf an einen Strick gebunden und langsam in den Schuss – das letzte Stück vor dem Muttermund – gezogen.

Bei Seitenlage des Kalbes wird auf jener Seite, auf der das Kalb liegt, ein Bein mit einer Hand aufgehoben und mit der zweiten Hand der Körper des Kalbes gleichgedreht.

Zwillingskälber müssen schnell zur Welt gebracht werden, da leicht eines der beiden Kälber erstickt. Vor allem Kälber desselben Geschlechtes sind gefährdet.

Oft kommt es vor, dass die „blaue Bloder" (bläuliche Wasserblase) vor dem Kalbskopf liegend die Geburtswege versperrt. In diesem Fall wird die „blaue Bloder" mit der Hand langsam herausgeholt.

Einer Kuh mit engen Geburtswegen wird der Muttermund mit einem Gemisch aus 1 Löffel Schmalz und 1 Löffel Staubzucker – gut verrührt – lange angeschmiert. Dies wirkt erweiternd und gegen Krämpfe.

Fällt der Kopf des Kalbes bei den Beinen seitlich herab, befindet sich auch eine Schulter weiter hinten. Auch hier muss mit der Hand der Kopf in die richtige Lage gebracht werden. Es ist notwendig, dass das Kalb dabei mehrmals zurückgeschoben wird, um es in den Wurf zu bekommen.

Der Tierarzt wird bei großen Kälbern, deren Beine und Kopf nicht in den Schuss gehen, geholt.

Verkrüppelte Kälber mit steifen Knochen zerschneidet der Tierarzt mit einem Stahlseil lebend im Muttertier.

REZEPTE FÜR TIERE

Hausmittel wendet Eduard Hebenstreit nur im eigenen Stall an. Ist ein Stier aufgebläht, so bekommt er 3 Liter frisch gemolkene *Milch*. „Der Stier fällt sofort zusammen", damit ist gemeint, dass die Blähung sofort vergeht.

Aufblähungen im Frühstadium: Das Rind bekommt in *Nussschnaps* getränktes Brot. Nussschnaps soll im Haus immer vorrätig vorhanden sein. Rezept: Man sammelt zwischen 15. und 20. Juli 13 Nüsse und schneidet sie mit der grünen Schale in vier Teile. Diese Nussstücke werden dann in 1 Liter Schnaps angesetzt und einige Wochen abgestellt. Ist der Schnaps schwarz, wird abgeseiht.

Nussschnaps ist auch für Menschen mit Magenverstimmungen besonders heilsam.

Im Schloss Gleichenberg wurde von einem deutschen Verwalter ein Ochse mit Blähungen mit den Vorderbeinen auf eine höhere Stufe gestellt, und im Maul wurde quer ein Stock, auf den er beißen konnte, mit einer Kette befestigt. Eine über den Ochsenrücken gelegte Decke wurde ununterbrochen mit Wasser überschüttet. Die Blähung begann sich bald zu lösen.

MARIA HIRSCHMANN

EIN WEIDENRINDENKRANZERL FÜR DIE KATZE

Maria Hirschmann aus Axbach sind zahlreiche Heilmittel für Mensch und Tier bekannt.

REZEPTE FÜR MENSCHEN

Schafgarbenblätter soll man zerquetschen und auf frische Wunden legen.

Frauenmanteltee (Kraut) hilft bei Frauenleiden.

Halbierte *Zwiebeln* oder frische *Schwarze Johannisbeeren* soll man auf Bienenstiche legen.

Haferstroh soll man ins Kopfkissen für unruhig schlafende Kinder geben.

Gänseblümchentee (Ruckerln) hilft bei Kopfschmerzen.

Frisches *Schöllkraut* wird bei Verbrennungen aufgelegt (Vorsicht!).

Fencheltee nimmt man gegen Blähungen.

Faulbaumrindentee ist abführend.

Gundelrebenkrauttee wird bei Leber- und Gallenleiden eingenommen.

Efeublätter gibt man auf Brandwunden.

Johanniskraut wird auf aufgesprungene Füße und auf Brandwunden gelegt.

Gekochte *Meerzwiebeln* (Milchstern) kommen auf offene Füße.
An der Sonne getrocknete *Spitzwegerichblätter,* zu Tee gekocht, wirken schleimlösend. *Breitwegerich* kommt auf schlecht heilende Wunden.
Brennnesseltee hilft gegen Akne.
Blüten und Blätter der *Königskerze,* zu Tee bereitet, gibt man Kindern bei epileptischen Anfällen.
Immergrüntee erhält Jugend und Schönheit.
Ackerstiefmütterchenblütentee ist wassertreibend.
Mistelfrüchte im Fußbad wirken kreislaufregulierend.

REZEPTE FÜR TIERE

Verholzte weibliche Blütenstände der *Erle,* als Tee zubereitet, wirken stärkend für Schweine und gegen starken Durchfall bei Rindern und Ziegen.
Ein Stück *Güllwurz* wird einen Tag lang in einem Ei eingeweicht und dann an Kälber verfüttert.
Aus *Weidenrinde* muss man ein Kranzerl flechten, das man der kranken Katze umhängt.
Quendeltee (Kindelkraut = Thymian) wird bei Durchfall der Ferkel angewendet.

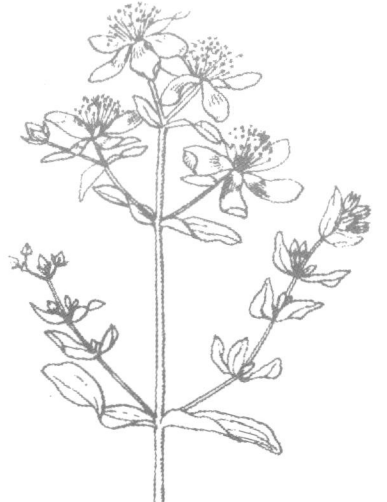

ANNA HORN

HEILENDES ZUCKERWASSER

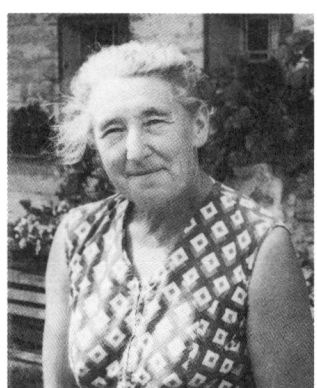

Anna Horn aus Ziprein bei Kirchbach verwendet alte Hausrezepte nur für den eigenen Gebrauch.

REZEPTE FÜR MENSCHEN

Bei Halsweh bereitet man ein spezielles *Zuckerwasser* zu. Man ergreift mit der Feuerzange ein Stück Zucker und hält es über einen Topf, der mit Wasser gefüllt ist. Dann zündet man einen fetten Kienspan an und hält die Flamme unter den Zucker, dass dieser beim Schmelzen in den Wassertopf tropfen kann. Das Wasser mit den Zuckertropfen wird dann gekocht und getrunken.
Schafgarbentee wirkt bei Schlafstörungen wahre Wunder.
Brennnesseltee wird vorwiegend bei Magenschmerzen und für eine Magenkur getrunken.
Täglich am Morgen sollte man zur Erhaltung eines guten Gesundheitszustandes *Kamillentee* trinken.
Bei Herzbeschwerden trinkt man *Baldriantee.*
Ein *Tee* aus Saupappel, Pfefferminze, Sellerie, Petersilie, Enzianwurzeln und Tau-

sendguldenkraut mit ein wenig Schnaps wirkt gegen Blähungen.

Bei Ohrenschmerzen röstet man grobe *Weizenkleie,* wickelt sie heiß in ein Tuch und bindet es sofort auf das schmerzende Ohr. Auch den Saft aus der *Hauswurz* (Dachwurz) oder warmes *Leinöl* kann man in die Ohren tropfen.

Erwärmte *Weizenkleie* in einem Leinensackerl oder ein warmer Ziegel, in ein Tuch gewickelt, wird bei Zahnschmerzen aufgelegt. Kleinkindern legt man bei Bauchschmerzen ein Leinensackerl, gefüllt mit erwärmten *Kamillen,* auf den Bauch. Auch erwärmte *Ziegelsteine* hat man aufgelegt.

Bei Halsweh reibt man den Hals mit einem Gemisch von *Schweineschmalz* und *Salz* ein. Eingezogene Holzspäne zieht das *„Fladerpech"* aus. Fladerpech rinnt aus frischgeschnittenen Fichtenbrettern.

Auf offene Wunden – Schnittwunden – wird *Salz* gestreut.

Zerriebener Spitzwegerich gibt einen Saft ab, den man auf offene Wunden tropft. Auch auf schmerzende Körperstellen kann man diesen Saft tropfen.

Von großen Heilerfolgen wird bei offenen Füßen und Gesichtsrosen erzählt. Angewendet wird ein Leinenfleck, der in *Kamillentee* getränkt und auf die Wunde gelegt wird.

Das beste Mittel bei Verstauchungen und Schwellungen ist ein *Heublumenbad.*

„Formkraut" (Farn), mit heißem Wasser aufgegossen, ist für ein Fußbad bestens geeignet. Ein steifer Fuß wurde nach kürzester Zeit wieder elastisch.

Bärlappstaub streut man auf Rauhen und Krätzen.

REZEPTE FÜR TIERE

Das Rind bekommt bei Blähungen einen *Heidenwindkrauttee* aus Heidenwindkraut (Harnwindkraut), Saupappel, Kamille, Petersilie, Anis, Kümmel und Enzianwurzeln. Auch vor dem Ferkeln und dem Abkalben gibt man Schweinen und Rindern diesen Harnwindkrauttee. Diesen Tee schüttet man auch zum täglichen Wasser und zum Futter.

Haben Schweine Rotlauf, so knetet man *Lehm, Most* oder *Essig* fest durcheinander und schmiert damit den ganzen Körper des Schweines ein. In den Stall wirft man eine große Menge „Einstreu" (saures Heu), dass sich das Schwein eingraben und warmhalten kann.

Einen *Linsertschleim* gibt man Kälbern, die Bauchweh haben. Leinsamen (Linsert) wird gekocht und mit Milch vermischt.

Auch *Kamillentee* wird dem Kalb eingeschüttet.

Kohlensauren Kalk schrotet man mit dem Futter und gibt ihn den „rachitischen Rindern".

Die *Osangsalbe* wird mit heißem Schweinefett und Osangwurzel (Astrangwurzel?) zubereitet und bei Rotlauf, Abszessen und Rauhen aufgeschmiert.

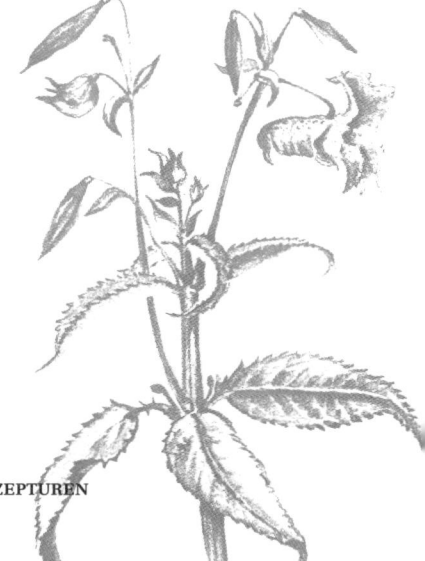

HÖLLER-HANSL

MIT DEM FLASCHERLZUG
ZUR URINSCHAU

Welches Land kann sich rühmen, eine Eisenbahn – wenn auch nur mit schmalspurigem Geleise – zu besitzen, die nach mit Urin gefüllten Fläschchen benannt ist? Der sogenannte „Flascherlzug", der heute noch, viele Jahre nach dem Tod des bekannten Wunderdoktors Höller-Hansl dampfend bei Stainz Touristen durch die Weststeiermark führt, hat einst tausende an den unterschiedlichsten Erkrankungen Leidende und ihre mit Urin gefüllten kleinen Fläschchen nach Rachling gebracht, um dort ihre Krankheiten durch Harndiagnose feststellen zu lassen. Dieser Höller-Hansl (1865–1935) war im ganzen Land bekannt, und sein einstiger Ruhm hielt sich ungebrochen bis zum heutigen Tag. Das Lied vom Stainzer Wunderdokta ist noch immer fester Bestandteil von Unterhaltungsabenden und mancher Radiosendung. Und treffend heißt es in der zweiten Strophe:

„Keucht a olta Herr über'n Berg daher,
Liaba Höller-Hans, bei mir geht's gar nit mehr,

Schau mein Brunza on und sog mir's gonz für g'wiss,
Ob bei mir no wos zan rett'n is.
Jo, mei liaba Freund, fongt da Hansl an,
Bist a olta Hengst, bist wohl schlecht schoa dron.
Dir reißt's in dö Haxn, in dö Knia und Flax'n
Und dos Zipperlein stöllt sich schon ein."

Dieser Meister der alten „Brunz'nschau" (Harnschau) dürfte sein Wissen einem alten Medizinbuch verdanken, in dem von den verschiedensten Farben und Konzentrationen des Harns berichtet wird. Für einen farbenblinden Wunderdoktor wäre hier kein Betätigungsfeld gegeben. Bis zu 20 verschiedene Farben waren auseinander zu halten, und dazu kamen noch fünf Konzentrationsgrade, die über den Feuchtigkeitsgehalt der Krankheit Auskunft gaben.
In einer alten steirischen Handschrift findet der „Schaum im Urin" besondere Bedeutung:
„Die Materie des Schaumes im Urin ist nichts anderes als eine zähe Feuchte; wird gemacht durch eine Hitz, so diese Zähe verursachet. Man soll aber zuvor in acht nehmen, ob der Urin von einem weiten Ort hergetragen, und also durch diese Be-

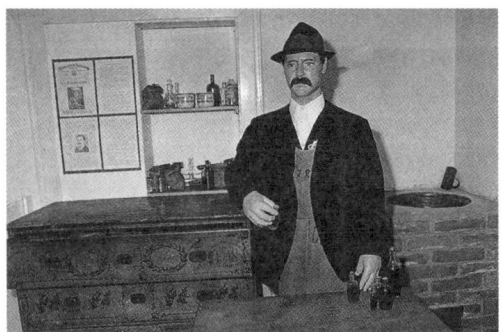

Darstellung des Höller-Hansl in einer Ausstellung in Stainz.

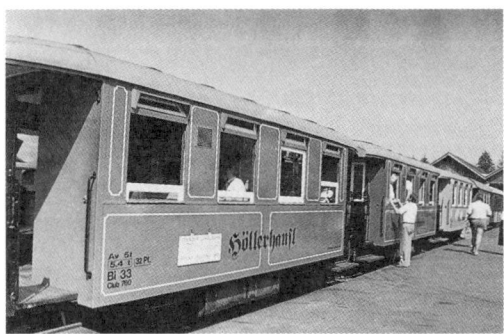

Der Flascherlzug brachte die Patienten zum Höller-Hansl.

wegung schaumig ist. Darum soll man den Urin eine viertel Stund stehen lassen, bis dieser Schaum vergeht. Von dem schaumichten Urin hat man vier Regeln wohl in acht zu nehmen und zu merken:

1. Wann Schaum in dem Urin ist, so stets bleibt und grob ist, und der Urin auch grob. Bedeut viel Wind im Leib.
2. Feiner oder subtieler Schaum, der Urin auch Bleifarb. – Bedeut Hitze der Lungen, des Herzens, der Brust und Leber.
3. Schwarzer und zertheilter Schaum im Urin. Bedeut die schwarze Sucht, so von melancholischer Feuchte herkommet, und eine Verstopfung ist zwischen der Leber und der Milz, davon die Melancholische Feuchte hinter sich gehet in den Nieren durch den Harn oder Urin.
4. Grüner zertheilter Schaum. Oder gelb als Saffran. Bedeut große Hitz der Leber und die Gelbsucht, auch Schmerzen unter den Rippen in der rechten Seiten."

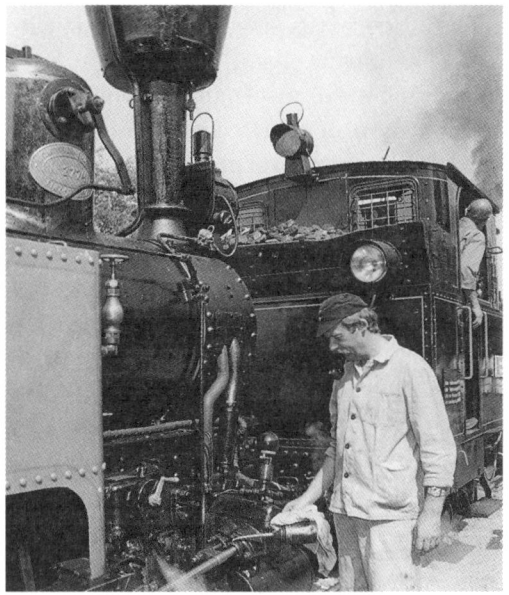

ALOISIA HUBER

AUF KINDERWUNDEN KAM SCHWEINEFETT

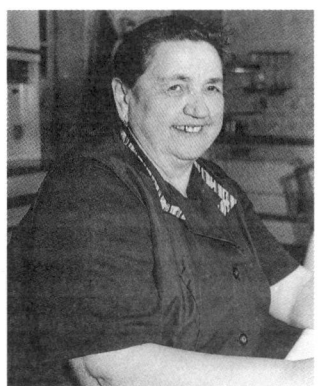

Aloisia Huber wurde 1914 in Hatzendorf geboren, wuchs in Gniebing auf und kam dann nach Raabau.

REZEPTE FÜR MENSCHEN

Für ihre acht Kinder verwendete Frau Huber bei Verletzungen einfach *Schweinefett,* auch ein *Kamillen-* oder *Eibischbad* wurde bei offenen Wunden angewendet.

Prießnitzumschläge sind für Aloisia Huber kleine Tücher, die in lauwarmem Wasser getränkt und aufgelegt und bei Halsweh um den Hals gewickelt wurden. Darüber kam ein Handtuch.

Schon seit längerer Zeit gefrorene Zehen, die auch geschwollen sind, reibt man einfach mit *Schnee* fest ab. Diese Einreibung muss mehrmals durchgeführt werden.

REZEPTE FÜR TIERE

Hatte ein Rind Magenverstimmung, so bekam es *Gloder* (Glader, Loder). Man kocht Leinsamen und Knoblauch und gibt es dem Rind verdünnt mit Wasser zu trinken.

Knoblauchwasser, Knoblauch in Wasser ausgekocht, wird abgekühlt und mit einer Flasche dem Pferd bei einer Kolik eingeschüttet.

HILDE JÖLLY

RAUTEREZEPTE AUS LEOBEN

Mit Hausmitteln halten sich Hilde Jölly und alle, die bei ihr Rat suchen, in Leoben gesund. Zu den selbst angefertigten Rezepturen gehören Magen- und Darmtropfen und eine *Kastanieneinreibung.* Bei Blutandrang zum Kopf, bei Schwindelgefühl, Atembeschwerden, Herzklopfen und Unterleibsbeschwerden empfiehlt Hilde Jölly das wiederholte Trinken von *Rautetee.* Am Abend vor dem Schlafengehen sollen zur Körperberuhigung, zur Magenberuhigung und bei allen Unterleibserkrankungen zehn bis zwölf Rautetropfen auf Würfelzucker eingenommen werden.

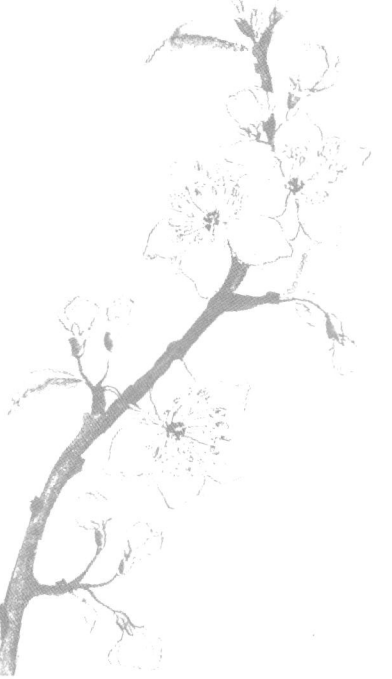

HERMANN JUD

FÜR GESCHWÜRE
EINE HEUBLUMENMISCHUNG

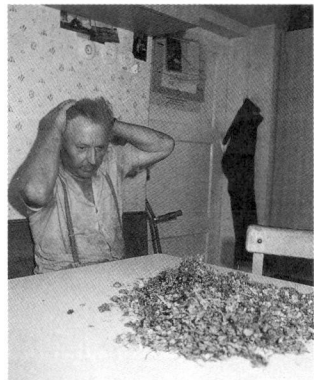

Die Heilung eines jungen Burschen in Kapfenstein, der wegen eines kindskopfgroßen Geschwüres im Rücken von den Ärzten bereits aufgegeben worden war, machte Hermann Jud in seiner Heimat als „Bauerndoktor" bekannt. Doch Jud ist nicht der Mensch, der viel von seinem Wissen um die Heilkräfte der Pflanzen redet, nur vereinzelt macht er seine Nachbarn darauf aufmerksam, dass die Arzneien ihnen bei der Tür hineinwachsen.

Das Wissen um die Heilkräfte der Natur bekam er von seiner Mutter vermittelt, und es wurde durch das Studium einiger Fachbücher vertieft. Den letzten Anstoß, sich mit Heilkräutern näher zu beschäftigen, gaben die anhaltenden Phantomschmerzen an seinem amputierten rechten Bein. Kein Arzt konnte seine Schmerzen stillen, da erinnerte er sich an seine Mutter und an ein altes Kräuterbuch und griff zur Selbsthilfe. Nach einer über drei Wochen dauernden Kur waren die Schmerzen wie weggewischt. Hermann Jud ist besonders geschickt im Umgang mit Geschwülsten. In seinem Bauernhaus in Neustift bei Kapfenstein hält er sich ein wahres Lager an Heilkräutern und Tinkturen. Die wichtigsten Rezepte aus seinem reichen Erfahrungsschatz gab Hermann Jud jetzt bekannt.

Für die Zubereitung von Tee gilt ein bäuerliches Maß, und zwar für eine Viertelliterschale werden so viele Heilkräuter genommen, wie man leicht mit drei Fingern fassen kann. Bei der Ernährung der Menschen ist Jud der Meinung, dass zu wenig rohfaserige Kost, wie Stengelgemüse, gegessen wird.

Zu einem wichtigen Hausmittel wurden die *Heublumen*, jedoch nicht vom Heuboden, sondern die Sammlung von blühenden Pflanzen zwischen Mai und August. Die beste Zeit zum Sammeln der Heublumen liegt zwischen 10 und 12 Uhr vormittags. Nach Regentagen soll man zwei Tage lang keine Blüten sammeln.

Diese Heublumenmischung umfasst die Blüten von Löwenzahn, Schafgarbe (Blutkraut), die verschiedenen Kleearten, Spitzwegerich, Breitwegerich, Bibernelle, Gänseblümchen, Thymian, Sauerampfer, Margeriten, „Bertramwurzel", Kornblumen und Inkarnatklee, Silberklee, Hornschattenklee, Luzernenklee und alles, was sonst noch blüht, außer Giftpflanzen.

Mit dem *Heublumenaufguss* heilte Jud den Burschen aus Kapfenstein. Er empfahl, von den gut vermischten Heublumen zwei Handvoll zu nehmen und in einem Dreiliteremailgeschirr einen Aufguss zuzubereiten, den man dann drei Minuten ziehen lässt. Das Gefäß, in dem dieser Aufguss zubereitet wird, muss unbedingt emailliert sein, und der Aufguss darf nicht mit blankem Metall in Verbindung kommen. Mit diesem Aufguss wurde, nachdem er Körpertemperatur hatte, ein

Wickel angefertigt. Dazu nahm man ein mehrfach übereinandergeschlagenes Leinentuch, das im Aufguss getränkt, ausgedrückt und fest über den Oberkörper (oder jenen Körperteil, wo eine Geschwulst ist) gewickelt wurde. Darüber kam eine dichtende Plastikfolie und darauf eine Wolldecke. Um den Körper bildete sich ein Stau, eine wahre Druckkammer. Nach drei Tagen ließen die Schmerzen bereits nach, und nach einiger Zeit war die Geschwulst verschwunden. Zu diesem Wickel muss aber auf jeden Fall ein Tee, für den *Schafgarbe* und *Tausendguldenkraut* zu gleichen Teilen vermischt werden, getrunken werden (blutreinigend). Dieser Wickel wirkt beruhigend und schlaffördernd.

Mit einem *Eichenrindensud* heilte Jud den offenen Fuß einer Frau, der trotz verschiedenster medizinischer Behandlungen nicht verheilt war. Man setzt Eichenrinde und Zinnkraut in kaltem Wasser rund 12 bis 24 Stunden an und lässt diesen Sud dann zirka 20 Minuten aufkochen. Als Dosierung nimmt man je eine Handvoll Rinde und Zinnkraut auf drei Liter Wasser. Nach dem Kochen lässt man den Sud abkühlen, verdünnt mit Wasser und wäscht den offenen Fuß damit täglich zweimal, solange, bis die Wunden vollständig verheilt sind. (Wendet man diesen Sud als Wickel an, so wird er nicht verdünnt.) Während dieser Behandlungszeit muss auch ein Tee mit *Schafgarbe* und *Tausendguldenkraut* getrunken werden. *Nur die Verbindung von Waschung und Tee bringt Heilung!*

Hermann Jud unterscheidet zwischen heißen und kalten Geschwülsten. Ein offener Fuß zählt zu den heißen, und daher muss das Bad kühl sein, im Gegensatz zu den kalten Geschwülsten, wo der Sud heiß angewendet wird.

Eine wirksame *Zugsalbe* bei Geschwüren: Terpentinöl wird mit Baumwachs (Drogerie) und Fichtenpech lauwarm zu je gleichen Teilen verrührt, dann abgeseiht und abgefüllt.

Die *Lehmsalbe* wirkt ebenfalls bei Geschwüren als Zugsalbe: Dazu braucht man Lehm aus einer Mindesttiefe von 50 Zentimetern oder blauen Ton, der noch nie zuvor mit der Atmosphäre (Luft) in Berührung kam, da diesem Lehm oder Ton die notwendige Elektrizität fehlt. Dieser Lehm oder Ton wird getrocknet und im Schatten gelagert. Für die Salbe wird der Lehm zu Pulver geschabt und gestoßen. Dann wird eine Handvoll Heublumen, wie oben beschrieben, in einem Liter Wasser aufgekocht und das abgeseihte Wasser mit dem zerstoßenen Lehm vermischt, bis es eine streichfähige Salbe ergibt. Diese Salbe wird abgekühlt auf ein Leinentuch gestrichen und auf das Geschwür gelegt. Auch bei Lungenentzündungen wird diese Salbe – sehr kalt – mit einem Tuch aufgelegt, so dass das Fieber genommen wird.

Bei Hautausschlägen, Entzündungen und Wunden verschiedenster Art wirkt die *Ringelblumensalbe* meist sehr schnell: In 1/2 Liter Schweinefilz von den Gedärmen werden zwei Handvoll reine Blütenblätter der Ringelblume 2 bis 3 Minuten lang geröstet, dann abgekühlt und noch einmal aufgewärmt, in einem Leinentuch durchgepresst und abgefüllt.

Hermann Jud hat sich auf Tinkturen spezialisiert und in seiner Speisekammer immer eine große Auswahl davon vorrätig. Offene Wunden heilt eine „*Beinwurztinktur*" (Beinwell, verboten). Die Wurzel des Beinwell wird im Oktober gesammelt, zerkleinert und in mit Wasser verdünntem Spiritus oder in Alkohol (38 Prozent) angesetzt: 150 Gramm Beinwellwurzel in einem Liter Alkohol. Man nimmt von der Tinktur 5 bis 10 Tropfen in Tee oder in einer Suppe. Männer können auch 5 Tropfen mehr nehmen.

Bei Ekzemen und Hautausschlägen, auch offenen Wunden, hat sich *Arnikaschnaps* bewährt: 100 Gramm Arnikablüten werden in einem Liter Schnaps angesetzt. Bei Hautausschlägen hilft das Einreiben mit dieser Tinktur allein nicht, sondern es muss ein *Blutreinigungstee* aus *Schafgarbe* und *Tausendguldenkraut* getrunken werden. Arnikaschnaps kann auch tropfenweise (5 bis 10 Tropfen) eingenommen werden.

Für Leber, Galle, zur Stoffwechselanregung, gegen Schnupfen, Übelkeit und sogar Fußstummelschmerzen hilft ein Ansatz von je 100 Gramm der Wurzeln von *Bibernell* und *Meisterwurz* in 1 1/2 Liter Schnaps. Männer nehmen davon täglich 15 bis 20 Tropfen und Frauen 10 bis 15 Tropfen in den Tee.

Bei Beschwerden an Galle, Blase und Niere, bei schwerem Gemüt und Depressionen hilft *Johanniskrautschnaps,* wovon 5 Tropfen in Tee dreimal täglich getrunken werden. Man sammelt zwei Handvoll geschlossene Blüten des Johanniskrautes – kurz vor dem Aufblühen – und quetscht diese mit einer Flasche. Diese Blüten werden in ca. 1 Liter Schnaps in einem hellen Glas zehn Tage an die Sonne gestellt. Dann wird abgeseiht (Leinentuch), nochmals zwei Hände voll Johanniskraut gequetscht und dem abgeseihten Alkohol beigegeben und wieder zehn Tage an die Sonne gestellt. Dies kann man zwei- bis viermal wiederholen. Schwermütigen Menschen verabreicht man täglich zehn Tropfen über drei Monate hinweg. Nach der Einnahme soll man nicht an die Sonne gehen. Zerquetschte Blüten des Johanniskrautes werden in Olivenöl angesetzt und wie beim Schnaps an die Sonne gestellt. Dieses *Johanniskrautöl,* auf Brandwunden mit Leinen aufgelegt, nimmt den Schmerz. Bei inneren Entzündungen wird das Öl pur oder im Tee zu 12 bis 15 Tropfen getrunken.

Beim Ansatz ist darauf zu achten, dass immer helle Gläser verwendet werden, abgefüllt wird in ein dunkles Glas.

Auf Kalkbasis aufgebaute Gallensteine gehen bei Koliken innerhalb von 36 Stunden ab, wenn man sich auf die rechte Seite legt, die Füße höher als den Kopf lagert und zirka einen Viertelliter *Kürbiskernöl* trinkt. Noch besser soll *Olivenöl* wirken. Eine *Rettichsaftkur* bei Gallensteinen dauert sechs Wochen. Schwarzer Rettich muss entsaftet und davon täglich 400 Gramm vor dem Essen getrunken werden. Nach sechs Wochen gehen die Steine üblicherweise ab. Nierensteine bekämpft man, indem man über ein Jahr täglich Rettich und Bohnen isst.

Gallensteine, die auf Fettbasis aufgebaut sind, werden mit einer Tinktur bekämpft. Man nimmt *Efeublätter* und *Johanniskraut,* die in Wein gekocht werden. Diesen Kräuterwein trinkt man über längere Zeit. Zehn bis 20 Tropfen *Melissengeist* helfen bei Kopfschmerzen und melancholischen Zuständen und wirken auch beruhigend. Man nimmt zwei Handvoll frische Mistelblätter, eine Handvoll Melisse, ein wenig ungespritzte Zitronenschalen, drei bis vier Gramm Muskatnuss und 15 Gramm Rosinen, setzt dies in einem Liter Schnaps an

und stellt alles drei Wochen in einem hellen Glas an die Sonne oder zu Ofenwärme. Bei Herzbeschwerden nehmen Frauen täglich fünf bis zehn Tropfen und Männer 15 bis 20 Tropfen *Baldrianschnaps.* 100 Gramm Baldrianwurzeln werden in 0,75 Liter Schnaps drei Wochen an einen warmen Platz gestellt, nicht an die Sonne.

Wermuttropfen helfen bei Beschwerden der Galle, Leber, Verdauung, des Magens und bei Magenblutungen. Man nimmt 50 Gramm Wermut und 50 Gramm Kalmuswurzeln, die in einem Liter Schnaps angesetzt und drei Wochen an einem warmen Platz abgestellt werden. Von diesen bitteren Tropfen nimmt man täglich fünf bis zehn in Tee oder in einer Suppe.

Wermut und *Kalmus,* in gleichen Mengen und bei denselben Beschwerden wie zuvor beschrieben, in natürlichem Weißwein drei Wochen angesetzt, nimmt man in der Dosierung von einem Esslöffel. Der Wein darf nur wenig Schwefel enthalten und muss nicht unbedingt filtriert sein.

Blutstillende Wirkung wird der *Blutwurztinktur* nachgesagt. Sogar bei Blutern soll diese Tinktur blutstillend wirken. Blutende Stellen nach dem Zähnereißen spült man mit einer halben Schale gekochtem Wasser, in die man ein Stamperl Blutwurztinktur gibt. Man kann diese Tinktur jedoch auch tropfenweise einnehmen. Für den Ansatz in einem Liter Schnaps werden 100 Gramm Wurzeln der Blutwurz benötigt und drei Wochen abgestellt. Die Blutwurz ist eine Pflanze, die den stärksten Gerbsäuregehalt hat. Blutwurz wird auch krebsheilende Wirkung nachgesagt. Bei Magenblutungen oder Magenkrebs trinkt man pro Stunde je einen Schluck lauwarmen Tee, aus der Blutwurz zubereitet.

Einen Teeaufguss mit *Blutwurz, Wallwurz* (verboten) und *Eichenrinde* zu je gleichen Teilen trinkt man gegen Durchfall. Die Eichenrinde muss zuvor einige Stunden in Wasser ausgelaugt und aufgekocht werden, mit diesem heißen Wasser wird der Aufguss mit Blutwurz und Wallwurz gemacht.

Wickel mit einer verdünnten *Wallwurztinktur* (verboten) oder Einreibungen mindern die Schmerzen nach Knochenbrüchen. Die frische Wallwurz wird ausgegraben, gereinigt und der Länge nach aufgeschnitten. 200 Gramm dieser frischen Wurzel setzt man in einem Liter Schnaps bei einer Temperatur von zirka 30 Grad drei Wochen an. Diese Wallwurztinktur kann man auch tropfenweise einnehmen.

Storchschnabelkraut (Blüte und Kraut), das mit einer Flasche gequetscht wurde – sehr radiumhältig –, wird auf Geschwülste und bei Zahnschmerzen aufgelegt. Bei Halsschmerzen wird der Storchschnabel mit einem Tuch um den Hals gebunden.

Gegen Rheuma, Gicht und Ischias hilft ein mit Storchschnabel (Blüte mit Kraut) gefülltes Kissen, auf dem man schläft.

Bei Magenleiden wird die *Kalmuswurzel* fünf bis sechs Stunden im Wasser kalt angesetzt, dann aufgewärmt und unabgeseiht getrunken.

Herzbeschwerden behandelt man mit einem Aufguss aus *Pfefferminze* und *Melissenblättern,* dem dann *Kalmuswurzeln* 20 Minuten zum Ziehen beigemengt werden. Getrunken werden davon täglich zwei bis drei Tassen. Dieser Tee soll auch den Blutdruck senken.

400 Gramm *Bärlappsporen* (Lycopodium), auch „Hexenmehl" genannt, werden in einem Liter Schnaps angesetzt. Von dieser Tinktur nimmt man zur Nierenreinigung und bei Blasenleiden sechs bis zehn Tropfen mit Tee. Unfruchtbaren Kühen gibt man zwölf Tage vor Brunftbeginn täglich 20 bis 25 Tropfen auf ein Stück Brot getropft.

Gegen Abortus und Regelstörungen schützt ein Tee mit *Frauenmantel* und *Schafgarbe.*

Zu hoher oder zu niedriger Blutdruck wird mit einem *Misteltee* geregelt. Man sammelt im Jänner das ganze Kraut, setzt es zwölf Stunden in Wasser an und wärmt es vor dem Trinken. Täglich sollen zwei bis drei Tassen getrunken werden.

Bei Ohrenschmerzen wird *Olivenöl* mit *Hauswurzsaft* zu gleichen Teilen vermischt und mehrmals am Tag in das schmerzende Ohr eingetropft.

Leberschmerzen und Nierensteine können mit einem Teeaufguss aus *Birkenblättern* behandelt werden. Die Birkenblätter sammelt man frisch im Frühjahr.

Bei Augenschmerzen wird die *Kalmuswurzel* ausgepresst und mit diesem Saft das Augenlid eingerieben (Vorsicht!).

Grauen Star behandelt man mit der gelblichen Milch des *Schöllkrautes.* Diese Milch muss drei Wochen lang täglich auf die Augenlider aufgetragen werden. Auch Warzen, auf die man diese Milch gibt, vergehen (Vorsicht!).

Als Haarwuchsmittel haben sich gekochte *Brennnesseln* und *Kletterwurzeln* bewährt. Mit diesem Sud wäscht man sich den Kopf. Schwarzhaarige können diesem Sud *Nussblätter* beimengen, damit die Haare glänzen. Blonde mischen *Buchsbaumblätter* dazu.

Kopfläuse vertreibt man bei Mensch und Tier mit *Bärlapp.* Das Kraut wird leicht überbrüht, und mit diesem Wasser wird der Kopf gewaschen.

Bärlappsporen streut man auch auf offene Wunden.

Verstauchungen reibt man mit *Ringelblumensalbe* ein und gibt darüber ein Leinentücherl, das in *Schwedenbitter* getränkt wurde.

Hermann Jud empfiehlt folgende Tees:

Bei Heiserkeit kocht man einen Tee aus *Apfelschalen.* Ein Tee aus *Quittenkernen* wirkt wassertreibend.

Blutreinigend ist *Wegtritt* (Stengel, Blätter mit Blüte), auch „Vogelknöterich" genannt.

Bei Hysterie oder Melancholie hilft *Melisse* mit *Pfefferminze.*

Stoffwechselfördernd soll *Johanniskraut* sein.

Bei Leukämie trinkt man *Schafgarbe.*
Holunderblüten helfen bei Grippe.

Rezept für Tiere

Ist das Vieh blutarm und leidet es an Eisenmangel, so gibt man *Brennnesseln* zum Futter.

Rezepte für Pflanzen

Die Vielseitigkeit und das Wissen um die heilenden Kräfte der Natur scheinen bei Hermann Jud fast keine Grenzen zu kennen. So experimentiert er auch in seinem Garten und versucht, ohne die herkömmlichen giftigen Spritzmittel gegen Schorf, Mehltau und Blattläuse vorzugehen. Die Obstbäume spritzt er zweimal jährlich mit einem selbst zubereiteten Ansatz. Dazu werden Brennnesseln in Wasser angesetzt und Zinnkraut (stark kieselsäurehältig) und Rainfarn gekocht. Anschließend vermischt er das *Brennnessel-* und *Zinnkraut-/Rainfarnwasser,* seiht es ab und spritzt damit die Bäume. Rosen werden nur mit einem *Brennnesselansatz* gespritzt.

Maria Karner

Prominenteste Kräutersammlerin im Vulkanland

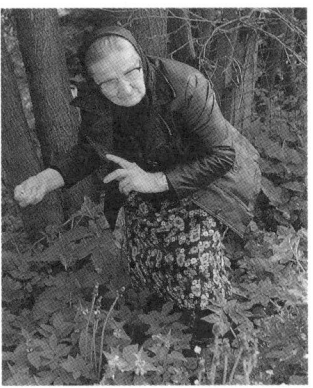

Maria Karner ist im Raum Feldbach in den fünfziger und sechziger Jahren jedem dort Wohnenden einmal beim Sammeln ihrer Heilkräuter begegnet. Ob im Wald, an den Wegrändern, auf Wiesen oder entlang der Raab, über 30 Jahre lang durchstreifte sie, meist eine Zigarette im Mundwinkel, das Hügelland und Raabtal. Ihre Sammelzüge führten sie bis Mühldorf, Hatzendorf, Lödersdorf, Kornberg und Gniebing. Maria Karner sammelte Unmengen und lieferte ihre Kräuter einer Sammelstelle in Sinabelkirchen. Nur wenig behielt sie für sich selbst zur Teebereitung.

Geboren wurde Maria Karner 1905 in Hohenbrugg, ihr Mädchenname war Kornhäusl. Sie kam 1938 nach Feldbach, heiratete dort und zog sechs Kinder groß. Zum Kräutersammeln kam sie über ein Zeitungsinserat.

Maria Karner sammelte eine Vielzahl von *Kräutern* und *Früchten.* Ihre Aufzeichnungen beinhalten: Linde, Kamille, Schafgarbe, Johanniskraut, Taubnessel, Primelblüten mit und ohne Kraut, Ehrenpreis,

Tausendguldenkraut (Zentauer, Centaurea), Holler (Holunder), Bibernell, Löwenzahn, Löwenwurzel, Huflattich, Kleeblüten, Hollerbeer, Kamille, Augentrost, Ribisel, Immergrün, Rotklee, Krenblätter, Sonnenrosenblüten und -blätter, Eicheln, Weißklee, Spitzwegerich (gespitzter Wegerich), Kastanien und Kürbiskerne.

Zuletzt verwendete Maria Karner die Heilkräuter nur für sich selbst. Sie lagerte sie in Papiersäcken und in Schachteln in ihrer Wohnung.

Mittlerweile ist Maria Karner verstorben. Sie wusste Rezepte nur für den Menschen. Bei Bronchialkatarrh oder Katarrh sowie bei Frauenleiden wendete sie eine *Taubnesselkur* an. Die Blüten der Roten und der Weißen Taubnessel oder die ganze blühende Pflanze werden getrocknet und ein Teeaufguss zubereitet. Diesen Tee trinkt man über mehrere Tage mehrmals am Tag.

Gegen innere Blutungen presst man junge, kleine *Mistelzweige* mit den Blättern aus und nimmt den Saft in kleinen Mengen teelöffelweise ein.

Ein Teeaufguss aus getrockneten Mistelzweigen mit Blättern wirkt ebenfalls bei inneren Blutungen.

Ein Tee von den getrockneten *„Hollerbeeren"* (Holunder) senkt das Fieber.

Das ganze blühende Kraut der *Taubnessel* wird bei Blasenleiden als Teeaufguss getrunken.

„Schlechendorn", wie der Schlehdorn (Prunus spinosa) von Maria Karner bezeichnet wurde, verwendete sie zur Appetitanregung und Herzstärkung. Gesammelt werden die reifen Früchte im Spätherbst, mit denen sie Tee kochte. Vom Schlehdorn sagt man, „wenn er blüht, bleibt das Wetter kalt".

Zur Behandlung von Augenleiden wird der *Augentrost* gesammelt. Das Kraut wird im Wasser aufgekocht, das man dann leicht abkühlen lässt. Mit dem warmen Wasser werden die leidenden Augen mehrmals ausgewaschen.

Ein Tee aus *Orangen-* oder *Zitronenschalen* wirkt gegen Husten.

Für Kleinkinder sind *Kümmelbäder* besonders angenehm. Der Kümmel wird zur Samenreife im Juli/August gesammelt.

Bei Venenentzündungen legt man Huflattichblätter (heute verboten) auf. Die *Huflattichblätter* werden angefeuchtet und mit der grünen Seite auf die schmerzenden Venen gelegt.

Gegen Fußleiden wirkt ein *„Hollerschwammbad"*. Der Holunderschwamm wächst auf alten Holunderstämmen und hat ein ohrmuschelartiges Aussehen. Diesen Schwamm muss man abkochen und in diesem Wasser die Füße baden.

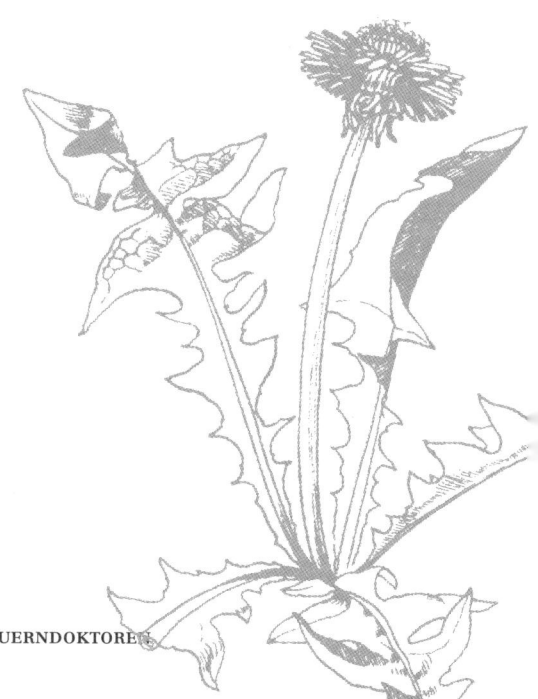

Die drei Kirbisser

Rezepte stehen sogar auf Dachbalken

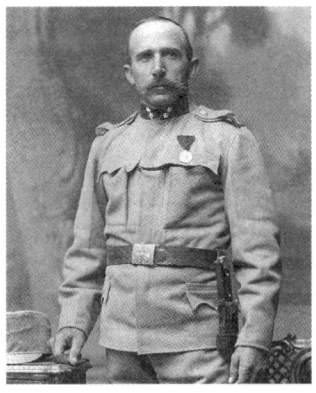

Johann Kirbisser I.

Der Firmpate des bekanntesten „Viehdoktors" der Südoststeiermark, Josef Edelsbrunner, war Johann Kirbisser (I.) aus Trautmannsdorf. Er wurde 1872 geboren und starb 1958. Nachdem er geheiratet hatte, kam er ins Haus vulgo „Eicherzeilschneider", dorthin, wo das Ried „Eicherzeil" heißt. Er war als „Viehdoktor" und Geburtshelfer bekannt. Seine Rezepte sind über seinen Sohn erhalten geblieben, der jedoch auch schon verstorben ist.

Sein Sohn Johann Kirbisser II. (1899–1975) wurde ebenfalls als „Viehdoktor", besonders in der Geburtenhilfe, bekannt. Er war mit Edelsbrunner gut befreundet und übernahm von ihm auch eine Vielzahl von Rezepten. Kirbisser war eine außergewöhnliche Erscheinung, der alles ihn und seinen Hof Betreffende aufschrieb. Seine Notizen machte er sogar auf Dachbalken, Türen, Toren und Holztürln. Doch er führte auch Tagebücher, die zum Teil noch erhalten sind. In diese Heftchen schrieb er Rezepte für Hausmittel für Mensch und Tier. Auch seine Frau Johanna (geb. 1905) verwendete Hausmittel und konnte sich noch an einige Rezepte ihres Mannes, die nicht schriftlich vorliegen, erinnern.

Rezepte für Menschen

Bei Durchfall nimmt man *Wermut*.

Essigsaure Tonerde legt man auf schmerzhafte Verrenkungen.

Rinderschmalz ist gut gegen Rauhen im Gesicht.

Lilienöl streicht man auf Brandwunden, auch Eiklar und Sauerkraut mindern den Schmerz (Vorsicht!).

Gegen Magenschmerzen setzt man eine Tinktur an: Man nimmt 1/2 Liter Schnaps und gibt 1/2 Esslöffel *Kümmel, Zentauer* (Tausendguldenkraut), *Kalmuswurzel, Kamillen* und 1/2 grüne *Nussschale* hinein.

Bei Verbrennungen und Verbrühungen hilft *Waschseife* (Vorsicht!). Diese wird mit dem Messer geschabt, auf die verbrannte Stelle gelegt und mit einem leinernen Tuch bedeckt. Die Seife erwirkt rasch Erleichterung, und baldige Heilung erfolgt.

Bei Kopfschmerzen füllt man das Kopfkissen, auf dem man schläft, mit feingeschnittenem *Haferstroh*.

Brandwunden übergießt man mit *Eiklar*, und nachdem es auf der Wunde steif wurde, übergießt man diese wieder.

Bei Verrenkungen legt man gedünstete *Heublumen* mit *Rainfel* (Rainfarn) und *Essig* auf.

Bei Magenleiden kocht man einen *Wermuttee* mit Honig, ein wenig Rum oder etwas Wein.

Empfohlene Hausapotheke von Johann Kirbisser II. im Jahre 1930:

1. Zum Gurgeln bei *Halskrankheiten:* Alaun, übermangansaures Kali, Glyzerin, Salbeitee, Zitronensaft, der auch gut gegen Fieber wirkt.

2. Gegen *Husten:* Lindenblüten, Anis, Honig, Latschenkiefer oder Eukalyptusöl.
3. Für *Verwundungen:* Arnikatinktur, essigsaure Tonerde, Jodoform, Verbandstoff, Verbandwatte, Kollodium für Schnittwunden.
4. Für *Verbrennungen:* Vaseline.
5. Gegen *Durchfall:* Tinktura aromatika, Choleratropfen, Baldrian, Eichenrinde.
6. Gegen *Verstopfungen* oder *Blähungen:* Rhabarbertinktur, Kamillentee, Brustpulver (Zusammensetzung konnte nicht mehr eruiert werden), Rizinusöl, Pfefferminztee.
7. Gegen *Magenschmerzen* und *Appetitlosigkeit:* Magen- und Verdauungssalz, doppeltkohlensaures Natron, Ingwer, zusammengesetzte Chinatinktur, Wacholdersaft.
8. Gegen *Schlaflosigkeit:* Ätherische Baldriantropfen.
9. Gegen *Ohnmachten* und *Kopfschmerzen:* Hoffmann'sche Tropfen, Salmiakgeist.
10. Gegen *rheumatische Schmerzen:* Kampferspiritus.
11. Gegen *Zahnschmerzen:* Jodtinktur zum Einpinseln oder Nelkenöl und Watte. (Aus dem Sonntagsboten 14. 12. 1930)

Aus den schriftlichen Aufzeichnungen zwischen 1926 und 1938 von Johann Kirbisser wurden folgende Hausmittel entnommen:

Rotlaufsalbe, Zugsalbe bei eitrigen Wunden und Abszessen: Man nimmt 1/4 kg Rindsschmalz, weiße Lilienblüten, Salbei, Honig, Bienenwachs, Absang, Pech, Kampfer und Salz und röstet dies. Dann wird abgeseiht und kaltgestellt. Am besten lagert man diese Salbe in Steingutgefäßen, die man mit Papier zubindet.

Kolikgeist ist gut für Mensch und Tier: Man setzt in 1/2 Liter Schnaps 6 Körner Wacholderbeeren, 1/2 Löffel Kümmel, 1/2 grüne Nuss, Tausendguldenkraut und Kalmuswurzel an.

Nach einem *Kreuzotterbiss* bindet man die Wunde ab und brennt die Bissstelle mit einem glühenden Eisen aus. Auch soll der Gebissene viel Alkohol, wie Schnaps und Wein, trinken.

Auf *Bienenstiche* gibt man Salmiakgeist, Honig oder Zwiebelsaft, auf *Wespen-* und *Hornissenstiche* Essig oder essigsaure Tonerde, und bei Stichen in den Mund und Hals muss man „rohes" Salz kaffeelöffelweise schlucken.

Etwas erblich „belastet", doch ohne das Wissen seiner beiden gleichnamigen Vorfahren, ist Johann Kirbisser III., der derzeit in Trautmannsdorf lebt. Er ist ein begabter Musiker und Mitglied einiger Musikkapellen. Gegen Halsweh empfiehlt er: Man nimmt einen *Schwarzen Rettich* und schneidet ihn im oberen Drittel quer durch. Dann höhlt man den Rettich teilweise aus. Dieser Hohlraum wird mit Honig gefüllt und so einige Tage ans Fenster gestellt. In dieser Zeit zieht der Honig Säfte aus dem Rettich und wird dann löffelweise eingenommen. Der abgeschnittene obere Rettichteil dient als Deckel.

Bei Husten wirkt eine *Rettichfüllung mit Kandiszucker* (Brustzucker) besonders mildernd.

REZEPTE FÜR TIERE

Die Maul- und Klauenseuche (Aufzeichnungen von Johann Kirbisser II. am 11. 12. 1926) wurde auf folgende Weise behandelt:

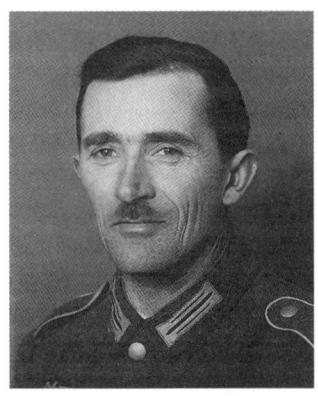

*Johann
Kirbisser II.*

Die Tiere werden von zwei Personen mit Kopf und Hals beginnend über Körper, Rücken, Bauch und Hinterteil ganz und gleichzeitig von beiden Seiten mit sehr kaltem Wasser tüchtig gewaschen. Hiezu gehören vorbereitet: 2 Schaffel mit Wasser, 2 Wurzelbürsten und ein nasses und ein trockenes Tuch zum nachherigen Einhüllen und Zudecken des gewaschenen, kranken Rindes. In etwa zehn Minuten ist ein Tier gewaschen, dann kommt das nächste. Die Waschung nimmt man so nach dem Grade der Krankheit täglich zwei- bis dreimal vor. Ein Tier wird also gleichzeitig von der einen Magd rechts, von der anderen links gewaschen. Zur innerlichen Behandlung gibt man jedem Rind einen Löffel voll „Foenum graecum" (Bockshornkleesamenmehl), in Trinkwasser aufgelöst. Ein Löffel auf 12 Liter Wasser. Die gewaschenen und eingepackten Tiere dampfen dann noch zwei bis vier Stunden, so dass der Stall von Gerüchen aller Art wie nach brennender Kohle riecht. Das Foenum graecum wirkt auch auflösend und kühlend. Oft fressen danach die Tiere schon am zweiten Tag. Jene, welche noch nicht gesünder wurden, werden weiter so behandelt. Die Kur dauert 8 Tage, nach 14 Tagen ist die Krankheit beseitigt. Der Stall muss nachher gründlich gerei-

nigt und desinfiziert werden. Als Futter gibt man den Tieren Grummet, mit siedendem Wasser angebrüht. Ins Getränk gibt man Kleie oder minderes Mehl.

Pfarrer Kneipp ließ die kranken Tiere, selbst die Saugkälber, dreimal je eine halbe Minute lang ins Wasser tauchen, dann auf trockenes Streu legen. Reinlichkeit ist die Hauptsache.

Bei Blähungen bekam das Rind eine Kugel aus *Hafermehl,* in der verschiedene Kräuter enthalten waren. Welche genau, weiß man heute nicht mehr. Auch wurde bei Blähungen ein Jutesack in heißes Wasser getaucht, ausgedrückt und damit die Kuh in der Magengegend fest abgerieben. Zu trinken bekam sie *Nussschnaps* (siehe Hebenstreit).

Mit *Pechöl* verschmierte man offene Wunden sowohl beim Menschen als auch bei den Tieren. Die Pechölträger kommen noch heute nach Trautmannsdorf. Vor Jahrzehnten meldeten sie sich mit dem Ruf: „Die Pechölträger sind da!" In ihrer Kraxe hatten sie Pechöl und Terpentinöl. Auf geschwollene Euter wird eine *Liebstöckelsalbe* geschmiert. Man nimmt Liebstöckelkraut oder -wurzeln, röstet es in Schmalz, und nachdem die Salbe abgekühlt ist, wird das Euter eingerieben.

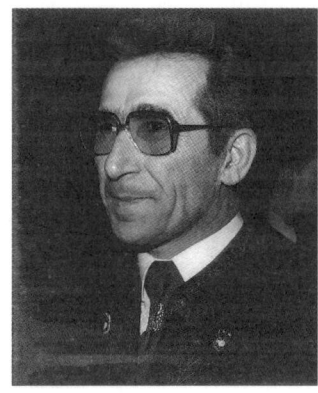

*Johann
Kirbisser III.*

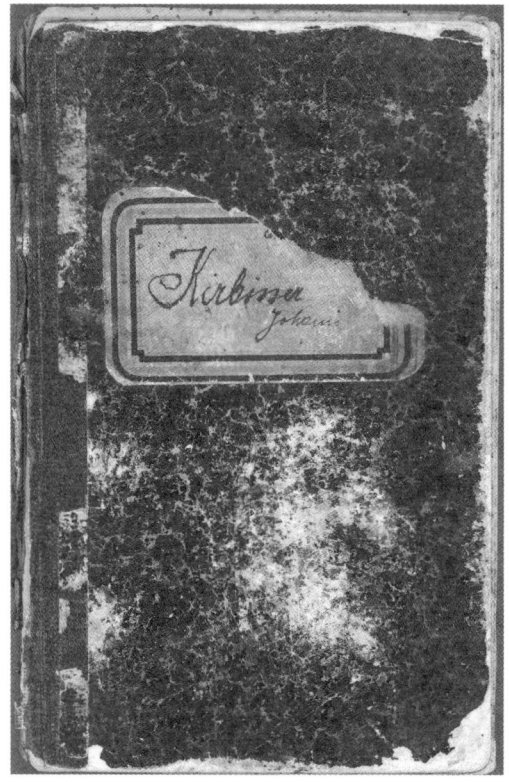

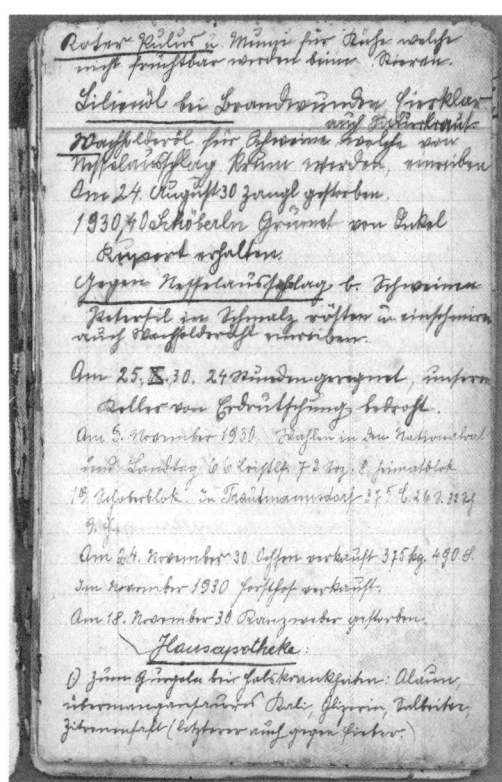

Einer kranken Kalbin, die hustet, gibt man Tee mit *Lustock* (Liebstöckel), *Ureben* (Gundelrebe) und *wildem Salbei.*

Nabeldicken (geschwollener Nabel) bei Rindern verlangt eine *Nabelsalbe:* Man nimmt Saunigelkraut und röstet es in Schmalz. Die kalte, abgeseihte Salbe wird auf den Nabel geschmiert. Auf den Rücken (das Kreuz) streicht man *Hasenfett.*

Hat ein Rind juckende Stellen, so röstet man in Schmalz *Eibisch* und *Saupappel* (Käsepappel) und schmiert die juckenden Stellen mit dieser Salbe ein.

Rauhen bei Rindern: Man röstet in Rindsschmalz *Eibisch, Saupappel* (Käsepappel), *Salbei* und *Feuerrosen* (Ringelblumen).

Geschwollene Euter der Kuh werden mit einer Salbe, für die man *Saunigelkraut,* *Eibisch, Lorbeer(kern)* in Rindsschmalz röstet, eingeschmiert.

Auf „Euterg'schwer" (Eutergeschwulst) schmiert man eine *Lorbeersalbe* oder *Feuerrosenschmalz* (Ringelblume).

Kälberkühen gibt man einen Tee aus *Rübenschalen, Efeu, Brombeerblättern* und *Ruckerln* (Gänseblümchen, Bellis perennis).

Haben Rinder Wasserbeschwerden, kocht man aus *Steinklee* und Zinnheu *(Acker-Zinnkraut)* einen Tee.

Wasserbeschwerden bei Kühen hilft man auch mit einem Tee aus *Petersilie, Hespeln, Kümmel* und *Kamille* ab.

Haben Rinder Blähungen, gibt man ihnen *Kamillentee* und reibt sie recht warm. Auf das Kreuz (Rücken) wird *warmer Hafer* gelegt.

Bei Kälberdurchfall gibt man dem *Kamillentee* Schnaps und Zucker bei.

Im Fall von Wasserbeschwerden bei Kühen hilft *Petersilie*.

Gegen Würmer bei Kühen kocht man *Knoblauch* in *Milch*.

Verstellungen bei Rindern: Man nimmt zu gleichen Teilen *Kümmel, Kamillen* und *Knoblauch* (Knofl), kocht die Kräuter und schüttet die Mixtur ein.

Gliederverrenkungen beim Rind: *Gedünstete Heublumen, Rainfel* (Rainfarn) und *Schnaps*.

Glaubersalz ist gut gegen Hitze (Fieber) bei Kühen.

Haben Kälberkühe innere Blutungen, so vertreibt man diese mit *kalten Umschlägen*.

Ein Eutergeschwür bei den Kalbinnen muss man mit *Heublumen* eindämpfen.

Geschwülste und wildes Fleisch werden mit aufgelöstem *Alaun* behandelt.

Ist die Kuh krump (lahm, hinkend), so legt man *Essig* mit *Wasser* vermischt auf.

Ein Treibmittel bei Kälberkühen ist *Leinsamen* oder ein Tee aus *Brombeerlaub, Eichenblättern, Ureben* (Gundelrebe) und *Ruckerln*.

Nesselausschlag beim Schwein behandelt man auf unterschiedliche Weise: *Petersilie* in Schmalz rösten und mit dieser Salbe oder mit *Wacholderöl* einreiben. Nach einem Rezept von „Viehdoktor" Edelsbrunner (vom 20. 10. 1938) formt man eine Tablette (Kugel) aus *Zucker* und *Mehlteig* und schiebt sie dem Schwein ins Maul. Dann wird das Tier mit *heißem Öl* eingeschmiert und warmgehalten.

Schweine, die vom Nesselausschlag hinkend werden, reibt man mit *Wacholderöl* ein.

Einer „Muttersau", die ihre Ferkel fressen will, gibt man eine *Eierspeise mit Schnaps*.

Hat das Schwein einen schlechten (verstimmten) Magen, so gibt man dem Tier *Schnaps*.

Krätzen beim Schwein werden mit einem Gemisch aus *Schweineschmalz* und *Benzin* eingerieben.

THERESIA KITRITSCH

KNOBLAUCHZEHEN KOMMEN IN DIE NASE

Zum Rezeptschatz von Theresia Kitritsch in Unterspitz gehören die unterschiedlichsten Heilpflanzen:

Gegen Kreislaufbeschwerden soll man die *Rosskastanie* aufschneiden, aushöhlen und diese Masse beim Brotbacken untermengen.

Zwiebeln essen hilft bei Durchfall und Verstopfung.

Bei Schnupfen soll man *Knoblauchzehen* mit Watte umhüllen, in die Nase stecken und beim Ofen sitzen bleiben.

Bärlauchblätter werden in Schnaps angesetzt und wirken bei Arterienverkalkung.

Junge Erlenblätter legt man auf Furunkel.

Frisch geriebener *Kren mit Honig* vermischt wirkt gegen Verkühlung.

Wermuttee trinkt man gegen Eingeweidewürmer und Appetitlosigkeit.

Haferstrohbäder wirken beruhigend.

In Spalten geschnittene *Quitten* werden getrocknet und als Tee bei Halsweh getrunken.

Wurmfarn steckt man sich gegen Blasen an den Füßen in die Wanderschuhe.

Johannisöl sollte man immer im Haus haben: Das *Johanniskraut* in Olivenöl drei bis sechs Wochen ansetzen, in die Sonne stellen, bis das Öl dunkelrot wird. Ein Teelöffel davon wirkt bei Kindern als Schlafmittel; äußerlich als Einreibung gegen Ischias, als Schönheitsmittel und bei Sonnenbrand und Verbrennungen. Niemals damit in die Sonne gehen!

Frische Äpfel sind gut für eine reine Stimme, und geschabte Äpfel isst man gegen Durchfall.

Ein *Käsepappelbad* ist gut für die Verheilung von Wunden.

Zitronenmelisse wirkt beruhigend.

Zehn Stämmchen *Petersilie* werden in einem Liter Naturwein (weiß) aufgekocht und einige Löffel Honig beigegeben. Dieser Wein wirkt nervenstärkend.

Tee der *Kreuzblume* ist milchbildend.

Ein Fußbad vom *Vogelknöterich* hilft bei geschwollenen Füßen.

Schlehdornfrüchte steigern die Abwehrkräfte.

Bei Blähhals soll man *Eichenrinde* über Nacht in Wasser einweichen und dann 20 Minuten lang kochen. Als Umschläge anwenden.

Rosmarinbäder kennt man als altes Mittel zur Abtreibung.

Der Tee der *Ebereschefrüchte* ist gut für Herz und Kreislauf.

Gelber Beinwell ist nervenberuhigend.

Huflattichblüten kocht man zu gleichen Teilen mit Wasser und Zucker auf und lässt sie eine halbe Stunde ziehen. Das Gemisch wird gegen Verschleimung getrunken.

Tee der *Königskerze* hilft bei seelischer Verstimmung.

JOSEFA KLAMPFER

HÄUFIG ROHES SAUERKRAUT

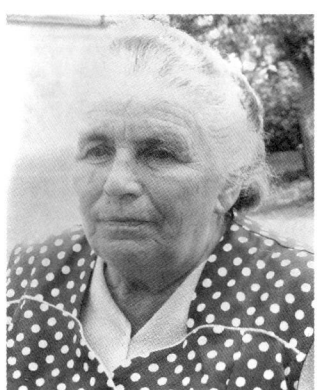

Josefa Klampfer wurde 1909 als Josefa Flor in Stainz bei Straden geboren und lebte später in Straden. In ihrer Familie spielten Hausarzneien immer eine wichtige Rolle. „Einen Arzt konnten wir uns nicht leisten, ich arbeitete ja bei den Bauern."

Bei Verkühlungen wendete sie eine *Kräutermischung* zu gleicher Menge aus Thymian, Hollerblüten, Salbei und ein wenig Lindenblüten für einen Teeaufguss an.

Zur Vorbeugung gegen Grippe soll *rohes Sauerkraut* gut sein.

Bei Husten wirkt ein *Spitzwegerichsaft* mildernd: Spitzwegerich wird ausgedrückt, mit Zucker vermengt und löffelweise eingenommen.

Bei einer Gehirnerschütterung knetet man festen *Lehm* mit *Essig* ab und streicht eine Schicht auf ein Tuch, das man sich dann um den Kopf wickelt. Dieser Wickel muss mehrmals aufgelegt werden.

Auf Furunkel und Abszesse legt man warmen *Topfen*. Dieser zieht den Eiter aus.

Johann Kleinschuster und Manfred Schiffer

Nasenringeinzieher und Klauenpfleger

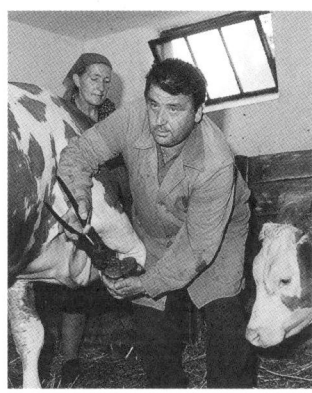

Manfred Schiffer bei der Klauenpflege.

Zu den Arbeiten, die nur mehr wenige Personen beherrschen, muss man das Nasenringeinziehen bei Stieren und das Klauenschneiden zählen. In den Bezirken Feldbach, Weiz und Radkersburg war Johann Kleinschuster aus Johnsdorf als Nasenringeinzieher aktiv.

Johann Kleinschuster war bei der Landeskammer für Land- und Forstwirtschaft, Tierzuchtleitung Oststeiermark, beschäftigt. Seit 1958 war er auch als Nasenringeinzieher bei Stieren, die zur Zuchtviehversteigerung kamen, tätig.

Der Nasenring wird vor allem für die Führung des Stieres benötigt. Störrische Stiere sind nur mit Hilfe dieses Ringes zu bewegen oder ruhig zu halten. Vereinzelt kam es auch schon vor, dass ein Stier derartig erregt war und sich trotz der Schmerzen, die durch den Zug an der Nase entstanden, nicht führen ließ. Jährlich wurden von Johann Kleinschuster rund 250 Stiere beringt. Das ist eine Arbeit, die mit wenigen geübten Griffen für den Stier fast schmerzlos verläuft. Der Nirosta-Stahlring wird mit einer speziellen Nasenringzange in die beiden Nasenlöcher des Stieres eingeführt. Genau an jener Stelle, wo die Nasenscheidewand am dünnsten ist, drückt man die Zange fest, und der schneidig zugespitzte Stahlring durchbohrt die Nasenscheidewand, wo er mit einem Stahlstift fixiert wird. Wird der Ring genau an der richtigen Stelle eingezogen, so blutet das Tier auch nicht. Selbstverständlich ist die Arbeit für den Stier mit einer größeren Erregung verbunden.

Die „Kloapflege" (Klauenpflege) und das „Hied'nschneiden" (Gehörn) ist ein Randgebiet in der Volksmedizin. Sie werden leicht als Nebensächlichkeit abgestempelt, sind aber für die Rinder wichtige Maßnahmen.

In beinah allen Orten gibt es Männer, die diese Arbeit machen, wie Manfred Schiffer in Feldbach, der seine Ausbildung von seinem Vater, der ein großes Gebiet betreute, erhielt. Manfred erlernte den Beruf des Huf- und Wagenschmiedes, seit 1968 ist er auch als Klauenpfleger tätig (siehe oben). Der Klauenpfleger putzt die Klaue, schneidet und zwickt die zu langen Stellen ab. Vollgewachsene Stellen werden geputzt,

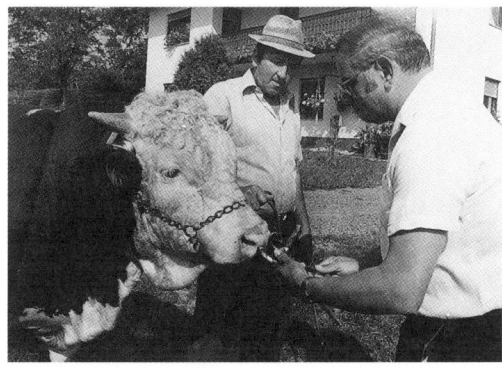

Johann Kleinschuster beim Nasenringeinziehen.

die Ballen entfernt und nachgefeilt. Die zu langen Vorderklauen werden abgezwickt. Schlecht gepflegte Klauen können die Milchleistung vermindern. Ist eine Klaue gesprengt, so wird sie bis zum Fleisch hin abgeschnitten.

Oftmals tritt sich das Rind einen Fremdkörper in die Klaue ein, und es bildet sich ein Eiterherd. Schiffer öffnet die Verletzungsstelle und entfernt den Fremdkörper, der ein Nagel, Draht oder Stein sein kann. Meist muss ein größerer Eiterherd gereinigt werden. In die geöffnete Wundstelle kommt ein terpentinölgetränkter Wattebausch. Vereinzelt wird die Watte in Schnaps oder Pechöl getränkt. Der gesamte Wundbereich wird dann mit Schnaps übergossen.

Steht das Rind über längere Zeit im Wasser, so wird es zwischen der Klaue „frod". In diesem Fall zieht Schiffer ein trockenes Tuch durch die Klaue und reinigt sie. Dann wird sie dreimal täglich mit Terpentinöl überschüttet. Vor einigen Jahren noch wurde die „frode" Klaue am Morgen mit Urin aus dem Nachttopf überschüttet. Vereinzelt wurde auch direkt auf die Klaue uriniert.

Unruhigen Rindern wird ein Baumstamm vor den Hinterbeinen unter dem Bauch durchgeschoben und dann das Rind vor der Klauenpflege gehoben. Eine radikale Art, den Rinderfuß zum Stillstand zu bringen, ist das „Knebeln". Ein Strick wird um das zu behandelnde Bein des Rindes geschlungen und so lange zusammengedreht, bis der Fuß bewegungsunfähig wird. Dann beginnt für den Klauenpfleger die Arbeit. Manfred Schiffer lehnt diese Behandlungsmethoden jedoch ab.

Die Klauenpflege sollte im Frühjahr und im Herbst erfolgen, dann könnte es nicht vorkommen, dass bei Rindern bis zu zwanzig Zentimeter abgeschnitten wer-

den müssen. Vereinzelt gehören auch die Klauen bei einer Geiß oder bei Mutterschweinen gepflegt. An Werkzeug werden die Klauenzange, Reißmesser, Hufmesser und Hufraspel benötigt.

In das Gesicht wachsende Hörner werden mit der Eisensäge abgeschnitten und vorne mit einer Feile zugefeilt, damit keine scharfen Kanten bleiben.

JOSEF KLEINSCHUSTER
DIE WUNDSALBE EINER ZIGEUNERIN

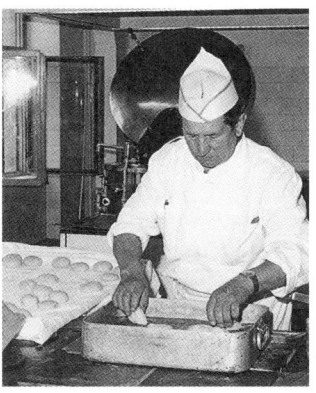

Mit Hausmitteln hat Josef Kleinschuster aus Lödersdorf nur wenig zu tun. Trotzdem spielen einige Kräuter im täglichen Leben eine wichtige Rolle. Josef Kleinschuster wurde 1915 am Kollerberg bei Schützing geboren und lebte bis 1936 in der Landwirtschaft. Nach dem Zweiten Weltkrieg arbeitete er am Steinbruch Mühldorf und in der Kaserne Feldbach als Koch.

Eine offene eitrige Wunde heilte Kleinschuster, nachdem zuvor kein Arzneimittel geholfen hatte, mit einer Salbe, die ihm eine Zigeunerin um 1950 verraten hatte. Man braucht dazu ein 1 Jahr altes Schmer (Bauchfett der Schweine), zwei Kienspäne,

Haferkörner und 8 Salbeiblätter. Die beiden Kienspäne werden 1 Zentimeter hoch mit altem Schmer bedeckt und in das Fett Haferkerne gesteckt (bespickt). Darauf kommen je 3 bis 4 Salbeiblätter. Jetzt bindet man beide Kienspäne mit den belegten Seiten aneinander und zündet sie in der Hand haltend an. Was nun zu Boden rinnt, wird in einem Glas aufgefangen, und das ist die *Wundsalbe.*

Die eitrige Wunde wird mit dieser Salbe nur am Wundrand, nicht die Wunde selbst bestrichen; danach wird die ganze Wunde mit einem Leinentuch abgedeckt.

Hagebuttentee trinkt man täglich für das körperliche Wohlbefinden.

Gegen Gelbsucht trinkt man regelmäßig *Pfefferminztee.*

Sofie Konrad

Heilkräuter aus dem Hausgarten

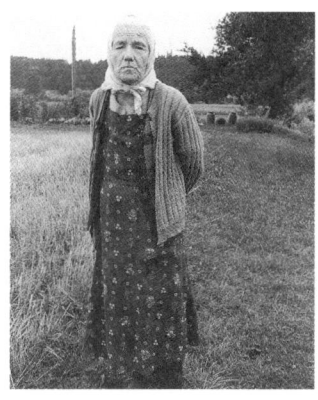

Sofie Konrad wurde am Heiligen Abend 1908 in Paldau geboren. Sie kam 1921 nach Unterweißenbach und arbeitete immer in der Landwirtschaft. Neben ihrem über Jahrzehnte erworbenen Wissen über Heilkräuter verwendete sie auch ein neueres Kräu-

terbuch. Sie vertraute auf Tees und Salben. Als *Teemischung* für den täglichen Gebrauch riet Sofie Konrad: Zihei, das ist Zinnkraut (Equisetum arvense), Ringelblumenblüten, im Volksmund Feuerreserl, Schafgarbe, Melisse und Minzenkraut (Mentha longifolia).

Älteren Leuten, die das Wasser nur schwer verhalten können, soll ein *Maisbarttee* helfen. Der Maisbart, im Volksmund Woazboart, wird gepflückt, getrocknet und daraus ein Teeaufguss bereitet.

Zur Senkung von hohem Blutdruck hilft *Mistelblättertee.*

Baldrianwurzeltee wird gegen Schlaflosigkeit getrunken.

Gegen Wassersucht soll *Zihei-Tee* (Zinnkraut) gut sein.

Auf eitrige Wunden wird die *Ringelblumensalbe* geschmiert: In 1/8 l Fett wird eine Handvoll Ringelblüten wenige Minuten geröstet und danach kaltgestellt. Am nächsten Tag noch einmal aufrösten lassen und warm abseihen. Die fertige Salbe in Gläser füllen.

Bei gefrorenen Füßen verwendete Frau Konrad eine Salbe von den kleinen weißen Früchten der *Mistel.* Die frischgepflückten Mistelfrüchte werden im heißen Fett geröstet, kaltgestellt und am nächsten Tag wieder kurz geröstet, dann abgeseiht und abgefüllt. Bei gefrorenen Füßen auf die gefrorenen Stellen auftragen.

Bei Zuckerkrankheit wird *Knoblauchschnaps* in kleinen Mengen eingenommen. Man legt drei zerkleinerte Knoblauchknollen in 1 Liter Schnaps ein und stellt das Ganze 14 Tage in die Sonne.

Ebenfalls bei Zuckerkrankheit werden *Schwedenkräuter* in Schnaps angesetzt, 14 Tage in die Sonne gestellt und eingenommen.

Mag. Erich König

Als Apotheker mit Hausmitteln vertraut

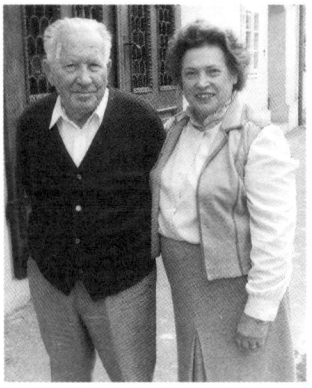

Mag. Erich König kam aus einer traditionellen Apothekerfamilie in Feldbach. Er ist durch viele Apotheken gewandert und kehrte 1943 endgültig nach Feldbach zurück, wo er von 1952 an die Apotheke „Mariahilf" führte. Mit Hausmitteln hatte er über einige Jahrzehnte hinweg zu tun, da die dazu notwendigen Zutaten in der Apotheke gekauft oder vereinzelt diese Hausmittel sogar in der Apotheke vermischt und zubereitet wurden.

Mag. König erinnerte sich an heute recht selten gewordene Hausmittel:

Rezepte für Menschen

Bei rheumatischen Schmerzen, Prellungen und Zahnweh wurde *Kampfer* (ein Produkt aus China, das heute synthetisch hergestellt wird) in Schnaps aufgelöst und die schmerzende Stelle damit eingerieben.

Die *Zinksalbe* wurde als Wundsalbe verwendet.

Auf blutende Wunden legte man in Streifen geschnittenen und fein gehämmerten *Feuerschwamm* (Zunder).

Bei Zahnfleischbluten wurde eine Tinktur aus *Galläpfeln* hergestellt. Die Galläpfel von Eichenblättern wurden pulverisiert und schließlich in Alkohol angesetzt. Damit wird der Mund gespült, die Tinktur wirkt blutstillend.

Bei Brüchen kochte man *Beinwell* (Wilde Schwarzwurzel) und legte den Sud mit einem Tuch auf die Bruchstelle.

Bei Knochenschwäche wurden gepulverte *Krebsaugen* (Fluß- und Bachkrebse) eingenommen. Dazu wurden die Kalkablagerungen am Krebspanzer gesammelt und pulverisiert.

Gegen die Krätzen auf der menschlichen Haut wurde in der Apotheke eine *Schwefelsalbe* angerührt: Das flüssige Schmalz vermengt man langsam mit dem Schwefelpulver und schmiert diese Salbe auf die Krätzen. Die Krätzen hatten die Leute vermehrt nach dem Zweiten Weltkrieg.

Gegen Furunkel half die *Achillumsalbe:* Man nimmt dazu ein Bleipflaster und vermischt es mit Vaseline, bis die Salbe cremig wird.

Unruhige Kinder bekamen den „*Schnapszuzel*", einen kleinen Stoffballen, mit Zucker gefüllt und in Schnaps getränkt. Er wurde den Kindern zur Beruhigung in den Mund gesteckt. Anstatt Zucker wurde auch ein Semmelstück in den Stoff gewickelt.

Auch *Sternanis* diente zur Beruhigung der Kinder.

Noch immer aktuell sind die *Essigpatscherln* oder Kinderstrümpfe, die man in verdünntem Essig tränkt und den Kindern bei Fieber anzieht.

Als Abtreibmittel wurde *Mutterkorn,* eine Pilzerkrankung am Korn, verwendet. (Heute wird Mutterkorn auf künstlichen Kulturen gezüchtet. Es ist Grundstoff für hunderte Medikamente.)

Für eine verstärkte Durchblutung bei Mensch und Tier oder für eine Reiztherapie wurde die *Cantharidensalbe* angerührt: Man nimmt dazu die pulverisierte Spanische Fliege und vermischt sie mit Vaseline. Die Salbe wurde auf die entsprechende Stelle aufgelegt. Dabei gab es spezielle Anwendungen, die jedoch nicht zu erfahren waren.

REZEPTE FÜR TIERE

Ringelblumensalbe wird zur Abheilung von Kälbernabeln angewendet.

Mit *Bremsenöl* schmierte man die Rinder gegen die Bremsen ein.

Hatten die Haustiere Zahnschmerzen, so tropfte man *Kreosot* in den Zahn. Die Schmerzen waren zwar sofort weg, doch der Zahn nach kurzer Zeit zerstört!

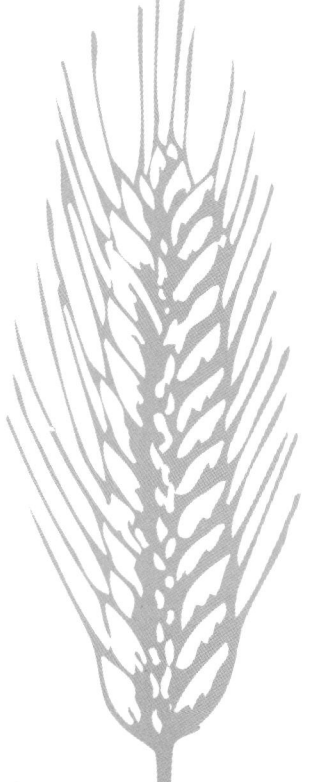

JOHANNA KRAINER

HUNDEFETT IN DEN KAFFEE

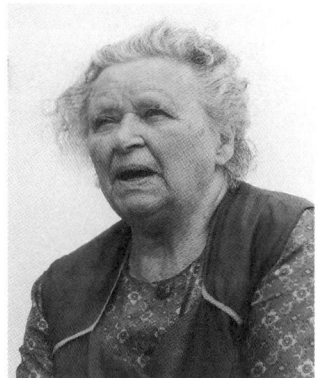

Johanna Krainer wurde 1894 in Krusdorf geboren und lebte später in Straden. Sie blieb unverheiratet und war immer in der Landwirtschaft tätig. Sie verwendete und sammelte Heilkräuter vor allem für Teeaufgüsse.

Bei Verkühlungen schmiert man die Brust der Kinder mit dem Fett von *Wildhasen* oder Hunden ein.

Hundefett wurde auch in den Frühstückskaffee gegeben. Dies wurde besonders bei Husten angewendet.

Auf schmerzende Stellen legt man ein Tuch, in das man warmes *Heidenmehl* und einen Löffel Salz füllt. Das Tuch faltet man zu einem Beutel.

Für Einreibungen bei Rheuma schneidet man *Kastanien* fein und legt sie in Schnaps ein. Mit dieser Tinktur reibt man die rheumatischen Stellen ein.

Josefa Krickler

Schmer für krankes Vieh

Josefa Krickler ist Hausfrau und Bäuerin in Oberdorf bei Kirchberg und hat für die Krankheiten der Tiere bewährte Hausmittel bereit.

Ältere Pferde plagen des öfteren Koliken. Dagegen wendet man einen Tee aus *Pilsenkraut,* das immer vorrätig auf dem Dachboden getrocknet gelagert wird, an. Die Zunge des Pferdes wird mit der Hand ergriffen und beim Maul seitlich herausgezogen, dann wird mit einer 7/10-Flasche der Tee eingeschüttet. Das Pferd bekommt diesen Tee jeden Morgen, so lange, bis die Koliken nachlassen.

Aufgeblähte Kühe werden mit einer *Schmerkugel* („Schmekugel") behandelt. Dazu benötigt man eine geleerte Schweineblase („Saublase"), die man aufbläst und mit dem „Schmer" (Fett), das mit Knoblauch und Kümmel vermengt wird, füllt. Schmer, Knoblauch und Kümmel müssen fein gehackt werden. Dann wird die gefüllte Kugel dem Vieh ins Maul gesteckt. Vor allem bei Rindern, die eine Aufblähung durch frischen Klee haben, ist dieses Rezept sehr wirkungsvoll. Im Winter muss das feste Schmer am Herd erwärmt und so erweicht werden.

Auch Katzen wurden von Josefa Krickler bei Schnupfen und Husten behandelt. Einige Brösel *Schwefelstein* werden dazu in warmer Milch aufgelöst und der Katze zu trinken gegeben.

Einen *Knoblauchkranz* bekam die Katze bei verschiedenen Krankheiten um den Hals gehängt. Der Knoblauch sollte die Krankheiten ausziehen.

Theresia Kristiner

Behandlung mit Schiesspulver

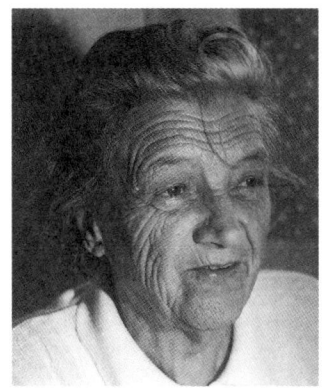

Als Kind erlebte Theresia Kristiner die Volksmedizin hautnah. Ihre Mutter wendete das überlieferte Wissen um die Heilkraft von Pflanzen und sonstigen Mitteln bei allen Familienangehörigen an. Geboren wurde Theresia Kristiner 1906 in Baumgarten bei Gnas. Nach einem Kärntenaufenthalt kam sie 1935 nach Feldbach. Theresia Kristiner erprobte alle von ihr aufgezählten Volksheilmittel selbst. Von der Wirkung war sie in den meisten Fällen überzeugt.

Bei Ohrenschmerzen presst man den Saft der *Dachwurz* in ein kleines Glas oder Fläschchen. Dieses wird stehend in einen Teig (Mehlspeise) vollständig und verschlossen eingeschlagen, so dass nichts ausrinnen kann. Dann kommt der Teig in das Backrohr und wird gebacken. Bei diesem Backvorgang verdampft das Wasser im Dachwurzsaft, und übrig bleibt ein Öl. Der Kuchen wird nun aufgeschnitten und das Glas mit dem Dachwurzöl herausgenommen. Dieses Öl tropft man in die schmerzenden Ohren.

Auf Hühneraugen wird ein *Dachwurzblatt* gebunden oder zwischen die Zehen gesteckt.

Bei Krämpfen in den Füßen legt man „Stockfarn" in das Bett unter das Leintuch. Dieser Farn (und kein anderer) wirkt krampflösend.

Auf Quetschungen gibt man ein in Dotteröl getränktes Tuch. Das Dotteröl wird aus der *Dotterblume* (Caltha) gewonnen.

Magen- oder Bauchweh vertreibt man mit *Hirsebrei.* Dazu wird Hirse in Milch gedünstet, heiß auf ein Tuch aufgestrichen und heiß auf den schmerzenden Bauch gelegt.

Eitrige Geschwülste behandelt man mit *Leinsamenbrei:* Man kocht zerquetschten Leinsamen in Milch und legt diesen Brei mit einem Tuch auf die Geschwulst. Der Eiterherd wird davon an dieser Stelle konzentriert und ausgezogen.

Hat man Würmer, so verreibt man die Blütenknospen von *Rainfarn* (Ruafl), vermischt sie mit Zucker und nimmt einige Löffel davon ein. Gegen Würmer wirkt auch ein Teeaufguss mit *Kürbiskernen.*

Frau Kristiner wusste auch ein Mittel gegen Gelbsucht, mit dem ein Kind aus der Familie behandelt wurde: Man grub die *Wurzel vom Kreuzdorn* aus und kochte daraus einen Tee.

Bei Blutarmut wird ein Löffel „*Schießpulver*" (Schwarzpulver) mit einem Löffel Staubzucker vermischt und täglich eingenommen. Auch *Ziegenmilch* sollte man täglich, frisch gemolken und noch körperwarm, trinken.

Seltsam erscheinen die Vorsorgemaßnahmen gegen einen Kropf. Täglich am frühen Morgen spuckte man, bevor etwas gegessen oder getrunken wurde, in die Hände und rieb mit dem Speichel den Hals ein.

Maria Lackner

Hundefettsalbe bei Lungenbeschwerden

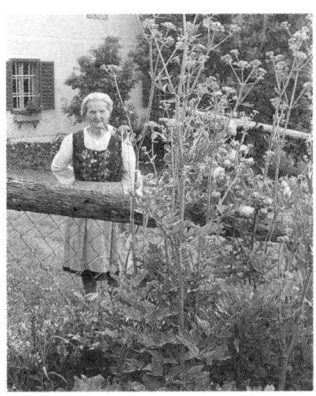

An der Gemeinde- und Pfarrgrenze zu drei Gemeinden und drei Pfarren in Hirsdorf steht das Bauernhaus von Maria Lackner. Geboren wurde sie 1911 in Trautmannsdorf. Sie hatte immer mit Hausmitteln zu tun, in ihrem Hausgarten wuchsen Lustock, Eibisch, Salbei und vor dem Haus wucherte ein großer Fleck mit Kamille.

Die Kamille wendete sie darum besonders gerne an.

Bei Halsweh dünstet man *Kamille* in wenig Milch oder Essig, die man dann heiß in ein Tuch eindreht und um den Hals wickelt. Zuvor muss mit einem *Eibischtee* gegurgelt werden.

Mildernd und windtreibend wirkt *Kamillentee,* mit ein wenig *Anis* vermischt.

Offene Füße werden mit *Kamillenumschlägen* behandelt. Dazu kocht man die Kamillenblüten in wenig Wasser, gibt sie in ein Tuch und legt diesen Wickel auf die offenen Stellen. Bereits nach wenigen Tagen zeigt sich schon eine Besserung.

Ein Aufguss mit den getrockneten Blättern vom *Lustock* (Helfkraut) wird bei Lungenerkrankungen getrunken.

Bei Lungenerkrankungen kannte Frau Lackner noch ein besonderes Mittel: *Hundefett,* das heute noch vereinzelt in Bauernhäusern aufbewahrt wird, wird mit *Honig* und *Kren* vermischt und eingenommen. Das Hundefett wird wie das Schweinefett ausgebrannt. Dazu muss der verendete oder getötete Hund abgezogen und das Fett ausgelöst werden!

Eibisch wird frisch geerntet, klein geschnitten und dann auf dem Dachboden gelagert. Vermischt mit *Lindenblüten* und *Feigen* wird im heißem Wasser ein Fünfminutenaufguss gegen Husten zubereitet. Bei Grippe hilft *Thymiantee* mit *Gänsefett.* In den fertig zubereiteten Tee gibt man einen Kaffeelöffel Gänsefett. Man kann das Fett auch essen und den Thymiantee darauf trinken.

Brennnesselteeaufguss wird bei Gallenleiden getrunken. Die Brennnesseln müssen im Mai geerntet werden.

Bei Koliken und Blähungen trinkt man 30 Tage lang am Morgen ein Stamperl Schnaps mit einem Esslöffel *Leinöl* darinnen. Auch einen bestimmten Tee sollte man dazu trinken, das Rezept geriet leider in Vergessenheit.

Bei Herzbeschwerden trinkt man täglich 1/2 Liter *Misteltee.* Die Mistelblätter werden im März geerntet und fein geschnitten. In 1/2 Liter heißes Wasser gibt man einen Teelöffel Mistelblätter, die man ziehen lässt.

Die zarten *Fichtenwipferl,* die in mehreren Schichten abwechselnd mit Zucker in einem Glas angesetzt und dann mindestens einen Monat lang an die Sonne gestellt werden, lösen sich in einen dicken Saft auf. Nach dem Abseihen ist dies ein wahres Wundermittel, vor allem bei Lungenbeschwerden.

Kraut vom *Zinnkraut* weicht man zwölf Stunden ein und kocht es dann 30 Minuten. Es wirkt gegen Blasen- und Nierenleiden und ist wassertreibend.

Einen Esslöffel *Leinsamen,* in einem Viertelliter Wasser aufgekocht, soll man bei Magengeschwüren schluckweise auf nüchternen Magen trinken.

Käsepappeltee empfiehlt sich bei Gastritis. *Lehm,* in ein Leinentuch eingeschlagen, wird auf offene Wunden gelegt.

Bei Ohrenschmerzen kocht man zugedeckt in einem Liter Wasser eine Handvoll *Heublumen.* Über das dunstende Heublumenwasser hält man den Kopf und gibt ein Tuch darüber, so dass der feuchte Dunst eingeatmet wird und auch in die Ohren eindringen kann. Die Bäuerin Maria Lackner nannte den Vorgang „eidamen".

JOHANN LAFFER

ALS BOANHEILER BEKANNT

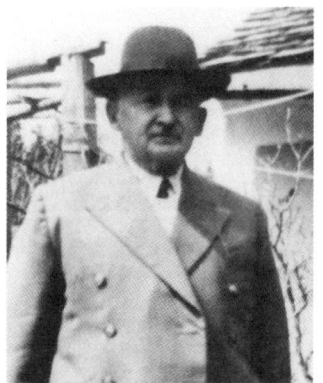

Johann Laffer wurde 1882 in Edelsbach geboren. Aufgrund eines Fehlers bei der Geburt hatte er nur ein gesundes Auge, das zweite konnte noch gerettet werden. Nach einem Aufenthalt in Abbazia, wo er beim Roten Kreuz bzw. einer vergleichbaren Hilfsstelle tätig war, kehrte er bald wieder in seine Heimat Edelsbach zurück. Er lernte das Schusterhandwerk und reparierte für arme Leute die Schuhe sogar kostenlos. Seine große Liebe galt der Musik, er spielte Geige und Klarinette. Später gründete er den Edelsbacher Mandolinenklub. Auch das Fotografieren, das Entwickeln und die Ausarbeitung seiner Filme zählte zu seinen Hobbys.

Seine Kenntnisse als Bauerndoktor und „Boanheiler" erwarb er sich vom bekanntesten Boanheiler dieser Gegend, Luttenberger, der mit ihm verwandt war. Zu Luttenberger kamen sogar Patienten aus Ungarn.

Der musikalische Schuster und Boanheiler Laffer war bald weithin bekannt. Seine Patienten kamen vorwiegend aus dem Raum Edelsbach. Für seine Hilfeleistungen verlangte oder bekam er nie Geld, sondern Brot, Mehl oder Getreide. Laffers Spezialität war die Heilung von Knochenbrüchen. Die Behandlung begann mit der Einrenkung des Bruches, wobei ihm seine Tochter Olga oft helfen musste. Auf die Bruchstelle legte er dann einen *Leinenfleck* – es musste ein Leinenfleck sein! –, darauf kam eine von ihm selbst erzeugte Salbe. Das Rezept der *Salbe* gehörte zu seinem großen Geheimnis, und Laffer versprach seiner Tochter Olga, dass er ihr die Zusammenstellung am Sterbebett verraten werde, was jedoch ausblieb. Olga Laffer kann sich heute noch erinnern, dass Lärchenterpentin und Schmer gekocht wurden. Dazu kamen Terpentinöl und zwei Kräuter, die in der Apotheke gekauft wurden. Eines der Kräuter holte er aus Graz. Danach wurde der Bruch mit Holzspänen oder mit steifem Karton, darunter eine Wattepolsterung, geschient. War ein Fuß gebrochen, musste der Patient sechs Wochen im Bett bleiben.

Laffer forderte von seinen Patienten vor der Behandlung das Versprechen, dass sie seine Anordnungen befolgten. Während der sechs Wochen kontrollierte er die Bruchstelle öfters und behandelte mit einer anderen *Salbe* weiter. Sie setzte sich aus 200 Gramm Terpentinöl, 2 Würfeln Kampfer und einigen Tropfen Salmiak, die fest aufgeschüttelt wurden, zusammen. Der Fuß wurde zwischendurch mehrmals in einem *Heublumenbad* gebadet.

Essigsaure Tonerde wurde bei Knochenbrüchen oft verwendet, ebenso Schmer. Ein abgelegter alter Schweinefilz lag stets in einem Papier eingedreht auf dem Dachboden bereit.

Olga Laffer bereitete auch folgende *Salbe* zu, die bei diversen Schmerzen schmerzstillend wirkt: Darmfett vom Schwein wird erhitzt, und darin werden *Ringelblumenblüten* angeröstet, auf keinen Fall zu dunkel. Dann lässt man die Salbe eine Nacht stehen und mengt am nächsten Tag einen Würfel Kampfer bei, wonach man abseiht und abfüllt. Die Blüten der Ringelblume liegen das ganze Jahr vorrätig getrocknet im Haus.

Auch auf Abszesse und Wurmfinger kam eine spezielle Salbe, und nach einiger Zeit wurde die Entzündung ausgedrückt.

Einem Mädchen wurden von einer Schneidemaschine die Finger abgetrennt. Laffer behandelte und heilte die Wunde. Es kam zu einer Anzeige, und das Mädchen musste zur Nachuntersuchung zu Dr. Lehmann nach Feldbach, der die einwandfreie Heilung bestätigte.

Eine durch einen Insektenstich an der Wange eines Mädchens hervorgerufene

Wunde, die sich ausbreitete, brannte Laffer mit einem Brennglas an der *Sonne* im Garten hinter dem heute noch bestehenden Haus aus. Die Haut rauchte, doch die Wunde heilte, nur eine kleine Narbe blieb sichtbar.

Als der Bauerndoktor Laffer 1918 an einer schweren Grippe litt und viele Leute der Umgebung zu dieser Zeit an dieser Epidemie starben, sagte der Arzt auch seinen Tod voraus. Doch Laffer griff zur Selbsthilfe, nahm ein Leinentuch und legte erwärmtes Leinöl auf seine Brust. Dies ließ er immer wieder wechseln, solange, bis er geheilt war. Auch bei Kindern, die an Lungenentzündungen litten, legte er heiße *Leinölleinentücher* auf die Brust und darüber ein festes Tuch. Einige Löffel Leinöl ließ er auch einnehmen.

Seine Frau Josefa legte *Buchsbaumzweige* unter das Leintuch ins Bett. Die Buchsbaumzweige haben die Kraft, Krämpfe aus dem Körper zu ziehen.

Laffers Kenntnisse waren allgemein anerkannt und oft dringend notwendig. An der Außenwand seines Hauses wurde eine Tafel des Roten Kreuzes befestigt, hier richtete man die Erste-Hilfe-Stelle des Ortes ein.

Laffer wurde mehrmals angezeigt und gab seine Arbeit als Bauerndoktor erst auf, nachdem Dr. Winter nach Edelsbach gekommen war. Er starb 1961 und meinte rückblickend: „Ich hab' für all meine Hilfe keinen Dank gehabt."

FAMILIE LAMMER

EINE SALBE GEGEN „HALSKREBS"

Von der Familie Lammer in Breitenau sind viele verschiedene Heilmethoden bekannt.

REZEPTE FÜR MENSCHEN

Eitrige Angina wird im oststeirischen Oberland durchwegs als „Halskrebs" bezeichnet. Eine *Salbe zum Einnehmen,* sie wird zur Geschmacksverbesserung mit Honig vermischt, wird mit Butter erzeugt. Dazu benötigt man echte Salbeiblätter, Ringelblumenblüten und die innere Rinde (grüne Rinde) vom Schwarzen Holunder.

Bei Kreuzschmerzen, Hämorrhoiden, keinem Harngang und bei komplizierten Entbindungen kommt folgende *Salbe* zur Anwendung: Wurzel von Färber-Alkanna (kaufen), Zwiebel, Blätter von Hippeastrum und Steckenkraut werden in Schweinefett geröstet; nach dem Abseihen und Abkühlen kommt Kampfer dazu.

Ein Bad in *Frauenflachs* (gewöhnliches Leinkraut) beruhigt Kinder, die oft weinen, und stärkt sie.

Pulverisierte Wurzel vom *Gemeinen Tüpfelfarn* wird gegen Husten und als Abführmittel eingenommen.

Die Blätter der *Korbweide* wirken als Tee fiebersenkend.

Im Frühjahr ausgegrabene *Baldrianwurzeln* werden für Nerven- und Herztees verwendet.

Bei Lungenentzündung werden die Blüten der *Schwarzen Königskerze* drei Wochen lang in Olivenöl angesetzt und eingenommen. Äußerlich wird dieses Öl auf Wunden gegeben.

REZEPT FÜR TIERE

Ruprechtskrauttee gibt man Tieren bei blutigem Harn.

FAMILIE LAMPRECHT

ROSSKASTANIEN
WEHREN ERDSTRAHLEN AB

Familie Lamprecht in Schwabau wendet folgende Rezepturen an:

Schafgarbenblättertee wird gegen Frauenleiden und bei Regelbeschwerden getrunken, als Badezusatz hat Schafgarbe erfrischende Wirkung.

Rosskastanien schirmen gegen Erdstrahlen ab: eine Kastanie in den Hosensack, eine Schachtel voll Kastanien unter das Bett. Die Samen in drei Teile geschnitten und einige Wochen in Schnaps angesetzt, reibt man bei Venenleiden ein. Gegen Nasenbluten zerdrückt man 2–3 Zehen, tropft den Saft auf ein mit Essig getränktes Leinenfleckerl und steckt es eingerollt in die Nase.

Kren, in Scheiben geschnitten, auf einen Zwirnfaden gefädelt, soll um Hals, Hand- und Fußgelenke gebunden gegen Fieber wirken.

Tee aus klebrigen *Birkenblättern* hilft gegen Blasen- und Nierenschmerzen und zur Entwässerung.

Preiselbeersaft ist fiebersenkend.

IRENA LEITGEB

BEI BLASENLEIDEN EIN ZIHEIBAD

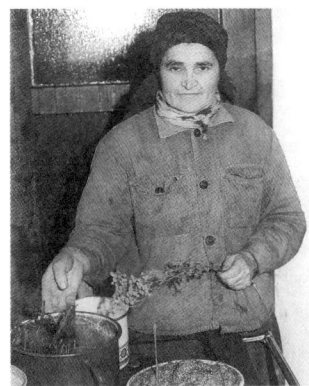

Irena Leitgeb wurde 1927 in Dolić im damaligen Jugoslawien geboren. Ihr Mädchenname war Fartek. Schon 1934 kam sie zu ihren Zieheltern, der Familie Niederl in Unterweißenbach, wo sie als Bäuerin lebte und arbeitete. Sie hat ihr Wissen um Hausmittel für Menschen und Haustiere von ihren Zieheltern und Großeltern.

REZEPTE FÜR MENSCHEN

Gegen Blasenleiden wird das Kraut der *Weißen Rübe* mit einem Stück Rübe abgeschnitten und getrocknet. Das getrocknete Rübenkraut mit dem Rübenstück wird gekocht und dieses Rübenwasser in einen Kübel oder eine Schüssel geschüttet. Der an Blasenleiden Erkrankte muss dann, solange das Rübenwasser noch heiß ist, nackt auf diesem Kübel sitzen. Eine besondere Wirkung wird erzielt, wenn sich der Kranke mit einer Decke einhüllt, damit die warmen Dämpfe nicht entweichen können.

Ebenfalls bei Blasenleiden und geschwollenen Füßen wird *„Zihei"* (Zinnkraut) angewendet. Das Zinnkraut muss gekocht werden, in der warmen Brühe nimmt man dann ein Sitz- oder Fußbad.

Farn, üblicherweise „Formkraut" genannt, ist ein weithin bekanntes Heilkraut bei Rheuma und Krämpfen. Die Anwendung erfolgt bei Frau Leitgeb auf eine eher unübliche Weise: Die Farnblätter werden vom Stiel abgestreift, und mit diesen Blättern wird das Bett unter dem Leintuch ausgelegt. Auch das Innere der Pölster wird völlig mit Farnblättern angefüllt. Auf derartigen Farnlagen und Pölstern schlafen noch heute einige Bauern im Bezirk Feldbach.

Als Linderung von Magenschmerzen wirken *unreife, grüne Nüsse.* Sie werden mit der Schale in Schnaps angesetzt und so einige Zeit abgestellt. Bei Magenschmerzen müssen einige Löffel dieses Schnapses eingenommen werden.

Bei Appetitmangel und Magenverstimmungen empfiehlt Irena Leitgeb auch einen „Wirmat"-Tee *(Wermuttee).*

Rezepte für Tiere

Leiden Schweine und Rinder unter Appetitlosigkeit, so wird *Rainfarn* (Tanacetum vulgare), im Volkmund heißt er „Ruafl", zu Tee verkocht. Dieser Tee wird dem Trinkwasser der Tiere beigemengt, wobei darauf geachtet werden muss, dass sowohl Rinder als auch Schweine nur warmes Trinkwasser erhalten.

Beim Trinkwasser für die Tiere muss behutsam vorgegangen werden. Es darf weder zu kalt noch zu heiß sein, denn bei zu heißem Wasser fallen den Rindern leicht die Zähne aus.

Zeigen die Rinder oder Schweine Krankheitserscheinungen, so werden zu je 1/3 „Ruafl", *Kümmel* und *Kamille* vermengt und daraus ein Tee gekocht. Gleichzeitig kocht man *Weiße Rüben* und vermengt dann diese mit dem Tee. Diesem Gemisch wird noch eine Handvoll *Kleie* beigemengt.

Bei Frau Leitgeb bekommen die Rinder und Schweine fast täglich eine „Handvoll" Brei: Dieser wird aus *Gerste* und geschrotetem *Mais* in Milch oder Wasser gekocht. Die Jungtiere („Kleintiere") bekommen einen Brei aus Gerstenschrot, wieder in Milch oder Wasser gekocht.

Johanna Lipp

Schwammerlschmier für Geschwüre

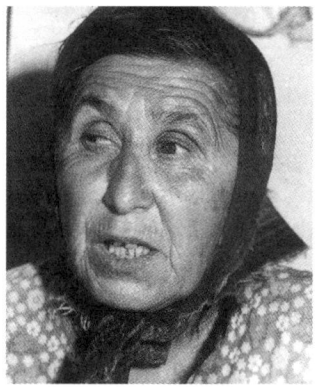

Johanna Lipp wurde 1921 in Petzelsdorf bei Fehring geboren. Sie lebte im „Knaus-Hof", einem alten strohgedeckten Bauernhof, dessen ursprünglicher Charakter seit 300 Jahren unverfälscht erhalten blieb. Ihre Hausmittel hat sie von ihrer Mutter überliefert bekommen.

Rezepte für Menschen

Auf Geschwüre kommt eine *„Schwammschmier",* eine Salbe, für die man Pilze im heißen Fett kurz rösten muss, sie dann durchseiht und die fertige Salbe abfüllt.

Bei Zahnweh erwärmt sie *Leinöl,* tränkt damit ein Leinentuch und legt dieses auf die schmerzende Wange. Darüber kommt ein Tuch.

REZEPTE FÜR TIERE

Geht die Nachgeburt bei der Kuh nicht ab, wird getrocknetes *Rettichkraut* gekocht und der Kuh ins Maul geschüttet.
Ist das Rind verstellt, hat es keinen Stuhl, so wird mit der Flasche *Pechöl* eingeschüttet.

HILDE LORBER

SPITZWEGERICHSAFT GEGEN BIENENSTICHE

Hilde Lorber wohnt in Baumgarten in einem Holzhaus, das bereits über 200 Jahre steht.
Zu ihren alten Hausmitteln gehört der Spitzwegerichsaft. Die Pflanze wird gesammelt und in der Hobelbank ausgepresst. Der *Spitzwegerichsaft* ist ein ausgezeichnetes Mittel gegen Husten.
Auch auf einen Wespen- oder Bienenstich tropft man etwas frischen Spitzwegerichsaft. Dazu verwendet man frische Blätter, zerreibt sie mit den Fingern und gibt die feuchtgewordene Masse auf die Stichwunde.
Geschwülste und eingezogene Holzspäne behandelt Hilde Lorber noch immer mit *Pechöl*. Es wird aufgestrichen und mit einem Tuch überdeckt. Auch bei Rindern und Schweinen hilft das Pechöl, da es den eingetretenen Fremdkörper auszieht.

FRANZ LÖFFLER

ZWEI MITTEL GEGEN WARZEN

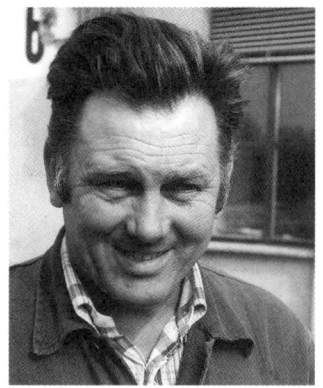

Im Haus von Franz Löffler in Unterweißenbach war die alte Mutter für die Hausmittel zuständig, und sie wusste vieles anzuwenden.
Franz Löffler empfiehlt bei Warzen, diese drei Wochen lang täglich mit einer „Kellerschnecke" *(Wegschnecke)* einzureiben. Danach müsste die Warze verschwinden. Auch die Milch des *Schöllkrautes* eignet sich, um Warzen schmerzlos zu beseitigen. Wie bei der Kellerschnecke muss auch mit dieser Milch die Warze über längere Zeit bestrichen werden.

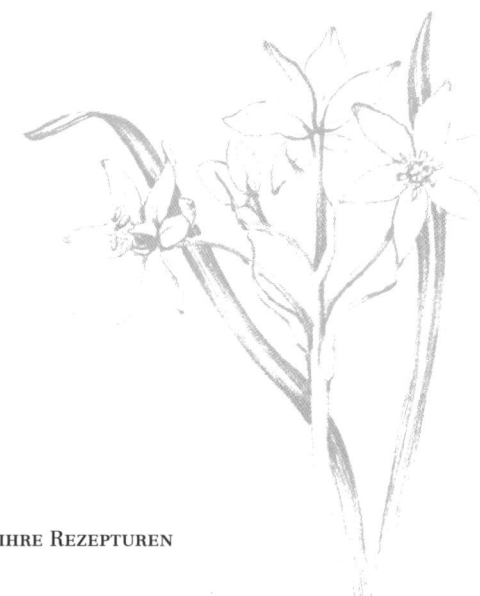

Toni Maier

Nie zu kalt trinken

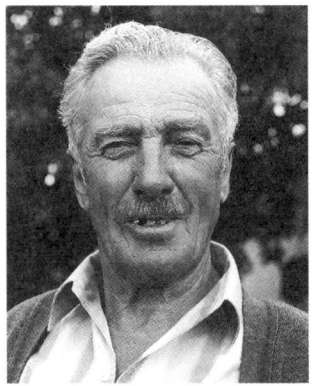

Aus der Zeit, als Toni Maier bei einem Bauern in Lödersdorf arbeitete, merkte er sich einige Hausmittel, die er weiter anwendete. Geboren wurde Toni Maier 1911 und kam 1938 nach Feldbach. Danach lebte er in Raabau.

Rezepte für Menschen

Als einfaches Hausmittel, das wesentlich zur Gesundheit beiträgt, gilt für Toni Maier, niemals etwas zu kalt zu trinken. Daran hielt er sich sein Leben lang, trank alles leicht gewärmt und niemals etwas aus dem Kühlschrank.

Besonders gesund ist ein *Eichenrindensud.* Die Eichenrinde wird in 1/2 l Wasser gelegt und eine halbe Stunde stehen gelassen. Dann seiht man ab und trinkt das Rindenwasser schluckweise.

Gegen Haarausfall wirkt *Birkenwasser.* Man bohrt in den Birkenstamm ein Loch, steckt ein Röhrl hinein und stellt eine Flasche darunter. Mit diesem Saft kann man das Haar waschen (verdünnt) oder den Kopf einreiben.

Birkensaft, in kleinen Mengen getrunken, wirkt gegen innere Krankheiten.

Rezepte für Tiere

Werden Schweine geschnitten, so gibt man in die Wunde, aus der die Hoden genommen wurden, *Schweinefett.* Auf die Wunde wird *Pechöl* geschmiert, das gegen Fliegen schützt.

Maria Manhart

Knoblauch gegen Zahnschmerzen

Maria Manhart lebt in Obergiem und berichtete von Mitteln gegen Zahnschmerzen:

So sollen aufgelegte *Krenblätter* helfen. Frische oder getrocknete *Tabakblätter* können auch „gebaggert" (gekaut) werden. Helfen soll es auch, wenn man bei Zahnweh *Knoblauchzehen* kaut.

Gegen Ohrenschmerzen werden *Knoblauchzehen* in die Ohren gesteckt.

Frische *Schafgarbenblätter* gibt Frau Manhart zum Blutstillen auf Schnittwunden.

Schafgarbenkrauttee nimmt man gegen Wechselbeschwerden.

Rosskastanienschnaps ist eine heilsame Einreibung bei Rheuma.

Eibischkraut, in Milch gekocht und getrunken, hilft gegen Halsweh.

Eibischtee wirkt gegen ein Abszess auf der Zunge.

Spitzwegerich mit Zucker und Honig zu Sirup verkocht, nimmt man gegen Keuchhusten ein.

Ebereschentee wendet man bei Lungenentzündung an.

Mag. Evelyn Marko

Als Bachblütenberaterin bekannt

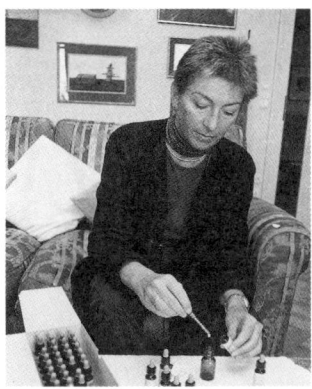

Die herrlichen Gerüche von getrockneten Pflanzen, von Kampfer, Menthol, alkoholischen Tinkturen, Desinfektionsmitteln und ätherischen Ölen in der Apotheke der Familie von Evelyn Marko, die im Kärntner Drautal aufwuchs, prägten das weitere Leben von Evelyn. Der logische Weg aus dieser Jugendzeit war, dass Evelyn den Beruf der Apothekerin einschlug. Sie verblieb nach dem Studium jedoch in der Steiermark, heiratete dort, zog zwei Söhne groß und ist nun bereits seit 20 Jahren in Gleisdorf beheimatet. Die regelmäßige Weiterentwicklung im Beruf führte sie aber immer mehr zu ganzheitlichem Denken und damit zum Interesse für alternative Heilmethoden – darunter auch die *Bachblütentherapie*. Etliche Kurse über archetypische oder esoterische Medizin bei Dr. Rüdiger Dahlke halfen, Krankheit „als Sprache der Seele" zu verstehen und so besser auf hilfesuchende Menschen eingehen zu können, Zeit für ein umfassendes Gespräch zu haben und die Betroffenen zu einem bewussteren Umgang mit dem eigenen Leben und der eigenen Gesundheit anzuregen. Als selbständige Bachblütenberaterin ist sie derzeit unter der Telefonnummer 03112/246978 erreichbar.

Allgemeine Rezepturen bzw. Bachblütenmischungen zu bestimmten körperlichen Symptomen zu erstellen, ist schlecht möglich, da es ja nie um das Symptom allein geht, sondern um den ganzen Menschen, der dahinter steht. Kommt also jemand mit dem Problem „Magenschmerzen", so soll das Gespräch herausfinden, was in diesem individuellen Fall hinter den Magenschmerzen stehen könnte. Gerade beim Magen wird der Zusammenhang zwischen körperlicher und seelischer Symptomatik besonders deutlich. Zuviel, zuwenig oder die falsche Nahrung kann den Magen krank machen. Dasselbe gilt auch für die seelische Nahrung, die wir verarbeiten und verdauen müssen. Wie der Magen muss auch die Psyche manch „schwere Brocken" verkraften und verarbeiten.

Nehmen wir die verschiedenen Möglichkeiten der Bachblütentherapie am Beispiel einer Gastritis (Magenschleimhautentzündung) an, wenn eventuell Leistungsstress dahintersteckt:

ELM – wenn man sich plötzlich von seinen Aufgaben überrollt und der Verantwortung nicht gewachsen fühlt;

IMPATIENS – bei Nervosität, Ungeduld, Gereiztheit und innerer Spannung;

MIMULUS – wenn Angst da ist vor einer bevorstehenden Aufgabe oder Prüfung;

OAK – wenn man sich zuviel aufgeladen hat, aber nicht aufgeben kann. Es kann auch Ärger dahinter stehen – Ärger, der hinuntergeschluckt wird, verhält sich wie unverdauliche, schädliche Nahrung – er zerfrisst den Magen.

HOLLY – bei Wut, Ärger, Eifersucht, Misstrauen, Hass und Neidgefühlen;

WILLOW – bei innerem Groll, verbitterter Lebenshaltung, Missgunst, dem Gefühl, „Opfer des Schicksals" zu sein;

STAR OF BETHLEHEM – der Seelentröster für die Nachwirkungen von körperlichen, seelischen und geistigen Schocks; bei der Schwierigkeit, unangenehme Situationen aus der Vergangenheit gefühlsmäßig zu verkraften.

In einem anderen Fall bekommt ein Kind, wenn es in die Schule oder in den Kindergarten gehen soll, immer Bauchweh. Da könnten in Frage kommen:

MIMULUS – gegen die konkrete Angst;

HORNBEAM – für das momentane Gefühl, den Anforderungen nicht gewachsen zu sein;

WALNUT und HONEYSUCKLE – um sich von der Vergangenheit zu lösen und offen zu werden für Neues;

CHICORY – wenn das Kind damit unbewusst Druck auf die Mutter ausüben möchte oder damit mehr Aufmerksamkeit zu „erpressen" versucht.

Eine Bachblütenessenz – eigentlich eine Mischung aus 5 Blüten – sollte allerdings in keiner Hausapotheke fehlen (sie wurde noch von Bach selbst als 39. Essenz angefügt):

RESCUE REMEDY oder NOTFALLSTROPFEN, ev. auch die RESCUE CREAM oder Notfallssalbe (die zusätzlich noch die Reinigungsblüte CRAB APPLE enthält) – für alle Notfälle als erste Hilfe bei Unfällen, Schock und Traumen sowohl im körperlichen wie im seelischen Bereich.

Die *Bachblütentherapie* ist eine neue – oder eigentlich sehr alte Form, mit Pflanzenkräften umzugehen. Es handelt sich um *Blütenessenzen*. Bereits Paracelsus

versuchte, mit dem Tau bestimmter Pflanzen die seelische Balance seiner Patienten auszugleichen. Der englische Arzt Dr. Edward Bach fand eine einfachere Methode, um zur Essenz, dem Wesentlichen oder der Seele der Pflanze, zu kommen. Auch er war überzeugt, dass hinter Krankheit eine seelische Disharmonie zu finden sei. So versuchte er, Heilmittel zu finden, die genau dort ansetzen – nämlich im geistig-seelischen Bereich. Er legte die Blüten bestimmter, intuitiv ausgesuchter Pflanzen in eine Schale mit reinem Quellwasser und setzte sie ein paar Stunden der Sonne aus. Die verwelkenden Blüten werden entfernt und das mit der Schwingungsenergie der Blüten imprägnierte Wasser mit Alkohol haltbar gemacht. Knospen werden statt der Sonne dem Feuer ausgesetzt, d. h. sie werden gekocht. Das Alkohol-Wasser-Gemisch trägt nun die Information, die Seele oder einfach die Schwingungsenergie dieser Blüten. Nochmals verdünnt werden sie angewendet, um negative Seelen- und Gemütszustände zu harmonisieren, um den Menschen wieder mit seiner inneren Stimme zu verbinden und seine blockierte Energie fließen zu lassen.

Bach erkannte 38 verschiedene Charaktertypen bei uns Menschen, mit Merkmalen, die, wenn wir als Persönlichkeit in Harmonie mit unserer, unseren Lebensweg wissenden Seele sind, unsere Entwicklung fördern und uns gesund erhalten können. Weichen wir aber von unserem Weg ab, entstehen aus diesen „Tugenden" negative Gefühle wie Angst, Furcht, Einsamkeit, Wut, Misstrauen, Pessimismus, Unsicherheit usw., wir entfernen uns von unserer Mitte und verlieren Kontakt zu unserer „inneren Führung". Hält dieser Zustand an, so kann daraus Krankheit werden.

Krankheit ist weder Grausamkeit noch Strafe, sondern einzig und allein ein Korrektiv; ein Werkzeug, dessen sich unsere Seele bedient, um uns auf unsere Fehler hinzuweisen, um uns von größeren Irrtümern zurück zu halten, um uns daran zu hindern, mehr Schaden anzurichten und uns auf den „Weg der Wahrheit und des Lichts" zurück zu bringen, von dem wir nie hätten abkommen sollen. Es geht darum, nicht zu bekämpfen, sondern zu überwinden, das Positive wird stimuliert und nicht das Negative blockiert. Die Bach'sche Heilweise zielt über die Vergänglichkeit der täglichen körperlichen Beschwerden hinaus, erschließt seelisch-geistige Kräfte und fördert auf diese Weise eine Gesundheit, die einen höheren Wert hat als die bloße Beschwerdefreiheit des Körpers.

JOHANN MATZHOLD VULGO GOLOWITSCH

VIEHDOKTOR AUS NOT

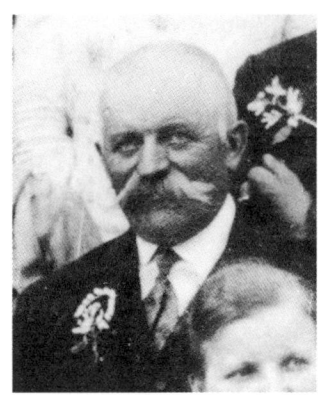

Johann Matzhold vulgo Weberlenz.

Das Wissen um die Tierheilkunde wird in Dirnbach (Gem. Stainz bei Straden) bei der Familie Matzhold vulgo Golowitsch bereits seit drei Generationen gepflegt. Begonnen hat alles mit Johann Matzhold vulgo Weberlenz (siehe Abb.), der von 1863 bis 1934 lebte. Er gab sein Wissen an seinen Sohn Johann Matzhold vulgo Golowitsch (siehe Abb. Seite 85) weiter. Johann wurde 1899 in Dirnbach geboren, erlernte das Tischlerhandwerk, arbeitete elf Jahre in diesem Beruf und wurde dann Bauer.

So wie sein Vater wirkte auch er als „Viehdoktor". Er besuchte vor dem Zweiten Weltkrieg in Graz Fleischbeschaukurse und lernte bei seinem Vater die Naturheilkunde. An Tierärzten gab es damals großen Mangel, und so musste Matzhold helfen, wo Not am Mann war. Er arbeitete im ganzen Gleichenbergertal, im Steintal, in der Pfarre Straden, bis nach Radkersburg. Eigentlich musste Matzhold alles machen, was heute zu den Aufgaben der Tierärzte gehört. Große Erfahrung erwarb sich Matzhold in der Behandlung von Pferden. Sein Können und seine Erfahrung gab er seinem Sohn weiter. Die Heilkräuter, die Matzhold bei seiner Arbeit benötigte, sammelte er selbst oder machte die Bauern darauf aufmerksam.

60 Jahre lang half er mit Rat und Tat als „Viehdoktor", er sterilisierte, löste Nachgeburten, kastrierte, machte Geburtshilfe, stellte Gebärmutterverdrehungen richtig und half, wo zu helfen war. Gebärmutterverdrehungen kamen besonders häufig vor. Im Volksmund sagt man, die Kuh hat einen „Stiefel", weil durch die Drehung des Tragsackes der Gebärmutterhals sich wie ein Stiefelschaft schließt. Die Drehungen mit der Hand müssen in die richtige Richtung erfolgen. Vom Scheiben der Kuh auf dem Boden, bis sich die Gebärmutter gleichdreht, hält Matzhold wenig. Bis 1941 verlegte Johann Matzhold 156 Tragsäcke von Kühen in den Körper zu-

rück. Der vorgefallene Tragsack wurde stets gereinigt und in den Körper zurückgeschoben. Dann wurde 1/2 kg *Schweinefett* nachgeschmiert, das besonders hilfreich ist, wenn darin *Petersilienwurzeln* geröstet werden. Angeschlagen – d. h. ein Loch in die Bauchdecke schlagen – wird das aufgeblähte Tier mit dem Trokar oder einem scharfen Messer. Beim Trokar bleibt die Hülse, die die Gase ableitet, im Pansen. Wird mit dem Messer angeschlagen, so muss die im Pansen steckende Klinge gekippt werden, so dass ein Trichter oder ein hohler Gänsefederkiel zur Gasableitung hineingesteckt werden kann. Die Einstichstelle mit Taschenmesser oder Trokar muss natürlich genau stimmen.

Kälber ab der fünften Woche haben im Magen oft eine feste Wollkugel, die zu Blähungen führt. Diese Wollkugeln vom abgeleckten Fell werden steinhart und verschließen den Schlundeingang.

Sie werden mit einem eingeführten Schlauch weggeschoben, damit die Gase wieder heraus können.

Oft bleiben den Tieren Fremdkörper im Schlund stecken. Matzhold verwendete ein Schlundrohr aus Metall, mit dem er versuchte, den Fremdkörper, z. B. einen Apfel oder Maiskolben, herauszuziehen oder mit einer Metallschlinge zu durchschneiden. Gelingt es nicht mit dem Schlundrohr, so setzt man dem Tier ein Mauleisen oder den Maulring ein, greift mit der Hand in den Schlund und versucht, den Fremdkörper nachzuschieben oder herauszuholen.

Stecken Fremdkörper im Kiefer, so wendet man wieder den Maulring an und entfernt Nägel, Glasschiefer usw., die auch zwischen den Zähnen stecken können.

An Fremdkörpern im Magen fand Matzhold z. B. Nägel, Stricknadeln, Schirm-

spangen, Messer, Gabeln, Schuhnägel. Diese spitzen Gegenstände kamen vereinzelt durch den Kuhkörper links hinter dem Nabel von selbst heraus. Eine Stricknadel z. B. zog Matzhold mit einer Zange heraus.

Rezepte für Tiere

Zu den am häufigsten verwendeten Kräutern gehören Lindenblüten, Brombeerblätter, Kamille, Pfefferminze, Wermut, Eibisch, Leinsamen und die „Sauniglwurzen".

Bei Euterentzündungen hilft das *„Knofelschmalz"* (Knoblauchfett): Man nimmt ungesalzenes Schweinefett, rührt fein zerriebenen Knoblauch und zehn Tropfen Terpentinöl darunter. Hat man kein Terpentinöl, kann man auch 1 Würfel Kampfer nehmen. Diese Salbe wird kalt verrührt und damit das Kuheuter eingeschmiert.

Ebenfalls bei Euterentzündung wird folgende Rezeptur angewendet: 1/8 Liter *Mostessig* wird mit 5 Teilen Wasser vermischt und der Kuh mit der Flasche in der Früh und am Abend eingeschüttet.

Bei Nabelentzündungen der Kälber wird eine *Salbe* mit Fett, in das *„Sauniglwurzen"* kommen, angerührt, erwärmt und abgeseiht, dann wird der Kälbernabel damit angestrichen.

Arnika, in Schnaps angesetzt, kommt auf Wunden.

Für tumorartige Geschwülste wird der Inhalt einer entleerten „Saugalle" *(Schweinegalle)* mit 1 Esslöffel Fett, 1 Esslöffel Kochsalz und 10 Tropfen Terpentinöl kalt verrührt. Nach mehrmaligem Anstreichen beginnt die Geschwulst schnell zu reifen. Aufblähungen behandelt man mit *ungelöschtem Kalk.* Man nimmt ungelöschten Stückkalk und legt ihn in die Sonne, wo er trocknet und zu Staub zerbröselt. 15 bis 20 dag davon werden in 1 Liter Milch ver-

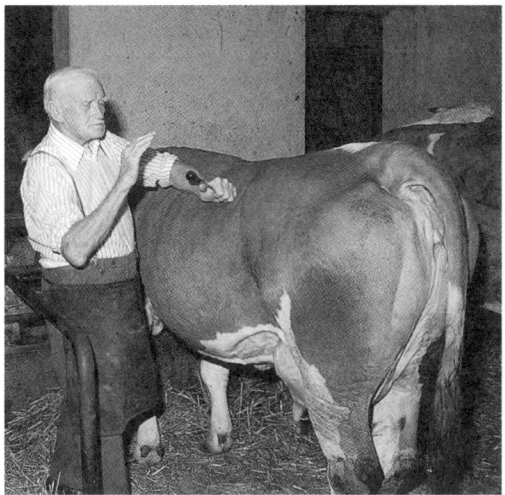
Johann Matzhold vulgo Golowitsch.

rührt und mit einer Flasche dem Tier eingegeben. Danach wird 1/8 Liter *Schnaps* nachgefüllt. Diese Kalkbehandlung ist nach Matzhold das sicherste Mittel bei Vergiftungen und Schaumblähungen.

Bei Magenverstimmungen bekommt das Rind einen *Tee,* der aus Leinsamen, Kamille, Wermut und Brombeerblättern gekocht wird. Alle zwei Stunden werden dem Rind 2 Liter eingeschüttet.

Leinsamen allein bekommen Kälber bei Durchfall.

Anstatt die Schweine zu impfen, wurde die „*Güllwurz*" gezogen. Das „Güllwurzenziehen" ist für die Tiere eine Qual, schützt aber sechs Monate vor Rotlauf. Die getrocknete Güllwurz wurde in ein Loch, das in das Schweineohr geschnitten wurde, gesteckt, wonach es zu einer Entzündung kam. Hatten die Rinder Gelbsucht, dann steckte man die „Güllwurz" in die Schlundhaut. Der Hals des Rindes wurde daraufhin geschwollen.

Die „Güllwurz" wendete leichtsinnigerweise auch ein Bauer, der die Gicht in einem Bein hatte, an. Er steckte sie unter die Haut an der Ferse. Sein Fuß wurde dick geschwollen, und er musste drei Tage im Bett bleiben. Die Gicht war weg, doch die Behandlungsschmerzen unerhört groß!

Pirchige, grau schuppige Schweine, also wenn sie „rappa" (räudig) sind, behandelt man mit folgender Salbe: In 2 Esslöffel Fett werden *Schwefelblüten* und 1 Esslöffel Zucker kalt abgerührt. Mit dieser Salbe wird das Schwein angeschmiert und jeden zweiten Tag gewaschen. Nach dreimaligem Anschmieren müsste das Schwein gesund sein.

Hat ein Pferd einen Kreuzschlag, so werden 5 Liter Blut abgezapft. Auf den Rücken des Pferdes kommt eine Decke, die mit *Essig* getränkt ist. Mit einem heißen Bügeleisen wird die Pferdedecke auf dem Pferderücken so lange gebügelt, bis der Essig verdampft ist. Nun wird die Decke wieder mit Essig überschüttet und nochmals gebügelt. Bis zu zwei Stunden wird diese Behandlung fortgesetzt, solange, bis das Pferd wieder aufstehen kann. Bei Pferdekolik wird *Kamillentee* mit einer Flasche eingeschüttet. Für den Einlauf wird aus 10 bis 15 Liter Kamillentee Seifenlauge gemacht, indem ein wenig Hirschseife aufgelöst wird. Hat das Pferd ein schwaches, abgestandenes Blut, so gibt man einmal täglich drei bis vier Tage lang 1/2 Liter *Bohnenkaffee.*

MARIA MATZHOLD

BEINWELL VERHINDERT BLUTVERGIFTUNG

Maria Matzhold wohnt in Petzelsdorf, sie empfiehlt:
Bei Schnupfen ist *Eibisch* abwechselnd mit *Salbei* zu inhalieren.
Zwei Handvoll *Johanniskraut* in einem Liter Schnaps drei Wochen stehen gelassen, ergibt eine Einreibung gegen Rheumatismus.
Wacholderbeeren zerdrücken und in Milch aufkochen, dann „braucht man nicht mehr zu sterben".
Rosmarin, in Wein eingelegt, ist herzstärkend.
Beinwell gibt man auf verschmutzte Wunden zur Vermeidung einer Blutvergiftung.

MARIA MAYER

HAUSMITTEL AUS WENG BEI ADMONT

Maria Mayer aus Weng bei Admont beschäftigte sich zeitlebens mit der Heilkraft, die in Naturheilmitteln steckt. Zu den wichtigsten im eigenen Haushalt hergestellten Heilmitteln gehört ein Rheuma- und Nervenschmerzenschnaps. Dafür werden 5 zerschnittene *Rosskastanien* in 0,75 Liter Schnaps über längere Zeit angesetzt. Mit diesem Schnaps werden die schmerzenden Stellen eingerieben. Weiters kann *Hühnerdarmkräutl* grün oder getrocknet zu einem Tee, der bei Atembeschwerden zu einem leichten Atem führt, getrunken werden. Dieser Tee vertreibt auch Schmerzen in den Füßen.

HANNELORE MOHNKE

EIN KIRSCHKERNKISSEN ZUM ERWÄRMEN

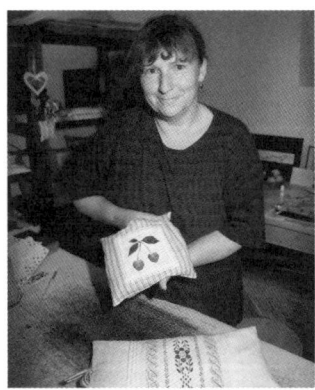

Die Grazerin Hannelore Mohnke hat nach vielen Zwischenstationen und einer alternativen Lebensphilosophie in Neumarkt an der Raab in einem Bauernhaus ihr neues Zuhause gefunden. Die gelernte Sozial- und Berufspädagogin bestreitet ihren Lebensalltag mit dem Stoffhanddruck und mit der Herstellung von unterschiedlich gefüllten Leinenkissen, die zur Gesundheit und zum Wohlbefinden des Menschen beitragen sollen.
Ein Leinenkissen wird mit säuberlich gereinigten Kirschkernen gefüllt. Dieses *Kirschkernkissen* wird auf einer Herdplatte gewärmt und auf schmerzende Stellen wie Gelenke aufgelegt. Besonders gut eignet sich dieses Wärmekissen zum Auflegen auf schmerzende Babybäuche.
Für einen gesunden und beruhigenden Schlaf sorgt ein Kopfkissen, das mit Dinkelspelzen (Schalen) und den Kräutern *Hopfen, Zitronenmelisse, Ringelblume, Thymian, Apfelminze, Kamille, Oregano, Ysop, Lavendel* und *Bohnenkraut* gefüllt ist.
Kleine Säckchen sollen das Wohlbefinden des Menschen durch die Verbreitung von

angenehm wirkenden Duftstoffen fördern. In einzelnen Leinensäckchen werden dafür Zitronenpelargonie und Eberraute oder Lavendel oder Rosenblüten eingenäht und im Raum aufgehängt. „Gute Gerüche erwecken Freudegefühle und Wohlbefinden im Menschen", meint Hannelore Mohnke.

Kontakt: Hannelore Mohnke, A-8380 Neumarkt a. d. Raab 44, Tel. 03329/46530.

FRANZ NEUBAUER

EIN ORIGINAL MIT GROSSEM WISSEN

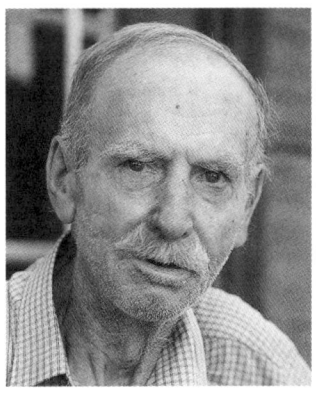

Franz Neubauer sen. aus Krusdorf bei Straden war eine einzigartige Erscheinung, immer freundlich und gesprächsbereit und mit Wissen aus vergangener Zeit ausgestattet. Er klammerte sich an die Tradition und blickte mit Verwunderung auf alle Neuerungen. Er nahm sich immer viel Zeit, mit den Leuten zu reden, und er hat sich vor allem für die seltsamsten Dinge des Lebens interessiert. Franz Neubauer wurde 1901 in Krusdorf geboren, wo er auch starb. Er erlernte in Gnas das Uhrmacherhandwerk. Im Zweiten Weltkrieg verlor er 1945 bei einem Bombenangriff ein Bein. Von der russischen Gefangenschaft nach Hause zurückgekehrt, wurde er nochmals festgenommen und eingesperrt.

In Krusdorf arbeitete Neubauer auf seiner Landwirtschaft und reparierte so nebenbei alte Uhren. Täglich kamen zu ihm die Nachbarn, um Geschichten zu erzählen und die täglichen Probleme zu besprechen. So sammelte sich bei ihm ein enormes Wissen, das er, ohne viel davon vergessen zu haben, weitergab.

REZEPTE FÜR MENSCHEN

Ein Sprichwort in Krusdorf besagte: „Wenn's Kind Rauhen (Krätzen) hat, wird's nicht gefirmt."

Krätzen auf der Haut beseitigt man mit einem *Eieröl*. Man nimmt ein Ei und lässt es im offenen Feuer (Feuergrube) braten. Dann kommt der feste Dotter heraus und wird auf eine Gabel gelegt. Unter der Gabel zündet man einen Kienspan an, so dass die Flammen auf den Eidotter treffen. Nun beginnt ein Öl aus dem Dotter zu rinnen, das in einem Löffel aufgefangen wird. Mit diesem Öl werden die Krätzen (Rauhen) angestrichen und sollen über Nacht weggehen.

Faule schwarze Äpfel wurden von älteren Leuten oft gegessen. Mit den schwarzfaulen Äpfeln hat man auch das Fieber gemessen. Der Apfel wurde unter die Achsel gesteckt und längere Zeit dort belassen. War er ausgetrocknet, hatte der Erkrankte Fieber, war er noch gleich feucht wie zuvor, dann eben nicht. Den Ausdruck „Fieber" kannte und verwendete man in Krusdorf nie, man sagte: „Der Mensch hat Hitz."

Von Zigeunern, die vor einigen Jahren noch vielfach durch die Steiermark zogen, erfuhr Franz Neubauer ein *Warzenmittel:*

In einen Zwirnfaden bindet man so viele Knöpfe, wie man Warzen am Körper (Hände, Füße usw.) hat. Es handelt sich um ganz einfache Knöpfe, die in das Stück Zwirnfaden gebunden sind. Dieser verknüpfte Zwirnfaden wird dann an jener Stelle unter der Dachtraufe („Dachtroupaz"), wo das Wasser vom Dach auf den Boden rinnt, in den Boden eingegraben. Es heißt, manche sollen dieses Rezept schon mit Erfolg angewendet haben. Der Zwirn, mit dem die Warzen vertrieben werden sollen, muss aber schwarz sein, und die Knöpfe müssen in den Zwirn, ohne dass sie gesehen werden können, am Rücken geknüpft werden!

Auf Geschwüre legt man *süßen Topfen:* Man nimmt Milch und gibt ein wenig Essig dazu und erwärmt die Milch. Der entstehende Topfen wird auf die Geschwüre gelegt.

Das *Laub des Holunderbaumes* wurde bei einem Mädchen, das in der Pubertät verwirrt wurde, unter das Kopftuch gegeben und auf den Kopf gebunden, solange, bis es sich wieder normal verhielt.

Bei Kopfschmerzen wurde der Kopf mit *Haunef* (Hanfwerch) eingewickelt. In Krusdorf kann man sich noch gut daran erinnern, dass viele Leute mit einem in Hanf eingebundenen Kopf umhergingen.

Bei Kehlkopfkrebs oder „Röhrenschwindsucht", wie es im Volksmund heißt, röstet man *Maiskörner* wie Kaffee und bindet sie dann mit einem Tuch um den Hals.

Zur Behandlung von schmerzenden Stellen wurde eine Sauploder *(Schweineblase)* in Räder zerschnitten, darauf kam eine schwarze Masse, deren Zusammensetzung leider nicht mehr bekannt ist. Das Ganze wurde auf die schmerzende Stelle geklebt. Dort blieb alles so lange, bis es sich von selbst wieder löste.

Bei Herzbeschwerden werden die Blüten vom *Herzentrost* (Melisse) gegessen. Ein Teeaufguss aus dem ganzen Kraut wirkt mildernd.

Bei Halsweh wird *Salbei* (Solver) in Milch gekocht, eventuell auch gezuckert und dann diese Milch getrunken.

Bei „gringe Füaß" (geringe Füße sind Fußschmerzen) legt man *Farnkraut* unter das Leintuch am Bettende, das zieht den Schmerz aus.

Bei Gicht nimmt man *Tabakblätter,* füllt Honig darauf und legt diese auf die schmerzenden Stellen.

Hat man Zahnschmerzen, so nimmt man von dem braunen, alten Tabakpapier, in das der Pfeifentabak eingehüllt war, streicht die Wange mit *Rinderinsel* (Fett) an und klebt das Papier darauf.

Hatte sich der „Mahder" beim „Wetzen" (Schleifen) seiner Sense in den Finger geschnitten, so gab er auf die Wunde *Tabakasche* aus seiner Pfeife oder Pfeifensaft, der sich in der Pfeife abgelagert hatte. Auch suchte er nach einem *Bovist* und gab den Staub dieses Schwammes darauf. Der Bovist wird in Krusdorf als „Rossvist" bezeichnet.

Auf schmerzende oder entzündete Augen bindet man eine in *Milch* aufgeweichte Semmel mit einem Tuch.

Mit einem Tee aus der *Meerzwiebel* treibt man das überschüssige Wasser aus dem Körper ab.

Kindern wird bei Bauchweh ein warmer „irdener" (Ton) *Hafnerdeckel* auf den Bauch gelegt.

Den *Wurmsamen* gab es zu kaufen. Vermischt mit geröstetem Zwiebel, treibt man die Würmer im Körper ab.

Bei Gelbsucht hat man *Knoblauchzehen* „angeschnorst" (mit Zwirn zu einer Kette

gereiht) und als Kranz um den Hals gehängt. Der Knoblauch soll die Krankheit
ausziehen.

Auf Brandwunden streicht man *Lilienöl*:
Die Gartenlilie gibt man in ein Glas und
stellt es so lange an die Sonne, bis sich ein
Öl bildet.

Auch *Sauerkraut* wird auf Brandwunden
gelegt.

Als *Bauernregel* gilt auch, dass man sich
nur bei zunehmendem Mond operieren
lassen soll. Wenn der Tag abnimmt, ist
das Operieren ebenfalls nicht ratsam.

Auch von der heilenden Kraft verschiede-
ner *Quellen* hat Franz Neubauer erzählt.
Zur Pfarre Mureck gehört die Kapelle Maria Helfbrunn, ein Wallfahrtsort mit alter
Tradition, der durch den helfenden Brunnen bekannt wurde.

Von Straden aus wird jedes Jahr am 8.
September nach Helfbrunn gebetet – heu-
te fährt man auch schon mit dem Auto –,
und mit dem Wasser aus dem Brunnen
Helfbrunn wird das Gesicht gewaschen.
Man erhofft sich davon Heilung von
Krankheiten und Schutz gegen Krankhei-
ten für ein Jahr im Voraus.

Franz Neubauer aus Krusdorf berichtete
von einer Wunderheilung des Alois Gien-
hardt vulgo Gratzer in Muggendorf, der bis
zu seinem vierten Lebensjahr keinen
Schritt gehen konnte. Da trug ihn seine
Mutter bei der Wallfahrt am 8. September
nach Helfbrunn, wusch das Kind mit dem
Brunnenwasser, und bereits während der
heiligen Messe konnte der vierjährige Bub
zum Altar vorgehen.

Rezepte für Tiere

Kranke Hühner bekommen *Grammelfett*
(„Krankenschmolz") zu fressen. Vor allem
dann, wenn sie schwer schlucken.

Dem kranken Hund, auch der Katze, wird
ein *Weidenkranz* um den Hals gehängt.

Aufgeblähten Rindern spannt man ein
Strohband ins Maul, damit beim Drauf-
beißen die Gase ausgehen. Auch eine Kette spannt man ins Maul. Angeschlagen
wurden die Rinder meist mit einem Taschenmesser, das nur im rechten Winkel
geöffnet war. („Dabei hat man drei Häute
durchzustechen.") Auf jeden Fall musste
verhindert werden, dass das Rind umfällt,
da sonst der Magen platzte. Deshalb wurde das aufgeblähte Rind mit Ketten aufgehängt.

Hatten kleine Kälber die Gliedergüll, so
wurde ein Stück *Gras* mit der Erde ausgestochen und auf die geschwollenen Stellen aufgelegt. Bei Kälbern, die jünger als
zehn Tage waren, half diese Behandlung
nicht.

Um die Kuh vor dem Zulassen (Belegen) zu
stärken, gab man ihr zwischen zwei Stück
Brot eine *Rote Pfingstrosenblüte* (Pe-
taunerblüah) zu fressen. Dasselbe bekam
sie als Dank auch nach dem Zulassen.

Die Hoffnungen der Bauern lagen nicht
nur bei der Heilkraft der alten Hausmittel,
sondern auch bei den Heiligen. Wallfahrten zu Viehpatronen sind und waren allgemein üblich. Die Bauern beteten, dass
ihr Vieh gesund blieb. So ging man von
Krusdorf aus zur „Saudirn" (Notburga)
nach Jagerberg oder zum Leonhard nach
Feldbach und nach St. Peter am Ottersbach.

Eine Bauernregel besagt, dass der Hundsmonat (23. Juli bis 23. August) für die
Haustiere überhaupt ein schlechter Monat
ist, sie werden leicht krank.

FRANZ NEUBAUER JUN.

IN DEN FUSSSTAPFEN DES VATERS

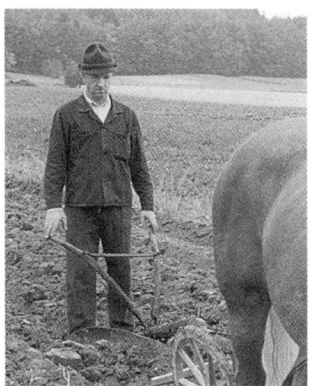

Auch bei Franz Neubauer jun. hat die Volksmedizin einen festen Platz, und wenn sie nicht aktiv angewendet wird, wird zumindest davon gesprochen, wie es einmal war, bevor der Doktor ins Haus kam.

Auch ihm ist die Heilmethode bekannt, sich bei Gelbsucht einen Kranz *Knoblauch* um den Hals zu hängen. Er sollte die Krankheit ausziehen. In Krusdorf war es keine Seltenheit, wenn jemand von den Ortsbewohnern mit einem solchen Knoblauchkranz durch den Ort marschierte.

Auch bei Tieren wendete man eine ähnliche Heilmethode an. Der kranken Katze wurde ein *„Bandwiednkranz"* (Weidenkranz) um den Hals gebunden oder geflochten.

Für Neubauer zählen auch andere Gesetze, die ihre Wurzeln in einer genauen *Beobachtung der Tier- und Pflanzenwelt* haben. So hörte er schon vor vielen Jahrzehnten, dass umherziehende Völker ihre Zelte niemals dort aufschlagen, wo sich die Hunde nicht niederlegen. Hunde sind sehr strahlenempfindlich und vermeiden Schlafplätze, die verstrahlt sind.

Auch für Katzen gilt dieselbe Bauernweisheit. „Katzen liegen nie über Wasseradern, da sie schon die geringsten Erdstrahlen verspüren" (vergleiche Josef Rosenberger, nach dessen Aussage Katzen Strahlungspunkte suchen).

Aus den Gesprächen mit einem *Wünschelrutengänger* und den dabei gemachten Beobachtungen geht hervor, dass sich unterirdische Wasseradern sehr schlafstörend auswirken. Darin wurzelt auch der Spruch: „Er hat sein Haus fertiggebaut, dann erkrankte er und starb."

Wünschelrutengänger führen diesen Tod oft auf krankheitserregende Wasseradern zurück, über die das neue Haus gebaut wurde. Wenn festgestellt wird, dass ein Bett über einer Wasserader steht, so sollte es schnellstens verstellt werden. Vereinzelt wird auch *Salz* unter das Bett gestreut, damit die Strahlen abgehalten werden. Diese Wasseradern sollen sogar krebserregend wirken, verbunden mit falscher Ernährung sollen sie katastrophale Auswirkung auf die Gesundheit haben. Als nicht gesund bezeichnet Neubauer aber z. B. auch gebleichtes Mehl, gefrorenes Gemüse, eingefrorene Schwämme und eingefrorene Hühner. Vakuumverpackter Kaffee, Joghurt und täglich 7/10 l Wein seien sogar Gift. Gegen Most hingegen hat er nichts einzuwenden.

Mit der Wünschelrute könnten sogar Krankheiten an Kleidungsstücken, die von erkrankten Menschen noch vor fünf Jahren getragen worden waren, erkannt werden. Interessant ist auch die Feststellung, dass Kinder bis zum fünften Lebensjahr gegen Erdstrahlen geschützt sind.

Anna Neuherz

Solvermilch gegen Husten

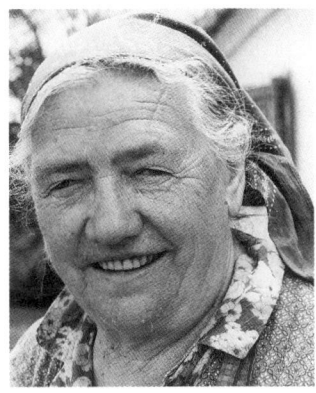

Die Bäuerin Anna Neuherz aus Johnsdorf übernahm ihre Hausmittel von ihrer Mutter und den Nachbarn.

Rezepte für Menschen

Kalmuswurzelschnaps ist das beste Mittel bei Magenbeschwerden. Dazu wird Kalmus in Schnaps eingelegt und 14 Tage an die Sonne gestellt. Die Wurzelstücke werden in der Apotheke gekauft.

Kamille, mit *Kümmel* vermischt und zu Tee bereitet, lindert Bauchschmerzen.

Für den Magen ist *Käsepappeltee* und bei Husten „*Solvertee*" (Salbei) besonders gut. „*Solvermilch*" (Salbeimilch) wirkt bei Husten mildernd. Dafür kocht man 1/2 Liter Milch und gibt zehn Blätter Salbei dazu.

Eitrige Wunden werden mit der Wundsalbe von der *Ringelblume* behandelt. Die Salbe wird mit einem Leinenfleck aufgelegt.

Rezepte für Tiere

Gegen die Windkolik bei Rindern werden zwei *Knoblauchknollen* in einem Liter Wasser gekocht und *Kümmel* mit *Kamille* dazugegeben. Dem Rind wird diese Tinktur mit einer Flasche in das Maul geschüttet.

Ist das Rind verstellt, so kocht man *Leinsamen* so lange, bis ein sulziger Schleim entsteht, und gießt es dem Tier lauwarm mit der Flasche ins Maul.

Maria Pammer

Ein Wundermittel bei Geschwülsten

Das am eigenen Körper verspürte Leid führt oft zum Griff nach einem Hausmittel. So war es auch bei der Mutter von Maria Pammer aus Markt Hartmannsdorf, die als sechsjähriges Mädchen unter einem dick angeschwollenen Hüftgelenk und Oberschenkel litt. Mehrere Ärzte wurden zur Behandlung herangezogen, doch keiner konnte helfen. Die Schmerzen wurden so groß, dass bereits die geringste Berührung der Stelle unerträglich war. Von der Schule zurückgestellt, lag sie wochenlang im Bett, bis sich das Geschwür öffnete und große Mengen Blut und Eiter austraten. Die Hüften blieben bis zum 35. Lebensjahr geschwollen, die Schmerzen ließen ein Gehen nur mit dem Stock zu. Nach der Behandlung mit Hafer verbesserte sich das Krankheitsbild, und die Schmerzen ließen nach.

In der Familie erzählte man sich von einem alten Hausmittel, das bei Geschwülsten schon von den Vorfahren erfolgreich angewendet worden war: *Haferkörner* werden auf der Herdplatte so lange geröstet, bis sie schön goldbraun werden und einen angenehmen Geruch abgeben. Dieser geröstete Hafer kommt in ein Leinensäckchen und wird sorgfältig aufbewahrt. Bei Entzündungen wird das Säckchen mit den Körnern erwärmt und auf die schmerzende Stelle gelegt.

Dieses einfache Hausmittel soll auch mildernde Wirkung bei Rheuma und Gicht haben. Sollten aber die Schmerzen derart groß sein, dass ein Schwindelgefühl auftritt, so werden zusätzlich in *Essig* getränkte Tücher (Essigflecken) auf Stirn und Nacken gelegt.

Das Säckchen mit gerösteten Haferkörnern gehört zu den wichtigsten Hausmitteln der Familie Pammer, das auch heute noch immer griffbereit zu Hause liegt.

Zuckerkranke sollen auf nüchternen Magen täglich sauren *Mostessig* trinken und auch sonst sauer essen.

JOSEF PATTER
SCHNAPSBROT FÜR DIE ROSS

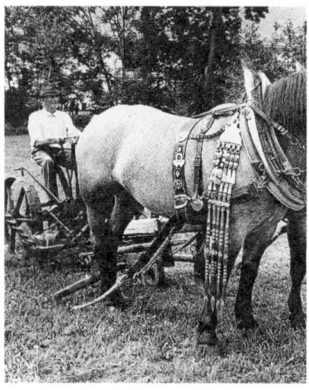

Der Pferdebauer Josef Patter in Stainz bei Straden setzte noch im Jahr 2000 seine Pferde nicht nur für Kutschenfahrten, sondern auch zur Feldarbeit ein. Im Laufe von 60 Jahren hatte Patter rund 800 Pferde besessen. Für die Nachzucht errichte-

te er in seinem Hof einen Hengststand, wo Stuten aus der gesamten Region von Patter-Hengsten gedeckt wurden. Im Patter-Stall in Stainz bei Straden standen sogar vom Staat zur Weiterzucht zur Verfügung gestellte Hengste. Das Pferd wird von Patter als „Ross" bezeichnet und bedarf besonderer Pflege und Aufmerksamkeit. Besonderes Augenmerk legte Patter auf die Gesundheit seiner Rosse. „Vor jedem Einspannen bekommt jedes Ross ein Stück *Brot,* auf das zuvor ein Stamperl *Schnaps* geschüttet wurde. Hat ein Pferd Kreuzschlag, so werden in einem Liter Schnaps vier Würfel *Kampfer* aufgelöst und damit der Pferderücken fest eingerieben. Nebenbei wird dem Pferd ein Stück Brot mit ein wenig Kampferschnaps eingegeben", sagt Patter.

MARIA POCK
BLUTERGÜSSE
ERFOLGREICH BEKÄMPFT

Otto Neuhold lebte in Unterweißenbach bei Feldbach und wurde im Zweiten Weltkrieg auf einem Kriegsschiff am Rücken verletzt, so dass nichtheilende Blutergüsse blieben. In seiner Heimat, in Neusetz bei Straden, wurde er bei einem Heimaturlaub von der Bäuerin Maria Pock vulgo Madl behandelt, und die Blutergüsse waren sofort weg.

Maria Pock wendete das sogenannte *„Köpfl setzen"* an. Dazu hatte sie ein kleines Metallkasterl, so zirka sechs mal sechs Zentimeter, an dessen Unterseite sich Schlitze befanden. Aus diesen Schlitzen schnellten über eine Feder scharfe Messer hervor. Dieses Kästchen legte sie auf die Blutergüsse und ritzte ganz fein die Haut auf. Dann nahm sie zylinderförmige, kleine Metallbehälter, füllte ein wenig Spiritus ein und setzte sie brennend auf die aufgeritzten Blutergüsse. Dabei entstand ein Vakuum, und die Zylinder blieben auf der Haut haften. Auf jeden Bluterguss kam ein Zylinder, der beim Aufsetzen kurz brannte und dann haftete. Das Vakuum zog das gestockte Blut aus, und die Blutergüsse waren weg.

AUGUST UND ANDREAS POLLER

SCHWEINEGALLE FÜR GEFRORENE HÄNDE

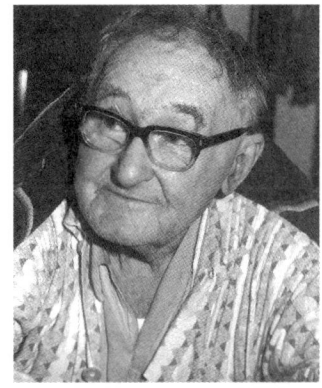

August Poller.

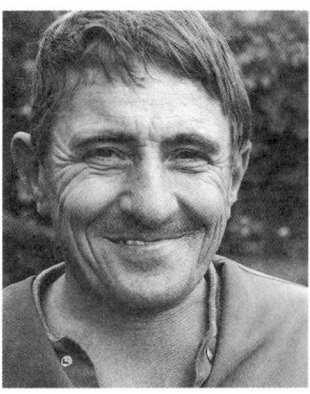

Andreas Poller.

August Poller aus Raabau interessierte sich für alles, was mit der Heimat zusammenhing. Er wurde 1902 in Raabau geboren, wo er auch starb, hatte vier Kinder und war immer in der Landwirtschaft tätig. Er wendete Hausmittel bei Menschen und bei seinen Haustieren an. Seine Frau und seine Eltern sammelten die Heilkräuter. Die Rezepte und Hausmittel der Familie wurden von Generation zu Generation weitergegeben. Auch sein Bruder Karl (siehe Maria Poller, die Kräuter-

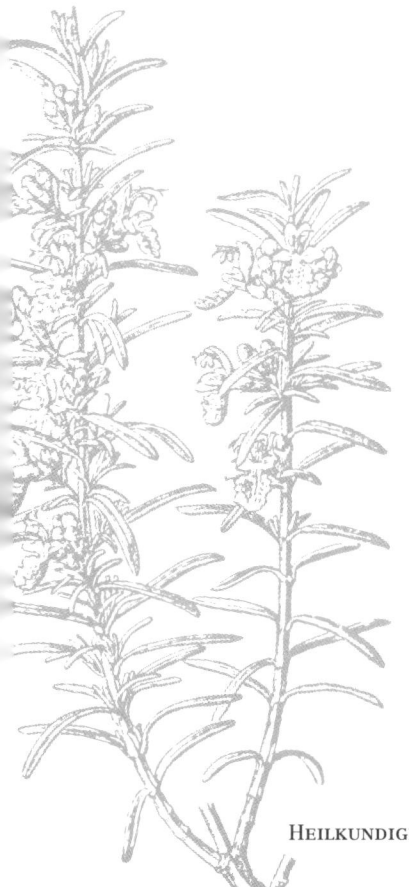

tant aus St. Stefan) war der Volksmedizin engstens verbunden.

REZEPTE FÜR MENSCHEN

Nur mit doppeltgebranntem *Schnaps* reibt man Verrenkungen ein. Auch bei Verkühlungen wird zum Einreiben Doppeltgebrannter genommen. Weniger wirkungsvoll hingegen zeigt sich der Schnaps, wenn er so verwendet wird, wie ein altes Sprichwort besagt: „Den Schnaps austrinken und mit dem leeren Flaschenboden auf der erkrankten Stelle reiben."

Harntreibend wirkt ein Teeaufguss aus *Horminkraut*. Geerntet wird die ganze blühende Pflanze.

Spitzwegerich wird frisch gepflückt, in ein Leinentuch eingedreht und damit, fest in der Faust gehalten, auf einen Tisch geklopft. Danach wird das Kraut im Leinentuch ausgepresst. Der ausrinnende Saft wird zu gleichen Teilen mit Honig vermischt. Angewendet wird der Saft bei Magenschmerzen.

REZEPTE FÜR TIERE

Hatte das Rind Blähungen, so bekam es *Fleischboatzwasser* in das Maul geschüttet. Dieses Boatzwasser blieb beim Fleischeinbeizen übrig und wurde aufbewahrt. Man nimmt zerstoßenen Knoblauch, Salpeter, Salz, Wacholder, Lorbeerblätter, Kümmel und Koriander und reibt damit das Schweinefleisch, das geselcht werden soll, ein. In dieser Brühe bleibt das Fleisch zirka zwei bis drei Wochen liegen, und es bildet sich ein scharfer Saft. Dieser Saft ist dann das sogenannte Fleischboatzwasser, von dem 1/2 Liter mit einer Flasche dem Rind ins Maul geschüttet wird.

Waren die Rinder aufgebläht, also „verstellt", wie die Bauern sagen, so bekamen sie eine *Brotmehlkugel mit Kräutern:* Man nimmt Brotmehl und vermengt es mit Bittersalz, Glaubersalz, zerstoßenem Knoblauch und Kranabeer (Wacholder), feuchtet das Mehl an und formt daraus eine knödelgroße Kugel. Diese wird dem Rind ins Maul gesteckt, damit es wieder „misten" kann. Half diese Kugel nicht und das Tier blieb aufgebläht, so musste es mit einem Metallstift oder Messer beim Bauch angeschlagen (angestochen) werden, damit die Gase (Luft) entweichen konnten.

Kamen die kleinen Ferkel vom Mutterschwein weg, wurden sie oft „gülli" oder „rappi". August Poller bezeichnet „gülli" als gelb, und mit „rappi" meint er „krätzert". Dann bekamen sie einen Tee aus der Wurzel vom *Güllkraut* (Schwarze Nieswurz, giftig). Die Güllwurz wurde aber auch in die aufgeschnittenen Ohren der Schweine gesteckt.

Im Haus Poller in Raabau hat die Verwendung von Heilkräutern alte Tradition. Andreas Poller, der Sohn von August, wurde 1938 in Raabau geboren, wo er seinen Bauernhof bearbeitete. Das meiste Wissen um Hausmittel hat er von seiner Mutter übernommen, die immer einen großen Vorrat an Heilkräutern im Haus hatte. Mit ihrem Tod ging ein großer Teil ihrer volksmedizinischen Kenntnisse verloren.

REZEPTE FÜR MENSCHEN

Einen nervenstärkenden Teeaufguss kann man aus dem *Johanniskraut,* vermischt mit *Melisse,* zubereiten.

Bei Grippe wirkt ein *Lindenblütentee* schweißtreibend.

Gegen Ruhr hilft ein *Eichenrindentee*. Man schneidet die Eichenrinde bis zum Stamm ab und kocht damit einen starken Tee.

Der *Rainfarn* (Ruafl) wird blühend gesammelt und getrocknet. Ein Teeaufguss mit Ruafl mindert Bauchschmerzen.

Mit der *Weinbergschnecke* soll man die Warzen über längere Zeit einreiben, sie vergehen dann bald.

Die *Schweinegalle* wurde im Haus Poller beim Schlachten nie weggeworfen, sondern aufbewahrt. Hatte jemand von den Hausbewohnern gefrorene Hände oder Zehen, wurden sie mit dieser Galle eingerieben.

Rezepte für Tiere

Einer schwachen Kuh, die sich nach der Geburt eines Kalbes nicht erheben kann, gibt man einen halben Kübel *Bohnenkaffee* oder einen halben Kübel *Most* als Stärkungsmittel.

In Wunden der Haustiere stopft man *terpentinölgetränkte Watte* und schüttet Terpentinöl auch über die Wunde.

Schmer (Bauchfett der Schweine) wird mit verschiedenen Zusätzen und Kräutern – wahrscheinlich Bittersalz, Knoblauch und Wacholder – vermischt, zu einer Kugel geformt (knödelgroß) und dem Vieh in das Maul gesteckt. Diese Schmerkugeln helfen, wenn das Vieh verstellt (aufgebläht) ist.

Damit bei Kälberkühen die Nachgeburt leichter weggeht, kochte man *Gloder* (Glader, Loder), ein Gemisch von Leinsamen, Eibisch, Salbei und Kleie. Die Kuh wird mehrere Tage lang mit dem verdünnten Gloder gewässert.

Maria Poller
Die Kräutertant aus St. Stefan i. R.

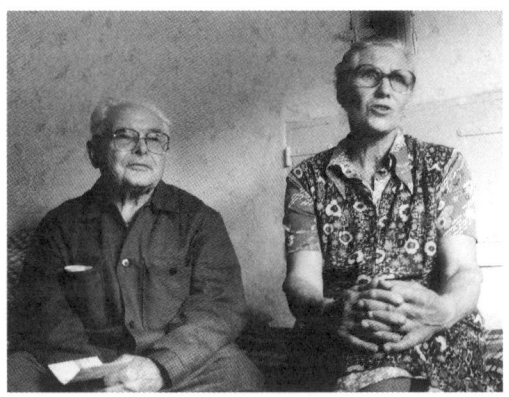

Man nannte sie nicht unbegründet „Kräuterwabn" oder „Kräutertant", denn Maria Poller aus Lichendorf (Gemeinde St. Stefan i. R.) war mit Kräutern und Hausmitteln bestens vertraut. Ihr Bauernhaus glich einer kleinen Apotheke, Flascherln, Gläser und getrocknete Kräuter gab es in fast jedem Raum. Das Hauptdepot befand sich neben der Küche, wo die meisten der Heilmittel lagerten. Die Kräuter sammelte sie selbst und züchtete sie teilweise auch im eigenen Hausgarten. Den größten Teil ihres Wissens hatte sie von ihren Vorfahren; ihr Vater war als „Viehdoktor" bekannt. Nebenbei verwendete sie auch Kräuterbücher, wie z. B. jenes von Maria Treben. Auch ihr Mann Karl wusste von seiner Mutter über Heilkräuter Bescheid. Maria Poller, 1916 als Maria Zechner in Frauenbach bei St. Stefan geboren, wurde beim Aufsammeln von zusammengeführten Igeln, woraus sie Igelfett gewinnen wollte, bei einem Verkehrsunfall getötet. Die *Kräutersammlung* der Familie Poller umfasste Schafgarbe, Weidenröserl, Brennnessel, Ehrenpreis, Kindelkraut, Eibisch, Wermut, Kalmuswurzel, Lindenblüten, Güllwurz, Zentauer, Birkenlaub, Weißdorn, Zinnkraut, Schlüsselblume, Ruafl, Käsepappel, Holunderblüten, Goldminzenblüten, Zitronenminze, Johanniskraut, Spitzwegerichsamen und -blätter, Löwenzahn, Ringelblume, Arnika, Pfefferminze und Frauenmantel.

Rezepte für Menschen

Bei Husten und Lungenerkrankungen nahm Maria Poller dreimal täglich einen Kaffeelöffel vom *Lustocksaft* ein: Vom Lustock, Helfenbeinkraut oder auch Maggikraut (Liebstöckel) genannt, wird eine Schicht in ein Glas gelegt, darauf kommen ein wenig Spitzwegerichblätter und Thymian und eine gleich hohe Schicht Zucker. Dann wieder die Kräuter und der Zucker, so lange, bis das Glas ganz an den Rand Schicht auf Schicht fest gefüllt ist. Nun wird das Glas fest verschlossen und in der Erde eingegraben. Auf die Glasoberseite kommt ein Brett mit einem großen Stein, damit kein Tier dazukommt, und alles wird mit Erde überhäuft. So bleibt nun das gefüllte Glas fünf bis sechs Wochen bei gleichbleibender Erdwärme unter der Erde. Dabei ist besonders wichtig, dass das Glas ganz gefüllt ist, da sich sonst Schimmel bildet. Nach diesen Wochen der ruhigen Lagerung schüttet man den ganzen Glasinhalt in ein Leinentuch und presst ihn aus. Dazu verwendete Maria Poller manchmal auch eine Erdäpfelpresse. Der Saft wird nun noch einmal erhitzt, in Gläser abgefüllt und gut zugebunden. Anstatt es fünf bis sechs Wochen in Erde einzugraben, kann man das Glas auch vier bis fünf Wochen an die Sonne stellen.

Huflattichsaft nimmt man täglich mehrmals bei Lungenbeschwerden ein. Die Zubereitung des Huflattichsaftes ist dieselbe wie die zuvor beschriebene beim Lustock. Man nimmt nur andere Kräuter: frische Huflattichblätter sauber waschen und abtrocknen, die Blätter leicht klopfen und dann schichtweise Blätter und Zucker ins Glas. Das Glas am nächsten Tag bis zum Rand nachfüllen, verschließen, vergraben (5–6 Wochen), pressen, aufkochen, abfüllen.

Für *Löwenzahnsaft* braucht man 120 Blüten, die in 1 Liter Wasser aufgekocht werden und eine Nacht stehen bleiben. Dann abseihen, noch 1 Liter Wasser und 2 Zitronen dazu, und solange kochen, bis der Saft dickflüssig rinnt.

Ein gesundes Getränk kann man aus der *Goldminze* zubereiten. Man lässt 2 Liter Wasser und 1 1/2 Kilogramm Zucker aufkochen, gibt 1/2 Liter Minzenblüten dazu und lässt dies nun zugedeckt ziehen. Zwischendurch mehrmals umrühren und 24 Stunden ruhen lassen. Nun wird abgeseiht und in Flaschen abgefüllt. Man kann dem Goldminzensaft auch vor dem Abfüllen ein wenig Schnaps zugeben.

Dieselbe Möglichkeit für die Saftzubereitung besteht auch bei der *Zitronenminze,* doch hier verwendet man nicht die Blüten, nur die Blätter.

Arnikaschnaps wird bei verschiedenen Beschwerden verwendet. Niemals sollte man Arnikaschnaps auf Wunden geben, „das ist wie Gift und sehr gefährlich". Die Arnikablütenblätter werden in Schnaps angesetzt und einige Wochen ruhig stehen gelassen. Bei Kopfweh und Magenschmerzen nimmt man diese Medizin tropfenweise auf Zucker ein.

Die ganze Arnikablüte in Schnaps angesetzt, ergibt eine gute Einreibung. Sowohl beim Vieh als auch beim Menschen sollen verstauchte Glieder mit diesem Schnaps mehrmals eingerieben werden.

Bei Prostatabeschwerden gibt es ein Teegemisch: *Weidenröserl, Birkenlaub* und *Schafgarbe* zu gleichen Teilen vermischt mit heißem Wasser aufgießen. „Jo nicht sieden", warnte Maria Poller.

Nierensteine bekämpft man mit *Spitzwegerichsamen.* Man soll davon täglich mehrmals einen Kaffeelöffel voll einnehmen.

Dreimal täglich nimmt man bei Herzbeschwerden einen Kaffeelöffel *Ehrenpreiswein:* Ehrenpreiskraut mit den Blüten und einige Rosmarinblätter werden in Weißwein angesetzt und 3 bis 8 Tage stehen gelassen. Dann abseihen und abfüllen.

Aus *Ehrenpreiskraut* mit Blüten bereitet man einen Teeaufguss gegen Herzbeschwerden.

Rauchen gewöhnt man sich durch das Kauen der *Kalmuswurzel* (Acorus calamus) ab. Man reinigt die gesammelten Wurzeln, schneidet sie in kleine Würfel und lässt sie trocknen. Wenn man Lust auf eine Zigarette verspürt, zerkaut man einige der bitteren Wurzelstücke.

Kalmuswurzelstücke sind für einen Magentee vorzüglich. Die Pflanze wird im Raum St. Stefan i. R. „Kolmus" genannt.

Bärlapp kam für Maria Poller auf verschiedene Weise zur Anwendung. Sie war einmal selbst so krank, dass sie kein Wort mehr hervorbrachte, dann trank und gurgelte sie ein Teegemisch aus *Schafgarbe, Bärlapp* (Lycopodium clavatum) und *Labkraut* (Galium), und nach zwei Tagen konnte sie wieder normal sprechen.

Auf schmerzende Stellen legt man frisches Bärlappkraut und verreibt damit ein wenig. Dies wirkt äußerst krampflösend. Bei Krampfhusten reibt und legt man Bärlapp auf die Brust.

Auf offene, nässende Wunden werden *Bärlappsporen* gestreut. Man sammelt die Bärlappsporen, ein feines, gelbes Mehl, das aus den Sporenbehältern geschüttelt wird, zur Sporenreife im August und September. Dieses gelbe, äußerst feine Mehl wird auf die Wunde gestreut. In St. Stefan i. R. wird dieses Sporenmehl auch „Streupulver" genannt.

Bei Halsweh, Magen- oder Nierenbeschwerden trinkt man einen Teeaufguss von der *Bibernellenwurzel.*

Ein Sprichwort hatte für Maria Poller besondere Gültigkeit: „*Kranabeer* (Wacholder) und *Bibernell,* kommt der Tod nicht so schnell."

Krampflösend wirkt auch das *Hirtentäscherl* (Capsella bursa pastoris). In ein Sackerl wird das Kraut gefüllt und auf die verkrampfte Stelle gelegt oder als Teeaufguss getrunken.

Die *Ringelblumensalbe* wirkt gegen Entzündungen und Krampfadern: Man nimmt eine Handvoll Blüten und einige Blätter der Ringelblume und röstet sie im Schweinefett kurz an. Dann zugedeckt abkühlen lassen, noch einmal aufwärmen und abfüllen.

Vielfache Heilkraft wird dem *Johanniskrautöl* nachgesagt: Man nimmt 1 Teil Blüten und 3 Teile weißes Öl (Speiseöl) und setzt die Johannisblüten darin an. Dieses Öl wirkt schmerzstillend auf Wunden.

Rezepte für Tiere

Wahre Wunder erzählt man sich vom „*Igelfett".* Dem Igel wird der Stachelpanzer abgezogen und das Fleisch gebraten, bis ein Öl aus dem Fleisch rinnt. Dieses Öl wird abgefüllt. Hat ein Kalb ein Nabelgeschwür, so wird dieses Igelöl auf das Rückgrat, dort, wo sich die Haare teilen, mehrmals aufgeschmiert. Es wird auch bei Knochenbrüchen, die nicht heilen, bei Mensch und Tier angewendet.

Leiden Schweine an Würmern, so wird *Ruafl* (Rainfarn) in Wasser angesetzt oder zu Tee verkocht und den Schweinen zu trinken gegeben.

Hat das Schwein Rotlauf, so wird der ganze Körper mit *Johanniskrautöl* mehrmals abgewischt und das Schwein mit Heu zugedeckt. Bei Kühen wird das Euter bei Entzündungen damit eingerieben. „Niemals darf ein Kuheuter mit Schmalz eingerieben werden, da die ganze Milch fortgeht. Besonders schlecht ist Rinderschmalz, das ist Butterschmalz", sagte Frau Poller. Hat das Vieh Durchfall, so gibt man ihm einen Aufguss vom *Kindelkraut* (Thymian).

ELFRIEDE UND PETER POLZ

DINKEL HEILT DAS BLUT

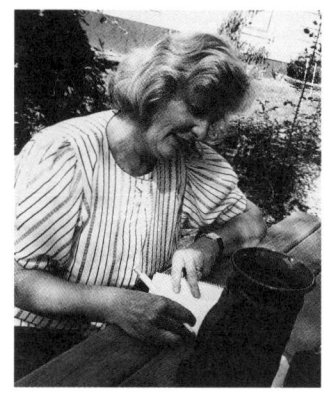

Dinkelweckerl sind die Spezialität von Elfriede Polz.

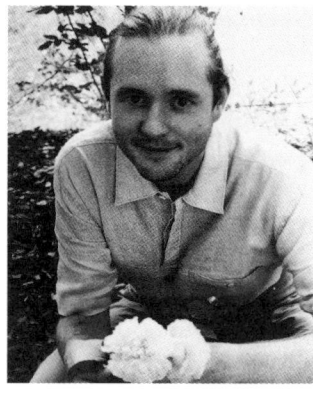

Peter Polz legte einen Rosengarten an.

Das Getreide Dinkel und Rosenblütenblätter stehen bei Elfriede und Peter Polz in Stainz als allzuwenig beachtete Volksheilmittel in Verwendung. Sowohl Dinkel, Einkorn und Amaranth als auch Rosen werden auf dem eigenen Grundstück ohne Spritzmitteleinsatz gezüchtet, zum Teil selbst verwertet oder als biologisches Produkt weiterverkauft.

Elfriede Polz empfiehlt selbstgebackene Dinkelweckerl zur Stärkung der körperlichen Konstitution und zur Blutheilung. Dinkelrezepte kommen in vielfältiger Weise

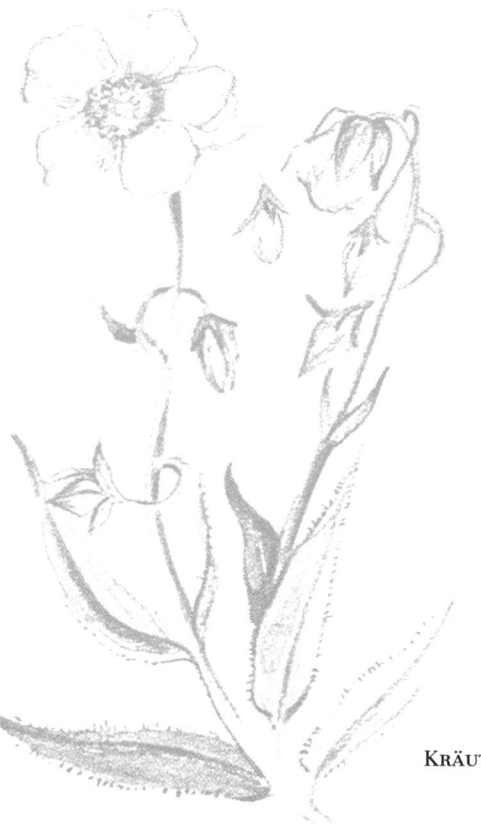

bereits in den Kochrezepten der Hildegard von Bingen vor. Elfriede Polz fertigt ein spezielles *Dinkelweckerl* an, dessen Rezeptur sie hier erstmals bekannt gibt. Es werden 2 kg nicht zu grob gemahlenes Dinkelmehl mit einem Würfel Germ in 1 l lauwarmem Wasser, 1/4 l Sauermilch mit Brotgewürz und 3 Teelöffel Salz aufgelöst, zu Teig geknetet und zu Weckerln gebacken.

Es besteht auch die Möglichkeit, ein Dinkelweckerl süß zuzubereiten. Für den Teig werden 2 kg Dinkelmehl, 1 Würfel Germ, Milch, 10 dag Butter, Rosinen, 2 Teelöffel Salz und 10 dag Zucker benötigt.

Ein Dinkelabfallprodukt, die Spelzen, das sind die Schalen, die das Dinkelkorn umhüllen, werden zum Füllen von Polstern und Bettdecken verwendet. *Dinkelspelzen* sollen über die Eigenschaft verfügen, elektromagnetische Strahlen und sogar atomare Strahlen abwehren zu können.

Auf dem Getreideanbausektor erblühte in den letzten Jahren eine enorme Vielfalt. Es finden sich vermehrt Sorten wie Dinkel, Grünkern, Triticale, Hafer, Hirse und Buchweizen (Heiden). Bei der Broterzeugung spielen diese Getreidesorten auch eine wichtige ernährungsphysiologische Rolle. Das Inka-Getreide Amaranth hat einen Eiweißanteil von 16 Prozent. Wichtig beim Enthülsen von Getreide ist, dass die Randschichten erhalten bleiben, in denen die Vitamin- und Mineralstoffe enthalten sind.

Darüber hinaus werden Blütenblätter verschiedenster Rosenarten getrocknet und bei unterschiedlichsten Krankheiten gekaut und gegessen. Peter Polz berichtet auch von der blutreinigenden Wirkung des *Rosenblättertees,* der sowohl Herz als auch Kreislauf stärkt. „Die Rose und der Apfel sind dem Planeten Venus zugeordnet und somit der Liebe gewidmet. Re-

zepturen aus Rosenblättern tragen zur Heilung des Herzens bei", so Peter Polz.

Kontakt: Elfriede und Peter Polz, Sauerbrunnstraße 76, A-8510 Stainz, Tel. 0699/10030500.

EMMA UND ANTON PRANGER

DIE PECHBRENNER AUS PRETAL

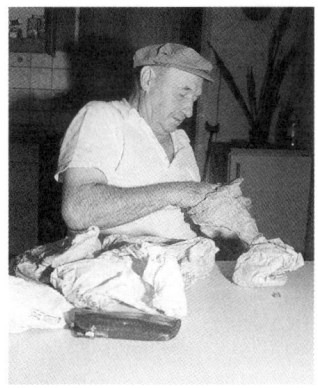

Krankheiten werden in der Familie Pranger in Pretal bei Kapfenstein schon seit Generationen mit alten Hausmitteln behandelt. Anton Pranger wurde 1914 in Pretal geboren, seine Frau Emma 1920 in Windisch-Minihof. Anton Pranger war immer Landwirt. In seinem Hausgarten pflanzt er Salbei, Anis, Eibisch, Melisse, Pfefferminz, Kamille, Thymian und Rosmarin. Die übrigen im Haus verwendeten Pflanzen werden gesammelt.

Anton Pranger hat sich auf die *Teezubereitung* spezialisiert. Er verwendet pro Tasse einen gestrichenen Esslöffel voll Pflanzenteile und bei Kindern eben weniger. Die Pflanzen und Früchte werden im getrockneten Zustand verwendet, der

Reichtum an Teesorten ist beinahe unerschöpflich:

Kranawet (Wacholderbeeren) zur Appetitanregung;

Käsepappel als Magentee;

bei Verstopfungen *Brombeerblätter;*

zur Blutreinigung *Löwenzahn* oder Löwenzahnwurzeln;

Tausendguldenkraut oder *Wermut, Bibernell, Minze* als Magentee;

Melisse zur Nervenberuhigung;

Rosmarin bei Herzschwäche;

Anis bei Asthma;

Kümmel zur Windtreibung;

Holunderblüten sind schweißtreibend.

Bei Lungenbeschwerden und Husten hilft das *Lungenkraut* oder die *Königskerze,* die im Volksmund „Himmelbrand" genannt wird.

Das beste Mittel bei Verstopfungen ist ein Tee mit *„Schlechendornblüten"* (Schlehdorn).

Bei Blasenleiden hilft ein Teeaufguss mit dem *Steinkraut* (Samtkraut).

Die Hüllen der Bohnen *(Schote)* ergeben einen Tee gegen zu hohen Blutzuckergehalt.

Zu den wassertreibenden Mitteln gehört ein *Petersilienwurzel-* und *Selleriewurzeltee* oder ein Tee aus den aufgekochten *Hespelfrüchten,* Hespel oder Mispel (Mespilus germanica) bezeichnet. (Bei Tieren aus aufgekochten Zweigen.) Diese Heilpflanzen werden einzeln verwendet oder vermischt.

Bei Kehlkopferkrankungen wird *Kindelkrauttee* (wilder Thymian) gegurgelt und schluckweise getrunken. Wie der wilde Thymian zu seinem Namen „Kindelkraut" kam, wird so erklärt: Mit Kindelkraut reibt man den Bienenkorb innen aus, mit dem man einen Bienenschwarm einfängt. Durch den intensiven Geruch des Kindelkrautes geht die Bienenkönigin leicht in den Korb. Daher nennt man den Thymian Kindelkraut, womit „Königinkraut" gemeint ist.

Bei Blähungen nimmt man tropfenweise eine Tinktur aus je 1 Löffel *Kümmel* und *Kamille* und setzt sie in 1 Liter Schnaps einige Wochen an. Nach der Einnahme einiger Tropfen sollte man eine Zehe *Knoblauch* essen.

Als Badezusatz werden *Fichtennadeln* verwendet. Man nimmt Fichtennadeln und lässt sie in zwei Liter Wasser aufkochen, seiht ab und schüttet diesen Fichtennadelansatz in das Badewasser. Bei Verkühlungen wird das aufgekochte Fichtennadelwasser für ein Dampfbad verwendet. Der Erkrankte beugt sich über den Topf mit dem Wasser, verhüllt den Kopf mit einem Tuch, dass sich darunter ein Dampfstau entwickelt, und bleibt so längere Zeit verhüllt.

Bei Ohrenschmerzen nimmt man vom Heuboden *Heublumen* und macht damit einen Teeaufguss. Dann steckt man sich einen Trichter an das Ohr, so dass die breite Einschüttstelle in den Heublumendampf reicht, und leitet die heißen Dämpfe in das Ohr. Über den ganzen Kopf wird ein Tuch geworfen, um die Dämpfe in dieser Glocke zu halten.

Bei Hämorrhoiden (im Volksmund „Hämerhoiden") lässt man *Eichenrinde* aufkochen und setzt sich dann in das lauwarme Wasser.

Bei Entzündungen (Volksmund „Rotlauf") und Abschürfungen kocht man *Ruafl* (Rainfarn) auf und badet diese Stellen darin.

Auf Brandwunden gibt man *Lilien-* oder *Johannisöl.*

Auf Abszesse kommt ein *Brei.* In frisch gemolkene Milch werden Leinsamen, Kamille und Weizenmehl zu einem Brei verkocht und mit einem Leinentücherl auf das Abszess aufgelegt. Wenn der Eiterherd sichtbar wird, kommt fein destilliertes Fichtenpech, das bei frisch geschnittenen Brettern herausrinnt, darauf.

Eine gute *Zugsalbe* soll mit *Fichtenpech* erzeugt werden. Das Fichtenpech muss zuvor destilliert werden. Dazu benötigt man eine Blechdose, in deren Boden einige kleine Löcher geschlagen werden, und gibt die Pechstücke hinein. Dann gräbt man in die Erde ein Loch, genauso groß, dass eine weitere Dose hineinpasst und der Erdboden mit der Dosenoberseite abschneidet. Jene Dose mit dem Fichtenpech wird auf diese Dose gestellt und daneben auf dem Boden ein Feuer entzündet, so dass das Pech zu schmelzen beginnt und durch die Löcher in die untere Dose rinnt. Dieses so destillierte Fichtenpech ist der Grundstoff für die Salbe. Den ganzen Vorgang nennt man Pechbrennen.

Dieses Fichtenpech vermischt man nun mit Bienenwachs und mit ein wenig Vorlauf vom Schnapsbrennen (das ist der erste starke Schnaps, der beim Brennen abrinnt). Anstatt Schnaps kann man auch Spiritus verwenden. Dies alles wird nun in altem Schmer (Darmfett) langsam gekocht und solange vermischt, bis eine streichfähige Salbe entsteht. Nach dem Abkühlen wird diese Salbe mit einem Leinentuch auf das Abszess aufgelegt.

Dieselbe Salbe erfüllte auch einen weiteren Zweck, und zwar wurde sie beim Veredeln der Bäume zum Verschmieren der veredelten Stellen verwendet.

Das Fieber nimmt ein „*Krendampfl*". Man reibt dazu eine Krenwurzel und vermengt diese mit Sauerteig (im Volksmund „Dampfl"), der in den Bauernhäusern zum Brotbacken bereitliegt. Dieses Krendampfl wird dann dem Erkrankten auf die inneren Handflächen und auf die Fußunterflächen („Fußtritt") aufgelegt oder aufgeschmiert. Man kann auch rohe Erdäpfel fein schaben und dieses Geschnitzel auf dieselben Körperstellen legen. Auch die *Erdäpfel* sollen das Fieber ausziehen.

Gegen Kopfweh hilft frisch geschabter *Kren,* der in ein Tuch eingewickelt und wie ein Stirnband um den Kopf gebunden wird. Zur Stuhlanregung werden getrocknete *Zwetschken* gekocht und dieses Kompott gegessen.

Als Kräftigungsmittel nach einer Grippe schneidet man einige Schnitten von einem *Brot* vom Vortag und dörrt sie beidseitig auf der warmen Herdplatte. Diese Brotschnitten werden in einen Teller gelegt und mit gezuckertem Most oder verdünntem Wein übergossen und gegessen.

Eine gesäuerte *Mehlsuppe* ist bei Magenverstimmung ein wirksames Gesundungsmittel. Zubereitet wird diese Suppe, indem in Wasser Knoblauch und ein Schuss Essig sowie in Wasser angerührtes Mehl kommt und aufgekocht wird. Ist die Suppe fertig, so wird mit Grammelschmalz ein wenig abgeschmalzen.

Bei Blutvergiftungen wird frischer *Topfen* aufgelegt. Frisch gemolkene Milch lässt man aufkochen und gibt dann ein wenig Mostessig dazu, wonach die Milch zu Topfen stockt. Dann wird abgeseiht und der Topfen auf die schmerzhafte Stelle gelegt.

Auf Geschwülste kommt frisch geröstete *Zwiebel.* Man nimmt feste Zwiebelscheiben, legt sie auf die heiße Herdplatte und lässt sie ein wenig rösten. Danach wird sie auf die Geschwulst gelegt.

Ebenfalls für Geschwülste verwendet man zerkautes *Bauernbrot.* Bauernbrot ohne

Rinde wird im Mund fest zerkaut und mit Speichel vermengt. Dieses zerkaute Brot kommt auf ein Leinenfleckerl und dann auf die Geschwulst. Vereinzelt wird auf das zerkaute Brot auch ein wenig Honig gestrichen.

Bei Zahnschmerzen soll auf *Knoblauch* gebissen werden.

Auf nicht nachahmenswerte Weise behandelte ein Zigeuner Emma Pranger: Er nahm einen Holzspan, umwickelte ihn mit Watte und tränkte diese in *Salzsäure*. Mit dieser Salzsäurewatte betupfte er den schmerzenden Zahn, wonach die Schmerzen sofort vergingen.

Wenig vertrauenerweckend klingt folgende Heilmethode bei Schnupfen: Die ehemals weitverbreiteten Bänder einer Unterhose sollen angezündet und der aufsteigende Rauch durch die Nase eingezogen werden. Dieser Dampf soll Schnupfen vertreiben!

Noch unglaubwürdiger ist die Meinung, dass es bei Drüsenschwellungen hilft, wenn man in eine frischgefahrene „Wogenloast" (Wagenrinne im Boden) uriniert!

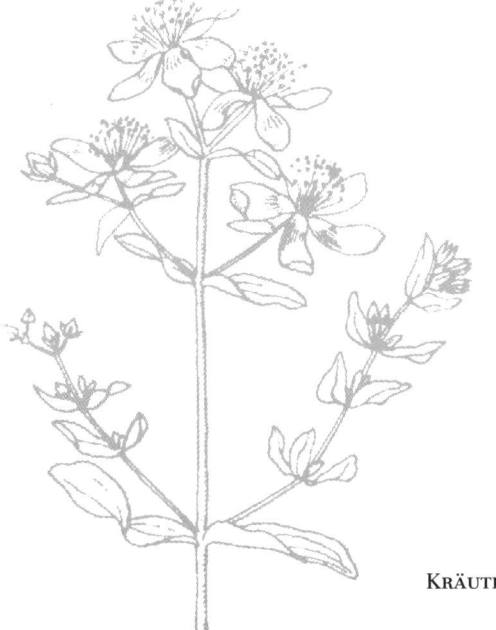

MARIA PRASSL

MIT 20 KRÄUTERN GESUND

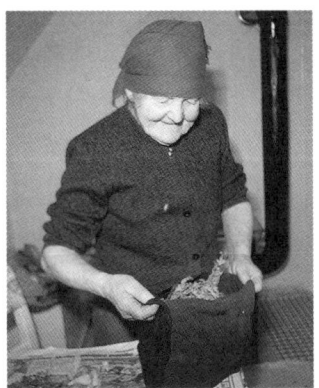

Maria Praßl aus Unterweißenbach sammelte seit ihrer frühesten Jugend Heilkräuter. Sie bereitete daraus nicht nur Tees, sondern war auch Spezialistin für Salben und Beerensäfte. Ihre Hausmittel waren nur für den Menschen bestimmt. Das Wissen über die Heilkräuter erhielt sie von ihrer Mutter, Maria Hutter aus Obergnas, die auch anderen Bauern ihrer Heimat geholfen hatte, wenn das Vieh erkrankt war.

Maria Praßl wurde 1899 in Obergnas geboren, kam 1918 nach Feldbach, wo sie im Gasthaus Meitz ausschenken half, und war danach vorwiegend Hilfskraft bei Bauern. Nach dem Zweiten Weltkrieg arbeitete sie in der Feldbacher Hanfrösterei. Sie hatte zwei Kinder, wovon eines verstarb. Sie verfügte weder über Kräuterbücher noch über Aufzeichnungen und litt selbst an offenen Beinen.

Für die Lagerung der Kräuter – sie gebrauchte zirka 20 verschiedene Heilpflanzen – benutzte Maria Praßl einen eigenen Dachraum, in dem die gefüllten Papiersäcke auf eine Wäscheleine gehängt wurden. Weitere Kräuter waren in Einmachgläsern verwahrt. Frau Praßl verwendete ihre Kräuter vor allem für sich selbst, doch wurde sie auch vielfach um Rat gebeten. „Auskunft wollen nur die Älteren, die Jungen gehen zum Arzt", erzählte sie.

Gegen Husten und Lungenerkrankungen helfen *„eingekochte Reiterbeeren"*, wie die Früchte des Schneeballs (und nicht wie im Volksmund der Eberesche, Sorbus aucuparia) genannt werden. Maria Praßl sammelte die roten Beeren am Raabufer. 5 Liter frisch geerntete Reiterbeeren werden weich gekocht, bis eine marmeladeartige Masse entsteht, dann durchgeseiht und abgekühlt. Nun kommt Zucker dazu – die Menge ist jedem selbst überlassen –, und es wird noch einmal aufgekocht. Die fertige Masse wird in Gläser abgefüllt. Bei Husten oder Lungenbeschwerden werden 2 bis 3 Esslöffel dieser Reiterbeermarmelade in 1 Liter Wasser verdünnt getrunken. Bei Lungenbeschwerden wird auch *„Hollerbeer"*, Schwarzer Holunder, auf dieselbe Weise wie die Reiterbeeren eingekocht und verwendet.

Der Tee aus den Blättern der *Schwarzen Ribisel* wirkt besonders gegen Husten.

Als besonders heilkräftig für Husten und erkrankte „Innereien" gilt die Mischung von *Brennnesseln, Löwenzahn mit Wurzeln, Eibisch* und *Melisse,* aus denen ein Tee zubereitet wird.

Bei Bronchitis gießt man *Spitzwegerich* mit kochendem Wasser auf und lässt alles 10 Minuten ziehen. Abseihen und davon täglich 3 bis 4 Tassen warm trinken.

Zur Reinigung des Blutes empfahl Maria Praßl einen *„Pletzentee"*, wie sie den Löwenzahntee nannte. Der blühende Löwenzahn (Pletzen) wird mit der Wurzel ausgestochen, sauber gereinigt und im „Schoatn" (Schatten) getrocknet. Aus dem zerkleinerten Kraut und den Wurzeln wird ein Tee zur Blutreinigung bereitet.

Zur Blutreinigung hilft auch ein *Brennnesseltee*. Dazu müssen die Blätter der Brennnessel gesammelt werden. Der Tee kann aus frischen oder getrockneten Blättern zubereitet werden. Ebenfalls blutreinigend wirkt ein Brennnesselbad.

Magenverstimmungen (schlechter Magen) und Appetitlosigkeit vertrieb Maria Praßl mit einem Tee aus *„Zentauer",* Tausendguldenkraut (Centaurea umbellatum), von dem das ganze blühende Kraut gesammelt wird.

Getrocknete *Mistelblätter* geben einen guten heilkräftigen Tee bei Herzbeschwerden. Die Mistel wird auch „Leinbarn" genannt.

Eine wirksame Vorbeugemaßnahme gegen Krebserkrankungen soll der *Ringelblumentee* sein. Gesammelt wird die Blüte der Ringelblume (Calendula officinalis, Blütezeit Juni bis Ende Oktober), wobei die Blütenblätter abgezupft und getrocknet werden. Der damit gekochte Tee soll gegen Krebs wirken.

Maria Praßl schlief auf einem Kopfpolster, der mit *Farnkraut* gefüllt war. Farn wird auch unter das Leintuch bei den Füßen gelegt. Sie selbst legte die Füße beim Schlafen auf einen farngefüllten Polster. Dies wirkt krampflösend.

Bei offenen Füßen empfahl sie ein Fußbad. Eine Schüssel Wasser aufkochen lassen und 2 *Huflattichblätter* hineingeben. Ziehen lassen, bis das Wasser lauwarm ist, und darin die Füße baden. Auf keinen Fall dürfen zu viele Blätter in das Wasser gegeben werden, warnte Frau Praßl.

Eine Salbe für die Behandlung von offenen Füßen ist die *Ringelblumensalbe*. In einem 1/2 kg Schweinefett wird eine Handvoll Ringelblumenblüten zirka 4 bis 5 Minuten heiß geröstet. Bevor das Fett ganz abkühlt, alles durchseihen, damit die Blüten zurückbleiben. Die fertige Salbe wird in Gläser abgefüllt. Bei der Behandlung wird die Salbe auf die offene Wunde geschmiert.

Als *Allheilmittel* gilt folgendes Teerezept: Holunder, Reiterbeeren, Kümmel und Kranabeeren (Wacholder) 5 Minuten kochen lassen, dann zur Seite stellen und Brennnesseln, Spitzwegerich und Löwenzahnblätter (nicht die Blüten) beimengen und 10 Minuten zugedeckt ziehen lassen. Den Tee abseihen und das Kraut fest ausdrücken. Beim Ziehen eventuell auch Kindelkraut beimengen.

RIA PRETTNER

EISENNÄGEL WERDEN IN ÄPFEL GESTECKT

Ria Prettner aus Bad Radkersburg wendet noch eine Vielzahl von bekannten Hausarzneien an.

Tee vom *Schafgarbenkraut* heilt Frauenleiden und hilft bei Unwohlsein.

Von *Knoblauchzehen* soll man zur Verjüngung und Geistschärfung pro Tag eine Zehe essen und dies bis zu zehn Zehen pro Tag steigern, dann wieder bis auf eine Zehe reduzieren.

Safrannarbenschenkel wirken als Abortivum.

Zinnkrauttee ist bei Ödemen wassertreibend, die Bäder heilen Abszesse und Furunkeln.

Walnusstee empfiehlt sich bei Diarrhöe.

Wacholderbeeren werden mit *„Gleger"* für Einreibungen gemischt (Gleger = Hefe, die sich beim Bierbrauvorgang absetzt).

Die Sporen von *Bärlapp* eignen sich als Puder für Babys gegen das Wundliegen.

Bei Blutarmut steckt man *Eisennägel* in einen Apfel, den man dann ohne die Nägel isst.

Pfefferminztee wird bei Magenbeschwerden getrunken.

Zur Beruhigung von Kleinkindern fertigt man *„Mohnzuzln"* (mohngefüllte Leinenflecken) an.

Petersilientee ist harntreibend.

Für *Maiwipferlsaft* werden die Wipferln mit Eiern und Zitronensaft vermischt, einen Monat lang an die Sonne gestellt, dann abgeseiht und mit Honig gesüßt. Der Saft wird bei Lungentuberkulose eingenommen.

Pulverisierten *Rainfarn* nimmt man gegen Würmer ein.

Gegen Geschwüre und Zahnschmerzen werden zwei Esslöffel *Bockshornkleesamen* in Wasser zu Brei verkocht, dazu ein Esslöffel *Essig,* auf Leinen aufgestrichen und aufgebunden.

FLORIAN PROMITZER

DURCH RICHTIGE ERNÄHRUNG GESUND

Die Familie Florian Promitzer in Zöbing kennt eine Reihe von Hausmitteln und Rezepturen.

Um die Gesundheit zu erhalten, ist es wichtig, sich richtig zu ernähren. Arzneien und Heilmittel sind nur dann notwendig, wenn durch falsche Ernährung Fehlreaktionen auftreten.

Die Speisen sollten bereits mit den richtigen *Kräutern,* die als Verdauungshilfe für den Speichel- und Gallenfluss fördernd sind, gewürzt werden. Von *Schwedenbitter* sollte man täglich etwas trinken, und *Meersalzbäder* (1 kg Meersalz pro Vollbad) enthalten jene Spurenelemente und Mineralstoffe, die der Körper braucht. Auch das Salzen der Speisen mit *Meersalz* ist gesundheitsfördernd.

Bei Gicht soll von Nahrungsmitteln mit Harnsäure (z. B. Rindsuppe und Innereien) Abstand genommen werden. Besonders wohltuend wirkt *Brennnesseltee* oder ein Brennnessel-Kaltauszug. Dazu setzt man die Brennnessel zwölf Stunden im kalten Wasser an. Auch mit einer Eierspeise vermischt kann die Brennnessel gegessen werden.

Weiters sollte man bei Rheuma *Erdbeeren* zur Entschlackung essen. Erdbeeren stärken auch die Herzkranzgefäße.

Täglich fünf bis zehn Gramm *Schwarze Ribisel* mit Zucker sind ein Wundermittel. Die Ribiseln können eingefroren aufbewahrt werden. Der Vitamingehalt dieser Früchte ist enorm hoch. Auf jeden Fall sollten Rheumakranke weniger Fleisch und mehr Gemüse (solches, das nicht mit Stickstoff überdüngt ist) essen.

Bei Herzbeschwerden sollte Übergewicht unbedingt abgebaut werden. Hier ist *Vollwertkost* empfehlenswert. An jedem Morgen sollte ein Müslifrühstück eingenommen werden. Das Müsli, das bereits am Abend zuvor in Wasser oder Milch aufgeweicht wird, beinhaltet Haferflocken, Weizenkeime, Hirse und eventuell Fruchtstücke.

Weißdorn, vermischt mit *Mistel,* als Tee oder Kaltauszug, ist ebenfalls bei Herzbeschwerden zu empfehlen, weiters *Wei-*zenkeimöl, Kürbiskernöl, Maiskeimöl, Leinöl* (täglich ein Löffel), *Sonnenblumenöl.* Zum Essen kommt täglich ein Löffel *Hefe.* Auch *Kren* und Erdbeeren sollten zur Ernährung eines Herzkranken gehören. Besonders wichtig jedoch ist täglich eine Zehe *Knoblauch.*

Als Hausmittel gegen Krebs gilt die *Rote Rübe.* Roh oder gekocht gegessen, nimmt man ein wenig Fett dazu, eventuell einen Löffel Kürbiskernöl oder Weizenkeimöl. Auch *Sauerkraut* und frische *Molke* sind heilend.

Bei Grippe ist die vermehrte Einnahme von Vitamin C wichtig. Die *Schwarze Ribisel, Erdbeeren* oder *Hagebutten,* roh gegessen und als Tee bereitet, sind zu empfehlen. Besonders gesund ist ein 12-Stunden-Kaltauszug aus *Brennnesseln mit Weichselsaft, Ribiselsaft* und *Erdbeermus.*

Bei Kreislaufbeschwerden muss vorerst der Körper entschlackt werden. Dazu nimmt man *Brennnesseln,* die auch blutdrucksenkend wirken. Weiters gehören *Äpfel,* wie Bohnapfel oder Berlepsch, dazu. Bei Kreislaufbeschwerden hilft auch das Tanzen!

Kürbiskernöl wird viel zu sehr vernachlässigt. Es wirkt gegen Beschwerden der Prostata, die Kerne können auch geknabbert werden.

Brennnesselwurzeln, aus denen ein Kaltauszug hergestellt wurde, fördern den Haarwuchs.

Bei Gallenstauungen sollte man viel *tanzen.* Dabei genießt man auch zugleich eine Musiktherapie.

Willi Rauch

Als noch Asthmazigaretten geraucht wurden

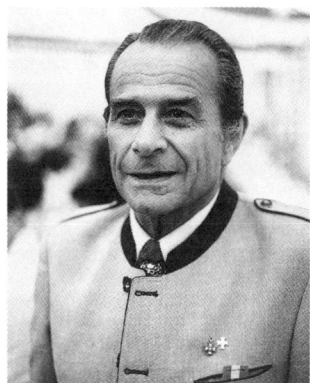

Das Gleichenberger Mineralwasser wurde durch den Grazer Arzt Frauenberg nachweislich erfolgreich im Rahmen einer fünfwöchigen Trinkkur angewendet. Um 1800 heilte er damit seine eigene Rippenfell- und Lungenentzündung.

Um 1846 verabreichte man auf Anregung des Kurarztes Dr. v. Kottowitz in der Brunnenhalle der Konstantinquelle auch *Molke*. Molke wirkt auf die Schleimhäute der Atmungsorgane und auf den Verdauungstrakt lösend und besänftigend. Die Molke wurde in einem warmen Wasserbad bei gleichmäßiger Temperatur gehalten.

Bis 1865 wurde die Molke oder Milch mit dem Wasser der *Konstantinquelle* und danach auch mit der *Emmaquelle* vermischt. Das Mischverhältnis war 150 Gramm Mineralwasser und 50 Gramm Molke oder Milch.

Diese Mischung wurde bis 1960 verabreicht, dann hörte man damit auf, da die Milch nicht in allen Fällen entschleimend wirkt. Früher standen die Ziegen direkt in der Wandelhalle. Die fette Ziegenmilch hat man oftmals gleich in das Trinkglas

gemolken. Getrunken wurde ein Glas vor und nach dem Frühstück und am Nachmittag zwischen 15 und 17 Uhr.

Das Mineralwasser der ehemaligen *Bachquelle,* die 1855 gefasst und *Maria-Theresien-Quelle* genannt wurde, verwendete man für Kohlensäurebäder. Man konnte dieses Mineralwasser auch mit Molke zu *Molkebädern* vermischen. In 150 Liter Mineralwasser kamen 50 Liter Molke, was besonders angenehm auf die Haut und beruhigend wirkte. Ein Molkebad verabreichte man an jedem zweiten Tag ca. 15 Minuten lang.

Stallluft oder Stalldunst nützte man zur Belebung der Atemwege. Man baute über Kuhstallungen Zimmer aus und bohrte Löcher in den Boden, damit der Stalldunst in das Zimmer dringen konnte. Die Schweizerei, in der auch später Peter Rosegger wohnte, war so ausgestattet. Der eindringende Geruch der Kuhhaut in Verbindung mit der Stallluft war eine Heilmethode, die jedoch bereits um 1875 wieder der Vergangenheit angehörte.

1870 behandelte man in Bad Gleichenberg erstmalig Krankheiten der Atmungsorgane mit zerstäubtem Quellwasser oder Quellsole. Somit inhalierten die Patienten *Wassernebel*. Die *Wassersole* erhielt man durch Verdampfung der Konstantinquelle in Pfannen. Dann kam die Sole in einen Behälter, aus dem sie mit einem Rohr und mit Luftdruck in einen Großraum zerstäubt wurde. Bei der ersten Großrauminhalation in Bad Gleichenberg wurde die Konstantinquelle vernebelt. Später gab es verschiedene Sole-Inhalationen, wie etwa mit *Kastanien* oder *Fichtennadeln*. Das Zerstäubungsgerät muss man sich so vorstellen, wie vor einigen Jahren noch Parfum mit einem kleinen

Blasebalg aus einem Flascherl verstäubt wurde. Die Großrauminhalation wendete man bis 1928 an.

Man weiß auch, dass das Wasser der Konstantinquelle zum Brotbacken und zum Backen der Palatschinken verwendet wurde. Beides schmeckte so zubereitet pikanter.

Von der Anwendung des Mineralwassers in Gleichenberg in Verbindung mit Milch erzählten Willi Rauch und Hermine Egenolf. Beide wuchsen in Bad Gleichenberg auf und können sich an dieses Volksheilmittel aus der Zeit vor dem Zweiten Weltkrieg gut erinnern. Ein Ausspruch lautete: „Du musst Emma mit Milch und einem Löffel Honig trinken." Nicht mit Konstantinwasser, hieß es unter den Gleichenbergern, nur mit *Emmaquelle* ist die Wirkung gut. Emmaquelle, mit Milch oder Molke vermischt, trank man in vielen Haushalten bei Erkältungen. Vorwiegend trank man *Ziegenmilch,* da sie als äußerst gesund und nahrhaft galt. Auch frisch gemolkene, warme Kuhmilch wurde verabreicht.

Der Bruder des weltbekannten Schriftstellers Roda-Roda war in Bad Gleichenberg als Apotheker ansässig. Julius Roda führte in seiner Apotheke die „Gleichenberger Pastillen" und „Asthma-Zigaretten", die mit einem asthmaerleichternden Kraut gestopft waren. Julius Roda musste in einem Winter 60.000 Asthmazigaretten stopfen, was deutlich zeigt, wie groß die Nachfrage danach war.

Ein anderer Apotheker führte die Gleichenberger Magentropfen.

Die „Gleichenberger Pastillen" werden seit dem 13. Dezember 1850 erzeugt. Sie wirken gegen Katarrhe, Husten und Heiserkeit. Hergestellt werden sie aus dem Gleichenberger Quellsalz durch Verdampfung,

sie enthalten die Bestandteile der Gleichenberger Heilwässer. Die Pastillen werden auch bei „trockenem Mund" und für starke Raucher empfohlen.

JOHANNA REICHER

BIRKENBLÄTTER WERDEN INS BETT GELEGT

In Paldau ist Johanna Reicher als heilkundige Frau, die auch gerne Auskunft erteilt, bekannt.

Schafgarbentee wirkt bei Blasenschwäche, Durchfall, Nachtschweiß, Nervenkrankheiten, Verschleimung, „lockerem" Zahnfleisch und wird zum Auswaschen von Wunden verwendet.

Kalmuswurzeln kauen die Raucher bei der Entwöhnung. In Schnaps eingelegt, wirken sie gegen Magenleiden.

Rosskastanienblütenschnaps (nur rote Blüten) hilft bei Kreislaufbeschwerden. Geriebene Rosskastaniensamen in Schnaps wirken ebenfalls gegen Kreislaufbeschwerden.

Frauenmanteltee (Kraut) wirkt wundheilend, z. B. bei Leistenbruch.

Kren setzt man in Essig an und reibt bei Schuppen und Haarausfall die Kopfhaut damit ein. (Schweine werden mit diesem Essig bei Rotlauf abgerieben.)

Birkenblätter soll man gegen Rheuma ins Bett legen.

Krautblätter, auf wehe Knie gelegt, wirken Wunder.

Hirtentäschelschnaps ist bei Muskelschwund zu trinken.

Weideröschentee hilft gegen Prostatabeschwerden, genauso wie Zinnkraut.

Fencheltee ist bei Brustleiden, Husten und Verkühlung heilend.

Tee vom Kraut des *Wiesenlabkrautes* wird innerlich und äußerlich bei Drüsenschwellung und Kropfanlage angewendet.

Johanniskrauttee wirkt bei Leber- und Nierenleiden.

Walnusstee fördert äußerlich angewendet den Haarwuchs.

Majorantee ist magenstärkend.

Heuhecheltee trinkt man bei Gicht und Rheuma.

Gänsefingerkraut, in Milch angesetzt, löst Wundstarrkrampf und andere Krämpfe.

Tee von den Blättern des *Schwarzen Holunders* ist blutreinigend zur Frühjahrskur, der Blütentee hilft bei Grippe, und der Wein ist für herzkranke Personen.

Der Saft der *Hauswurz* lässt Warzen verschwinden.

Kartoffelsaft mit Zitronensaft senkt den Blutdruck.

Beinwellsalbe hilft bei Knochenbrüchen.

Löwenzahnsirup (120 Blüten in einem halben Liter Wasser 30 Minuten kochen, auskühlen, ausdrücken, zuckern und zwei Stunden langsam erhitzen) ist gut für den Kreislauf.

Thujen, in Schnaps angesetzt, nimmt man gegen Hühneraugen, Muttermale und Warzen.

MARIA REICHMANN

ALTES BAUERNWISSEN WIRD GEPFLEGT

Maria Reichmann in Untergiem kennt Hausmittel für Mensch und Tier.

REZEPTE FÜR MENSCHEN

Folgende *Salbe* wendet man mehrfach an: Man röstet Zwiebeln in Schweineschmalz und trägt die Salbe bei Entzündungen auf. Bei Husten und Bronchialbeschwerden wird diese Salbe auf einen Leinenfleck gegeben, auf Brust und Rücken gelegt und mit einem Tuch verbunden.

Klettenwurzelöl wirkt gegen Läuse.

Frische *Huflattichblätter* sind gut gegen Kreuzschmerzen. Man soll sie auch auf offene Füße legen.

Mistelblätter werden über Nacht in Wasser angesetzt und dann leicht erwärmt. Sie wirken blutdruckregulierend.

Petersilientee ist wassertreibend.

Eichenrindebäder helfen bei Frostbeulen.

REZEPT FÜR TIERE

Bei Euterentzündung von Kühen stellt man einen Kübel voll *Heublumenabsud* (heiß) unter das entzündete Euter.

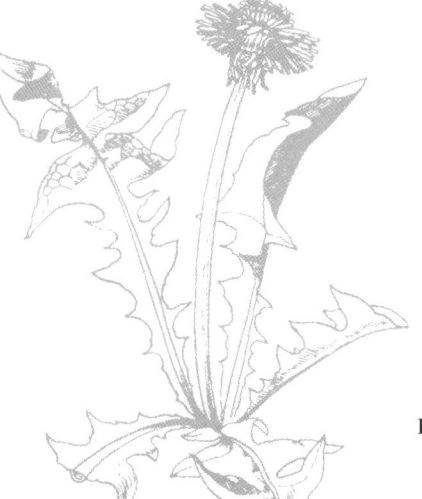

Frieda Reiss

Ein Löwenzahnhonig für jede Hausapotheke

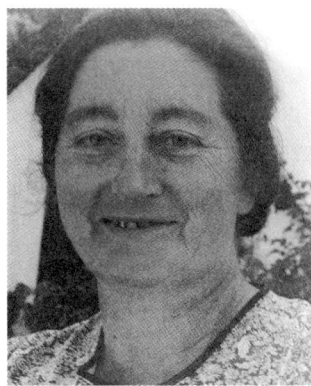

Frieda Reiß wurde 1928 in Oberweißenbach geboren und lebt dort als Bäuerin. Die Hausmittel, die sie noch vereinzelt anwendet, weiß sie von ihrer Mutter.

Rezepte für Menschen

Vom *Goldstangerl* (Goldstammerl, Kleiner Odermennig, Agrimonia eupatoria) wird das ganze Kraut geerntet, getrocknet und für Tee verwendet. Nicht zu stark einkochen, da der Tee für das Herz nicht besonders gesund ist.

Bei eitrigen Wunden wird der *Käsepappel* heilkräftige Wirkung zugesprochen. Die Käsepappel oder Wegmalve (Malva vulgaris) wird in Oberweißenbach (Bez. Feldbach) im Volksmund als „Saupappel" bezeichnet. Geerntet wird das ganze blühende Kraut (Juni bis Mitte September). Nach der Trocknung in kleine Stücke zerschnitten, wird daraus ein Tee gekocht, der ein schleimiges Aussehen erhält. In diesem Tee wird die eiternde Wunde mehrmals gebadet.

Johann Reiß erzählte, dass eine Nachbarin ihm ein Güllwurzstück *(Nieswurz,* gif-

tig!) in eine offene Wunde steckte, das große Schmerzen verursachte. Die Wunde schwoll stark an.

Schmerzstillend und mildernd nach dem Zähnereißen wirkt ein Teegemisch aus *„Saupappel"* (Käsepappel) mit *Eibisch* (Althaea officinalis, Blütezeit Juni bis August). So wie bei der Saupappel wird auch beim Eibisch das ganze blühende Kraut geerntet. Nach dem Trocknen werden beide Pflanzen je zur Hälfte vermischt und daraus ein Tee bereitet. Dieser Tee muss abkühlen, damit wird der Mund, vor allem die Wunde ausgespült. Der Tee soll nicht zu warm sein, da die Wunde sonst zu bluten beginnt.

Als besonders gutes Hausmittel zur Vorbeugung von Krankheiten gilt der Löwenzahnhonig. Dazu benötigt man 130 *Löwenzahnblüten* und drei ganze Zitronen, die in 1 l Wasser 1/2 Stunde gekocht werden. Diese Brühe wird danach durch ein Sieb geseiht. Nun mengt man 2 kg Zucker bei und kocht alles noch einmal 2 Stunden. Der fertige Honig wird dann in Gläser abgefüllt.

Rezept für Tiere

Eibisch, blühend gepflückt, wirkt als Tee, wenn bei den Schweinen die Nachgeburt schwer weggeht.

Dr. Paul Reymann

Ein Tierarzt lernt Hausmittel kennen

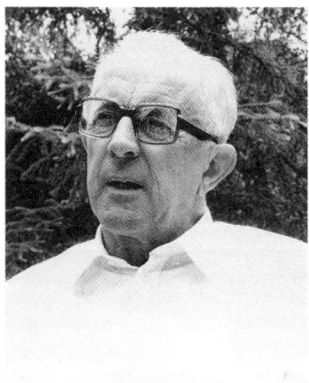

Mit Hausmitteln kam auch Landesbezirksarzt Dr. Paul Reymann bei seiner Tätigkeit als Tierarzt im Raum Fehring in Kontakt.

Rezepte für Tiere

Wenn bei den Kühen die Milch zerrinnt, soll man *Kraut* kochen und dies beim Wässern beigeben. Das erfuhr er von einem Herrn Fink aus Bairisch Kölldorf. Originalaufzeichnung: „Patzen Kraut sieden fier die Kühn, wann die Milch zerrint und wassern das ist das beste Arznei."
Bei aufgeblähten Rindern wurde das Anstechen angewandt, oder dem Rind wurde *Kalkwasser* oder Wasser mit *Creolin* ins Maul geschüttet. Vereinzelt hörte Dr. Reymann auch, dass dem Tier Menschenkot ins Maul gesteckt wurde, um es zum Erbrechen zu bringen.
Ein fiebriges Schwein wurde am ganzen Körper mit einem Gemisch aus *Lehm* und *Essig* eingeschmiert. Der Lehm musste mit dem Essig fest verknetet werden.
Jodmangel bei jungen Schweinen – die Tiere waren rötlich mit glasiger Haut –

wurde mit heißen *Rübenschnitten* behandelt. Die Rübenschnitten erhitzte man auf der Herdplatte und band sie dem Schwein um den Hals.
Gekochter *Eichenrindensud* wurde als Stopfmittel bei Durchfall verabreicht.
Eine *Salbe* gegen den „Boanbohrer" konnte Dr. Reymann nicht zur Gänze in Erfahrung bringen. Beim Boanbohrer dürfte es sich um eine Knochenpilzerkrankung handeln. Insgesamt kommen sieben Teile in die Salbe, wovon Arsen, Hasenfett, Jod und Igelfett bekannt sind.

Rezepte für Menschen

Folgende Hausmittel, die bei Menschen angewendet wurden, waren Dr. Reymann bekannt:
In einen von einem Pflug oder der Egge aufgeschnittenen Oberschenkel – die Wunde war sehr tief – gab eine alte Bäuerin *Honig* und sorgte dafür, dass der Verletzte lange und ruhig lag. Die Wunde verheilte ungewöhnlich fein.
Offene Wunden wurden mit dem *Spinnennetz* aus dem Keller umwickelt. Dr. Reymann nimmt an, dass eine Heilung wegen der im Spinnennetz hängenden penicillinhaltigen Pilzsporen erfolgte.
Auf Verletzungen gab man *Wildhasenfett*. Damit bestrich man auch einen Holzspieß, der tief in der Haut steckte und vom Wildhasenfett herausgetrieben wurde.

JOSEF ROSENBERGER

STRAHLEN VERURSACHEN KREBS

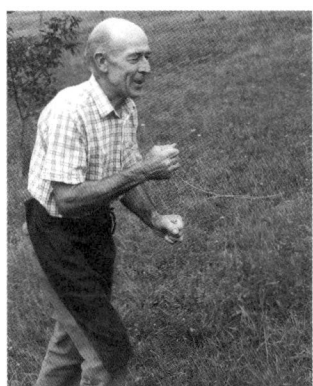

Mit einer leicht in beiden Händen liegenden Stahlwünschelrute machte sich Josef Rosenberger aus Petzelsdorf bei Fehring auf die Suche nach versteckten Energiequellen im Boden. Seine Spezialität war die Auffindung von Strahlenfeldern in verstrahlten Häusern.

Erdstrahlen und *Wasseradern* sind häufige Krankheitserreger, die bei kaum einer Behandlung Beachtung finden. Treten derartige Strahlungsgürtel unter einem Wohnhaus auf oder kreuzen sich dort sogar Wasseradern, so ist es höchst ratsam, Sitz- und Liegeplatz zu verändern. Oft genügt dabei schon eine Verrückung des Bettes um nur einen Meter.

Markante Zeichen für ein verstrahltes Haus sind ständiges Unbehagen, Nervosität, Schlaflosigkeit und Schlafstörungen. Wasseradern oder Erdstrahlenfelder können Anlass für Nervenerkrankungen bis hin zum Selbstmord sein. Die Abwehrkräfte im Körper werden derart geschädigt, dass jede zusätzliche Erkrankung außergewöhnlich starke Ausmaße annimmt. Dazu kommt noch, dass in verstrahlten Häusern vermehrt Bettnässer

und Stotterer leben, Ehen kinderlos bleiben und sich die Impotenz ausbreitet. Die Strahlen führen aber auch zu Alkoholismus, Drogen- und Medikamentensucht, meinte Rosenberger. Bei diesen Anzeichen sollten von einem strahlenfühligen Menschen die Strahlenplätze geortet und die damit verbundenen Maßnahmen getroffen werden.

Besonders intensiv hat sich Rosenberger mit dem Problemkreis Krebs beschäftigt. „Krebs ist oft leicht heilbar", meinte Rosenberger, weil es sich oftmals nur um eine Standortkrankheit handelt. Größte Krebsgefahr liegt beim Zusammentreffen gewisser Strahlen mit Wasseradern vor. Es handelt sich an diesen Stellen um Krebspunkte. Der ausgezeichnete Naturbeobachter stellte während seiner Tätigkeit fest, dass Krebswucherungen sehr häufig auch an Pflanzen vorkommen. Immer wieder wies er an diesen Orten eine starke Erdstrahlung nach, die für diese Pflanzenverwucherungen ausschlaggebend war.

Konnten die Betten aufgrund bestehenden Platzmangels nicht verstellt werden, so wusste Rosenberger einige Mittel, die Strahlungsbereiche biologisch abzuschirmen. Man legt einige *Rosskastanien* oder eine Dose *Blütenhonig, Mistelzweige,* eine Flasche *Wein, Knoblauch* oder *Zwiebeln* unter das Bett. Auch alle Heilkräuter sind erdstrahlenabschirmend, jedoch liegt die stärkste Wirkung im Honig. Besonders wirkungsvoll zur Brechung der Strahlen ist *Wacholder.* Darin lässt sich eine alte Bauernweisheit erkennen, die besagt, dass einstmals bei jedem Bauernhaus ein Wacholderstrauch zu stehen hatte. Die Kraft des Wacholders wurde für die Strahlenabwehr genützt. Die Wacholderbeeren dienten als Heilmittel sowie als Beigewürz für die „Fleischbeize". Von den im Handel erhältlichen Entstrahlungsgeräten hielt Josef Rosenberger sehr wenig. Er selbst wandte nur Naturheilmittel als Strahlenbrecher an.

Die Stahlrute von Rosenberger reagierte auch auf Erdöl und Mineralwasser. Nach langjährigen Beobachtungen stellte er fest, dass an Stellen, wo seine Wünschelrute ausschlug, Geländeabbruchspuren zu finden waren. Unterirdische Strahlen wirken auf die Erdoberfläche, und so kann es vorkommen, dass Straßen, die von einem Strahlengürtel gekreuzt werden, markante Unfallstellen sind. Wildwechsel führen fast immer über Strahlengebiete, und auch manche Feldwege führen entlang dieser Strahlenbahnen.

Tiere reagieren auf Strahlen besonders empfindlich. Strahlenpunkte werden von Katzen, Bienen und Insekten (Strahlensucher) aufgesucht, während Hunde sich nie auf ein bestrahltes Feld legen werden, sie sind sogenannte Strahlenflüchter.

Josef Rosenberger wandte Wünschelrute und Pendel ebenso erfolgreich im Stall an. Er stellte auf diese Weise auch fest, ob Tiere trächtig sind. Bei schwangeren Frauen sagte er das Geschlecht des Kindes voraus.

Daneben wusste er auch andere alte Hausmittel anzuwenden:

Rezepte für Menschen

Eitrige Stellen werden mit einer *Jodsalbe* oder mit abgekratztem *Lindenbart,* der mit Mehl gekocht wird, eingeschmiert.

Einmal wöchentlich soll der Mensch saure *Bohnen* mit *Kürbiskernöl* essen.

Von einem alten Rossbauern erfuhr er ein Hausrezept gegen Koliken und Blähungen, das bei Menschen und Tieren angewendet werden kann. Dazu werden 4 *grüne Nüsse* geschnitten, in 1 Liter Schnaps angesetzt und nicht abgeseiht.

Rezept für Tiere

Geschwollene Kuheuter werden mit *Eiklar,* das mit Zucker gut verrührt wird, eingeschmiert.

Der „Samt-Doktor"
Dachsfett heilt Verletzungen

Der bekannte Bauerndoktor „Samt-Doktor", wie er heute noch genannt wird, wirkte im Raum Gleichenberg. Er verstand es vorzüglich, die verschiedensten Krankheiten und Knochenverletzungen zu heilen. Einige Hausmittel vom „Samt-Doktor" wusste noch Maria Luttenberger aus Obergiem.

Ein bewährtes *Salbenrezept* blieb von ihm erhalten: Man nimmt Hasenfett, Schweineschmalz oder Dachsfett, gibt Lärchenpech hinein und erhitzt alles, bis die Masse zerrinnt. Dann kommen Bienenwachs und Kampfer dazu. Vereinzelt wird Hasen- und Dachsfett gemeinsam verwendet. Die Salbe wird bei Gelenksbrüchen (keine offenen Brüche) auf ein Leinentuch oder Brotpapier aufgestrichen und auf die Verletzung gelegt. Besonders muss darauf geachtet werden, dass weder Hasen- noch Dachsfett auf offene Wunden kommt. Das Dachsfett hat eine besonders gut heilende Wirkung bei schweren Knochenbrüchen.

Das Hantieren mit Dachsfett muss sehr sorgfältig erfolgen. Auf keinen Fall darf das Fett mit dem Menschenhaar in Berührung kommen, da sich die Haare weiß färben.

Ein altbewährtes Teegemisch bei Magenbeschwerden setzt sich aus *Johanniskraut,* ein wenig *Pfefferminze* und *Käsepappel* zusammen.

KARL SARIA

ALTES WISSEN IM UMGANG MIT VIEH

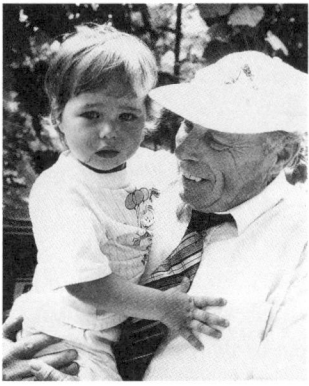

Aus einem reichen Erfahrungsschatz mit Rindern, Kälbern und Schweinen schöpft der Feldbacher Fleischermeister Saria. In St. Peter am Ottersbach als Gast- und Landwirtssohn aufgewachsen, hatte er von frühester Kindheit an mit Haustieren zu tun.

Ein „krumpes" Bein beim Rind wurde mit *Lehm* eingeschlagen.

Schweine mit Rotlauf deckten die Bauern mit *Heu* ein.

Wurde ein Rotlaufschwein geschlachtet und von Menschen gegessen, so musste zuvor die Schweinehaut abgezogen werden. Bei dieser Arbeit durfte sich wegen der Übertragungsgefahr niemand verletzen.

Hatten die Schweine die Schweinepest, wurden sie notgeschlachtet.

Rinder mit Rindertuberkulose wurden ebenfalls geschlachtet, genauso die Milzbrandrinder. Auch hier galt äußerste Vorsicht, da Verletzungen für den Menschen im Umgang mit diesen Rindern lebensgefährlich sind. Diese Rinder wurden verbrannt, da der Virus bis zu 30 Jahre weiterleben kann.

Angst herrschte vor Ratten und Mäusen, die aus den Ostblockländern einwanderten, da diese angeblich bei den Schweinen die Trichinen einschleppten. Aß ein Mensch Trichinenfleisch, ging er „elendig" zugrunde.

Leberegel bei Rindern waren in Gebieten, wo feuchte Wiesen vorherrschten, weit verbreitet.

Aufgeblähte Kühe wurden auch mit verschmutzten Geräten „angeschlagen", wonach sie oft an Bauchfellentzündung „verreckten". Die Aufblähungen kamen angeblich von giftigen Raupen, die sie fraßen, so der Volksglaube.

Wurde das Kalb vom Bauernhof zu einem Fleischer getrieben, ging das Tier oft wegen der langen Wegstrecken keinen Schritt mehr weiter. War dies der Fall, so riss der Treiber dem Kalb das Maul auf und spuckte hinein. Sofort ging das Kalb weiter.

Fleischergesellen tranken oft das frische Blut der Kälber. Es schmeckt süß, und die Gesellen waren leicht zu erkennen, da sie einen roten Kopf hatten.

Stierhoden wurden paniert oder, in Streifen geschnitten, gekocht. Das galt als kräftigend.

Kalbsbries (= Drüse am Hals, die sich mit zunehmendem Alter des Tieres verkleinert) wird im siedenden Wasser leicht angekocht und dann paniert.

Auch Kuheuter gibt Kraft. Es wird „Spanisches Herz" genannt und paniert gegessen.

JOHANN SCHADLER

BOHNENSCHOTEN GEGEN ZUCKER

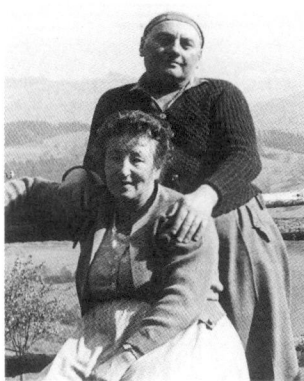

Durch die Aufzeichnungen von Johann Schadler aus Trofaiach blieben einige Hausmittel erhalten, die er selbst oft verwendete. Schadler kommt aus dem Raum Gnas, wo er in einer Familie aufwuchs, die auf die Kraft der Heilkräuter vertraute.

Bei Zuckerkrankheit bereitet man einen Absud aus 20 Stück getrockneten *Bohnenschotenhüllen,* aus denen die Bohnen entfernt wurden, ein wenig *Schwarzbeerlaub* und ein wenig *Erdbeerlaub* – beides von wildwachsenden Sträuchern aus dem Wald. Dies gibt man in einen Liter warmes Wasser und lässt es am Herdrand zwei Tage ziehen. Auf keinen Fall darf das Gemisch zu kochen beginnen! Jetzt wird abgeseiht und von diesem Absud täglich 1/8 Liter in der Früh, zu Mittag und am Abend getrunken.

Die *Angelikawurzel* ist ein ausgesprochenes Magenmittel mit verdauungsfördernder Wirkung. Aus einem Teelöffel der Wurzel macht man in der Tasse einen heißen Aufguss, den man zehn Minuten ziehen lässt und schwach süßt. Ergänzt werden kann die Angelikawurzel mit *Tausendguldenkraut* und *Wermut.*

Magenstärkend wirkt auch der *Kümmel.* Einen Teelöffel Kümmel übergießt man in einer Tasse mit siedendem Wasser und lässt das Ganze zehn Minuten ziehen. Täglich soll davon eine Tasse warm getrunken werden. Weiters helfen bei Magenkrämpfen Aufgüsse mit *Anis, Fenchel* und *Pfefferminze.*

Auch der *Hopfen* hat sich als magenstärkend und schlaffördernd bewährt. Für die Magenbehandlung wird ein Esslöffel in einer Tasse mit kaltem Wasser mehrere Stunden lang angesetzt. Soll der Hopfen schlaffördernd wirken, so muss ein Esslöffel Hopfen mit einer Tasse Wasser kurz aufgekocht werden.

Weithin bekannt ist die heilbringende Wirkung des *Frauenmantels,* der vor allem wegen seiner beruhigenden, zusammenziehenden Kraft bei Durchfall angewendet wird. Es werden drei Teelöffel voll in einer Tasse Wasser aufgekocht und zehn Minuten zum Ziehen abgestellt. Davon trinkt der Erkrankte täglich zwei Tassen warm. Ein köstliches Blutreinigungsmittel ist die *Faulbaumrinde.* Dazu wird ein Teelöffel von der Rinde in einer Tasse Wasser über Nacht kalt angesetzt und am Morgen kurz aufgekocht. Getrunken wird dieser Tee kalt und ohne Zucker.

Bei Erkrankungen der Atemwege, wie bei Husten, Heiserkeit und Bronchialkatarrh, trinkt man einen heißen Aufguss aus einem Esslöffel *Lungenkraut,* das mit heißem Wasser übergossen und mehrere Minuten zum Ziehen abgestellt wird. Man kann ein wenig mit Zucker süßen.

Ein guter Hustentee wird auch aus *Spitzwegerich* und *Süßholz* zubereitet.

Bei Krämpfen wendet man die Blüte der *Schlüsselblume* an. In einer Tasse Wasser werden zwei Löffel der Blüten aufgekocht und von diesem Tee täglich zwei Tassen getrunken. Durch die Beigabe von *Wacholderbeeren* und *Bitterklee* kann der Tee in seiner Wirkung verstärkt werden.

JOSEFA SCHILLINGER

WEIN IST EIN GUTES HAUSMITTEL

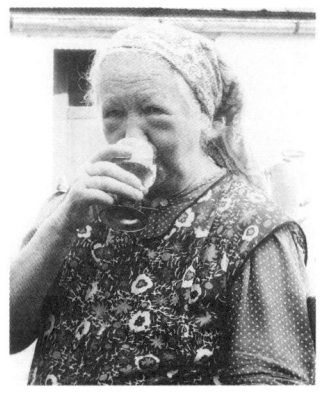

Josefa Schillinger aus Straden wurde 1903 in Krusdorf geboren. Ihr Großvater war der bekannte Viehdoktor Heinrich Schwimmer vulgo Bartl, der 1918 verstarb. Er behandelte Kälber mit einem Doppelsalz, machte Geburtshilfen und heilte die „Kehl" (Husten) bei Pferden.

REZEPTE FÜR MENSCHEN

Wein hielt Frau Schillinger für ein stärkendes Hausmittel.
Bei einer Sehnendehnung legte sie einen *Roggenmehlteig* auf. Roggenmehl wird mit Wasser abgemischt, zu einem Teig geknetet und dann auf die schmerzende Stelle (Sehne) gelegt.

EVA SCHMUCK UND EVA SCHLEICH

ROTES HOLLERÖL AUS LEOBEN

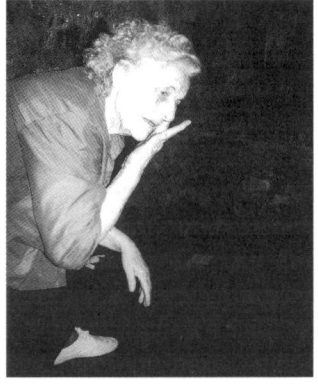

Eva Schleich wäscht sich an der Kaltenbrunnquelle die kranken Augen.

Die Mutter von Eva Schleich aus Feldbach, Eva Schmuck aus Leoben, wendete bei ihren Kindern die verschiedensten Hausmittel an.
Eva Schleich kann sich noch an ein Öl, das aus dem *Roten Holler* (roter Traubenholunder) gewonnen wurde, erinnern, das bei Atemstörungen sehr mildernd und lösend wirkt:
Die Früchte (Perlen) des Roten Holunders werden abgeperlt und so lange aufgekocht, bis sich ein Schaum bildet, der abgeschöpft wird. Diesen Schaum lässt man wieder so lange aufkochen, bis sich ein Öl absondert, das abgeschöpft und abgefüllt wird. Dieses Öl nimmt man bei Atemstörungen löffelweise ein.
Das Rezept dürfte aus Kärnten in die Steiermark gebracht worden sein, da Eva Schmuck sen. dort geboren wurde und die Hausmittel von ihrer eigenen Familie in Kärnten kannte.
Besondere Verehrung genießt im Gößgraben bei Leoben (Kaltenbrunnertal) die „heilige Quelle" Maria Kaltenbrunn. Hier-

her pilgern die Menschen und waschen sich mit dem heilkräftigen Wasser die Augen und kranke Körperteile.

JOHANNA SCHOBERER

KREITLREZEPTE AUS DEM MÜRZTAL

Von Johanna Schoberer in Jasnitz bei Allerheiligen im Mürztal blieben folgende Rezepturen erhalten:
Bei Husten ein Tee aus *Lungenkraut, Königskerze, Spitzwegerich, Huflattichblüten* und *Huflattichblättern.* Bei Bauchschmerzen trinkt man *Kamillentee,* und *Löwenzahnsirup* reinigt das Blut. Bei Leisten- und Nabelbruch bei Kindern wurde *Saunigelwurz* in Olivenöl langsam bei mäßiger Hitze gebraten, wodurch das beste Bruchöl entsteht. Bei Gelenksentzündungen wurde die *Schwarzwurzel* in Schweinefett geröstet.

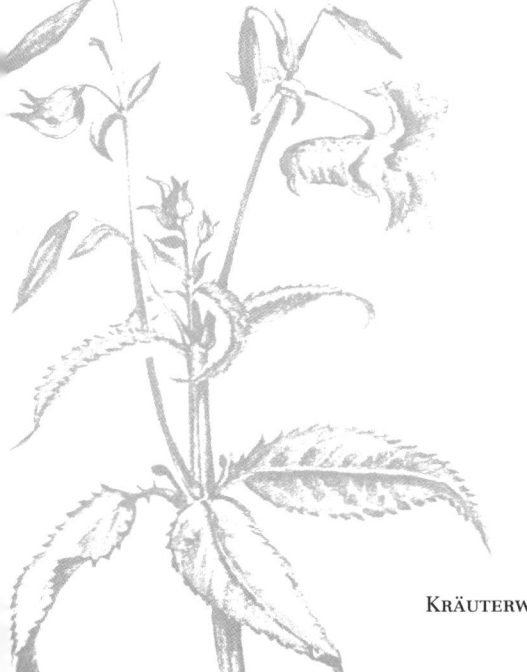

ALEXANDER SCHÖNLAIBER

HOBBYBOTANIKER UND KRÄUTERSAMMLER

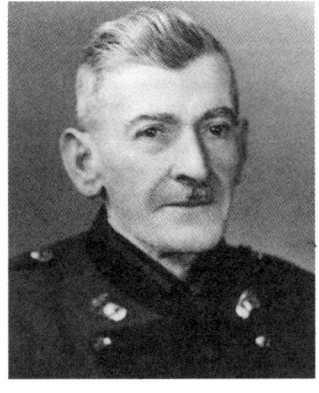

Alexander Schönlaiber.

Alexander Schönlaiber war professioneller Sammler von Heilkräutern und Hobbyforscher. In der Gemeinde Kohlberg beheimatet, durchstreifte der Naturfreund schon zu früher Morgenstunde die Wälder und schleppte Heilpflanzen nach Hause. Im Kellerstöckl neben dem Wohnhaus befand sich in Jutesäcken sein Kräuterlager, und auf dem Saazkogel, direkt neben der Kirche, hatte er auch eine Trocknungsstelle. Bis zu dreimal im Jahr lieferte er zwischen 50 und 60 große Säcke (wie heute 50-kg-Mehlsäcke sind) zur Kräutersammelstelle nach Sinabelkirchen. Aus dieser Tätigkeit bezog Schönlaiber sein Einkommen.
Er sammelte unter anderem in großen Mengen die Mistel, „Lainbarn" wie er sie nannte, die „Kreuzblume" (wahrscheinlich Einbeere), Knabenkraut (Löwenzahn), Pfefferminze, Eichenrinde, Rosenblätter, Hagebutten, Birkenrinde, Erdbeerblätter, Melisse, Nussblätter, Birkenblätter, Schwarzwurzel, Johanniskraut, Taubnes-

sel, das „Spierkraut" (Wiesengeißbart, Spiraea ulmaria), Huflattich, Brennnesseln, Hohlzahn, Hollerblätter (Holunderblätter) und -früchte, Lindenblüten, Tausendguldenkraut („Zentauer"), Primeln, Ruckerln (Gänseblümchen), Kornblumen, Kalmuswurzeln und Farnwurzeln.

Er beschäftigte sich sehr intensiv mit der Botanik, las Fachbücher und ergänzte sie durch eigene Zeichnungen und Bemerkungen. Zu den Fachbüchern, die aus seinem Bestand erhalten geblieben sind, gehören das „Lehrbuch der Botanik" von Dr. K. Prantl, 1886, und „Die schönblühenden Zwiebelgewächse" aus dem Jahr 1882.

Schönlaiber wurde 1896 in Paldau geboren, hatte eine kleine Landwirtschaft und begann erst im Alter von 50 Jahren mit dem Kräutersammeln. Von den vielen Heilkräutern trank er auch ständig die verschiedensten Tees.

Gestorben ist er 1970. Seine Frau Magdalena pflegte sein Wissen weiter.

Zuckerkranken empfahl er einen Tee aus den Schalen der *Kaiserbohne.*

Bei zu hohem Blutdruck sollte *Mistelblättertee* getrunken werden, wozu auch die feinen Misteläste verwendet werden können.

Getrocknete *Reiterbeeren* ergeben, zu einem Tee verkocht, einen vorzüglichen Hustentee.

Ehrenpreis wurde als Tee bei Hautjuckreiz getrunken.

„Krahgstupp", wie der *Bärlapp* (Lycopodium clavatum) im Volksmund heißt, wurde gesammelt und getrocknet. Dabei löste sich das gelbe Sporenmehl. Schönlaiber siebte das Krahgstupp durch und gewann ein Mehl, das man auf Brandwunden streut.

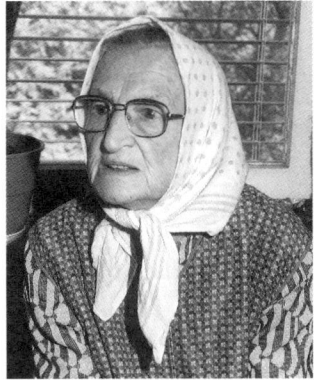

Magdalena Schönlaiber.

Bei Herzbeschwerden wendet man *Kalmustee* oder *Baldrianwurzeltee* an, der auch nervenstärkend ist.

Zinnkrauttee wirkt wassertreibend.

Wie das *Mutterkorn* angewendet wurde, ist niemandem mehr bekannt. Man weiß nur, dass es Schönlaiber bei diversen Frauenkrankheiten verwendete, so z. B. bei Unfruchtbarkeit und zur Zeit der Wehen.

Mit *Birkensaft,* der aus dem Birkenstamm gewonnen wird, soll man die Haare zur Kräftigung und zum besseren Haarwuchs und gegen Haarausfall waschen.

Bei diversen Augenbeschwerden trinkt man einen *Augentrosttee.*

Alois Schwarz

Keine Angst vor Krätzen, Flöhen und Läusen

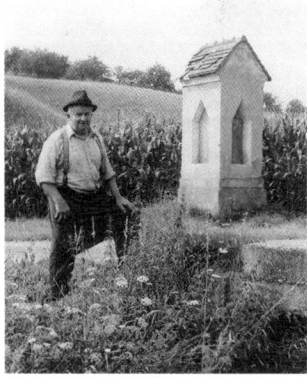

Mit dem überlieferten Wissen seiner Heimat war Alois Schwarz vulgo Greitweber aus Perlsdorf engstens verbunden. Seit Generationen wurden in dem Bauernhaus Mensch und Tier mit Hausmitteln behandelt.

Rezepte für Menschen

Als Alois Schwarz 1902 geboren wurde, litten die Kinder – wie überall um die Jahrhundertwende – an „Englischen Gliedern" (Rachitis), und sieben seiner Geschwister sind an dieser Krankheit gestorben. Dann begann man mit Gegenmaßnahmen und gab den Kindern *Lebertran* und *Zucker*.
Bei Verstauchungen („Überstauchung") wird „*Ruafl*" (Rainfarn) gekocht, Essig dazugegeben und das Ganze mit Lehm abgerührt, bis eine cremige Masse entsteht, die auf die verletzte Stelle gestrichen wird. Interessant zu beobachten ist, dass der Lehm über der Verletzung schneller trocknet als der Lehm daneben. Diese Behandlung wird sechs bis zehn Tage fortgesetzt.
„Krätzen und Rauhen" auf der Haut bestreicht man mit der *Pfaffenkapperlsalbe*.

Die Pfaffenkapperl werden gekocht und dann mit Fett abgerührt. Auch die *Schwefelblütensalbe* kann verwendet werden.
„Holasen" (geschwollene Drüsen am Hals) behandelt man mit heißem Hafer. Dazu wird *Hafer* erhitzt, in ein Leinentuch gefüllt und um den Hals gebunden.
Mit Wasser verdünnter *Schnaps* wird auf offene Wunden geschüttet.
Bei Kopfschmerzen wickelt man den Kopf mit einem in *Essig* getränkten Tuch ein.
Kopfläuse wäscht man mit *Petroleum* ab.
Bei Läusen sollte der gesamte Körper mit Essig gewaschen werden. Ist der Körper entlaust, so soll man das getragene Hemd monatelang nicht wechseln. (Im Zweiten Weltkrieg trug Alois Schwarz ein Hemd acht Monate lang, ohne es einmal auszuziehen!)
Flöhe wurden aus Decken und Kleidungsstücken im *Backofen* entfernt. Und zwar kamen alle Kleidungsstücke nach dem Brotbacken für 24 Stunden in den Backofen, wo die Flöhe durch die hohe Temperatur getötet wurden.

Rezepte für Tiere

Hat das Pferd die Kolik, so tropft man *Batika* auf ein Stück Brot und gibt es dem Tier zu fressen. *Seife,* in warmem Wasser aufgelöst, wird als Einlauf zubereitet. „Der Einlauf muss stehen bleiben, das heißt drinnen bleiben, nur dann hilft er."
Hufkrebs beim Pferd wird mit *Kupfervitriol* behandelt. Zuerst werden die Hufe ausgeschnitten und dann das in einem Mörser zerstampfte Kupfervitriol daraufgestreut. Der Huf wird mit einem „Deckeleisen" abgedeckt.
Straußfuß nennt man beim Pferd einen stark geschwollenen Hinterfuß, der rinnt. Der Fuß wird mit *Übermangan* täglich gewaschen.

Ferkeln („Fadln"), die die „Wia" haben, wird mit dem Messer tief in den Schwanz geschnitten, so dass sie stark bluten. Die „Wia" ist eine Krankheit, bei der die Schweine schwindlig sind und oft zu Boden fallen.

Kälberkühe wässert man mit einem Tee aus Wasser, Essig, Wermut, Pfefferminz und Salz, was man als *„Lorder"* (Gloder) bezeichnet.

Haben die Hühner Durchfall, so gibt man ihnen *Knoblauchwasser* zu trinken. Dazu wird Knoblauch in Wasser längere Zeit eingeweicht.

Eier mit Blutkraut, fein gehackt, bekommen Truthühner zu fressen, da sie sonst meist verenden.

Kamillenbäder lindern bei wehen Füßen.

Spitzwegerichsaft, mit Milch vermischt, ist gut für das Blut.

Spitzwegerichblätter werden abwechselnd mit Zucker in ein Glas geschichtet und in die Sonne gestellt; das wirkt bei Husten.

Breitwegerich gibt man auf offene Wunden.

Thymiantee ist gegen Husten und Verschleimung zu trinken.

Veilchentee empfiehlt sich gegen Asthma und Bronchialbeschwerden.

Ein *Mistelblätterbad* hilft bei gefrorenen Füßen.

REZEPT FÜR TIERE

Eibischtee wird der Kuh verabreicht, wenn sie kalbt.

MARIA SCHWARZ

QUITTEN FÜR DIE AUGEN

Maria Schwarz in Pichla kennt Heilmittel für Menschen und Tiere.

REZEPTE FÜR MENSCHEN

Junge, klebrige *Erlenblätter* werden auf offene Wunden gelegt.

Kerbelkrauttee wirkt nervenberuhigend.

Birkensaft aus angebohrten Birken (auch Tee) wird als Haarwuchsmittel verwendet.

Quittenblätter legt man auf entzündete Augen.

Der Tee der *Waldbeere* wirkt blutreinigend.

Waldmeisterkrauttee hilft bei Nierensteinen und Nierensand.

Bei Halsweh soll man Milch mit einem getrockneten *Liebstöckelstengel* aufsaugen.

GERTRUD SCHWARZL

EIN JÜDISCHES SCHNUPFENREZEPT

Gertrud Schwarzl aus Bad Gleichenberg kennt einige seltene Rezepte.

Einem alten jüdischen Rezept zufolge soll man bei den ersten Anzeichen eines Schnupfens eine *Hühnersuppe* sehr heiß essen. Der Kopf muss beim Essen immer über dem dampfenden Teller gehalten werden. „Ich koche immer gleich ein ganzes Huhn und fülle die Suppe in Joghurtbecher, die ich in die Tiefkühltruhe stelle. So hab ich zur Zeit des Schnupfens gleich eine fertige Suppe", sagt die heilkundige Frau.

Bei Dauerschnupfen streicht man dreimal täglich frisch ausgepressten *Zitronensaft* in die Nasenlöcher.

Bei Husten wird eine gelbe *Zwiebel* klein zerhackt und mit kochendem Wasser übergossen; kurz aufwallen lassen und die Dämpfe unter einem Tuch 10 Minuten lang einatmen. Die ätherischen Öle wirken durchblutungsfördernd und desinfizieren die Atemwege.

Auch sollte man einen Tee mit *Veilchen, Schlüsselblume, Seifenkraut, Anis* und *Fenchel* trinken. Dieser Tee wirkt schleimlösend, während *Eibisch, Huflattich, Spitzwegerich, Malve, Thymian* und *Quendel* eher den Hustenreiz mildern.

Bei Rheuma werden 180 Gramm *Magertopfen* auf ein in warmes Wasser getauchtes Handtuch gestrichen. Der Topfen soll nie stärker als 5 Millimeter aufliegen. Dieses Handtuch wird mit dem Topfen nach unten auf die rheumatische Stelle gelegt. Darüber wird ein trockenes Frotteetuch getan, damit die Stelle warm gehalten wird. Nach etwa einer dreiviertel bis einer Stunde wird diese Packung entfernt und die Stelle mit Franzbranntwein eingerieben. Wenn die schmerzenden Stellen klein sind, muss die Topfenmenge entsprechend vermindert werden.

Bei gesunden Menschen soll die Temperatur des Topfens zwischen 10 und 14 Grad plus betragen, Herzkranke sollen den Topfen auf etwa 30 Grad erwärmen. Der Topfen wird so oft aufgelegt, bis er nach Ablauf einer Stunde nicht mehr trocken wird, sondern feucht bleibt. Es ist ein Zeichen dafür, dass die Entzündung vorüber ist.

ALOISIA STABODIN

DIE BOAHEILERIN VON DER KORALM

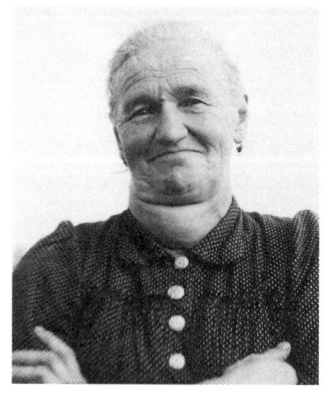

Aloisia Stabodin war die bekannteste Boaheilerin der Weststeiermark.

Aloisia Stabodin, geb. Müller (1889–1966) vulgo „Salzgerhans-Luise", aus dem weststeirischen Gressenberg war als die Boahoalerin (Knochenheilerin) von der Koralm bekannt. Hunderte Menschen mit gebrochenen Knochen behandelte sie mit ihren Rezepturen und der langjährigen Erfahrung. Entlohnt wurde sie von ihren meist armen Patienten durch kleine Heilspenden.

Das Röntgengerät wurde durch feinfühlige Fingerspitzen und das Eingipsen durch einen Schienenverband ersetzt. Auf die Bruchstelle wurde die Knochenheilsalbe geschmiert und eine genaue Diät verordnet. Bei diversen Brüchen war nach vier Wochen Bettruhe der Patient geheilt.

Mit zwölf Jahren erlernte Aloisia Stabodin von ihrer Mutter das Aufsammeln von Heilkräutern und Heilwurzeln sowie deren Zubereitung zu Heilmitteln. Gesammelt wurden für die Knochenbruchsalbe *Nickelwurzeln, Halandwurzeln, Eibisch-* und *Schwarzwurzeln.* Aus der Apotheke wurden die *Ringelblumenblüten* und *Weißwurzeln* geholt. Alle diese Heilkräuter wurden mit Rinderknochenmark,

Hirschfett und Schweineschmalz unter ständigem Rühren eine halbe Stunde lang aufgekocht. War die Salbe abgekühlt, konnte sie auf Knochenbruchstellen aufgetragen werden. Jeden dritten Tag strich Aloisia Stabodin die Salbe persönlich auf die Bruchstelle. War die Bruchstelle nicht genau zusammengefügt, vertrug der Patient die Salbe nicht. Dieses Alarmzeichen war für die Stabodin Anlass, den Bruch neu einzurichten. Der Patient bekam strenge Bettruhe und eine Diät mit Verbot von Alkohol, Essig, Kartoffeln und Schweinefleisch verordnet.

STRASSEGGER VULGO PALLER

ZWEIERLEI SALBEN

Herr Straßegger aus Gasen stellt aus Spezialrezepturen zwei Salben her:
Bei unterschiedlichen Gebrechen wird eine *Salbe* hergestellt, für die man Dachsfett, Bienenwachs, Lärchenpech und Weichselbaumpech schmilzt und dann die Wurzeln von Zahnwurz und Beinwell sowie blaue Fliederblüten beimengt.
Bei Entzündungen wird folgende *Salbe* aufgelegt: In Schweinefett werden Haarstrangwurzeln, die Wurzeln vom Liebstöckel, die Blätter der Großen Fetthenne, Wegmalve, Spitzwegerich, Echter Salbei und Wucherblume sowie die Beeren von Wacholder und Zwiebel rund zwei Stunden lang geröstet.
Blühendes *Rosmarinkraut,* in Wein angesetzt, ist als Nervenmittel bekannt.

BRUNHILDE STÜBINGER

DIE MALERIN MIT DEM KRÄUTERSCHATZ

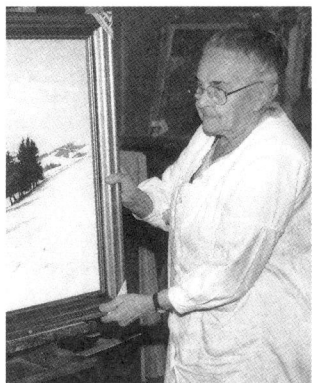

Die Lehrerin und Malerin Brunhilde Stübinger in Anger wurde im ehemaligen Jugoslawien geboren. Sie wendet Hausmittel aus verschiedenen Ländern der Welt an. Wahre Wunder erzählt man sich von einer kroatischen *Knoblauchsalbe,* mit der schmerzende Stellen abends eingerieben werden. Die Salbe soll die Eigenschaft haben, das „Rheumagift" durch die Haut auszuziehen. Für die Zubereitung der Salbe fädelt man eine Handvoll enthäuteter Knoblauchzehen auf einen Zwirn und hält sie über Dunst, damit der Knoblauch weich wird. Der Knoblauch darf das Wasser nicht berühren und darf nicht gelb werden. Dann zerdrückt man den Knoblauch mit einem großen Esslöffel Salz, gibt die doppelte Menge Schmer und soviel Pfeffer dazu, bis die Salbe grau wird.
Von einer Zigeunerin blieb das Rezept einer *Salbe* erhalten, die bei „Haarauswuchs" angewendet werden soll: Man nimmt die Blütenzäpfchen der *Espe* und röstet sie in Schmalz. Man kann die Blü-

ten auch in Schnaps einlegen. Damit wird der Kopf eingerieben. Auch *Pestwurzschnaps* hilft (seit 1994 verboten).

Aus Syrien soll ein *Zwetschkenschnapswickel* kommen, der bei Lungenentzündung angewendet wird. Dafür wird Zwetschkenschnaps erwärmt, ein Tuch damit getränkt und ein Wickel über die Brust geschlagen. *Zwetschkenschnaps* mit *Hirtentäschelkraut* nimmt man zum Gurgeln bei Zahnfleischbluten.

Aus den Samen des *Hohlzahns* wird Öl gepresst, das Kindern bei Nabelbrüchen aufgelegt wird.

Schwarzwurzel (Gemeiner Beinwell, heute verboten), in Schnaps angesetzt, wirkt bei Gicht, Sehnenscheidenentzündung und bei Narbenwucherungen.

Die Wurzel der Gemeinen *Pestwurz* (verboten) wird in 70-prozentigem Alkohol angesetzt und als krampflösendes Mittel (bei Migräne) verwendet.

Johanniskrautschnaps wird bei Halsentzündung (gurgeln) verwendet. Frau Stübinger sammelt das Johanniskraut dazu nur auf dem Hohen Zetz bei Anger, wo es besonders viel ultraviolette Strahlung abbekommt. Der Schnaps verfärbt sich durch das Kraut sofort rot.

Nach einer Entbindung werden die Frauenlenden mit *Zwetschkenschnaps* eingerieben, wonach sich die Gebärmutter schnell zusammenziehen soll.

Wacholderbeeren sollen gegen Bettnässen helfen.

Hirschfarn im Badewasser wirkt gegen Rheuma.

Die Blätter der *Königskerze* werden in Schmalz geröstet und bei Drüsengeschwüren aufgelegt.

Bei Drüsenbeschwerden wird die *Madonnenlilie* in Leinöl angesetzt und an die

Sonne gestellt. Dieses Leinöl wird äußerlich angewendet.

Als *Rebentränen* wird der Saft aus alten Rebstöcken bezeichnet. Wenn die Stöcke in den Saft gehen, werden sie geschnitten und der ausdringende Saft aufgefangen. Diese Rebentränen wurden früher bei Augenleiden pur eingetropft. Dies soll bei Tränenstein besonders heilsam sein. Tränenstein entsteht, wenn jemand großen seelischen Schmerz leidet und nicht weinen kann.

Bei Zahnschmerzen wird ein Watteknäuel mit *Terpentin* getränkt und auf die schmerzende Stelle gedrückt.

Die *Ringelblumensalbe* findet bei Altersflecken, Operationsnarben, Schafblattern und Schorf Anwendung.

Schwarze Zuckerrohrmelasse, die allerdings nicht selbst hergestellt, sondern gekauft wird, dient zur Behandlung von Entzündungen.

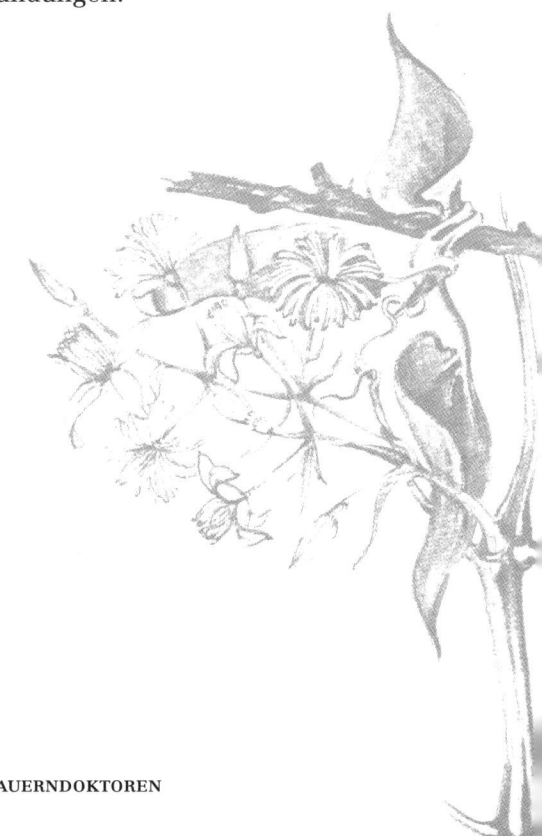

Josef Trummer vulgo „Brigler"-Seppl

Der Kuhschmied erzählt seine Geheimrezepte

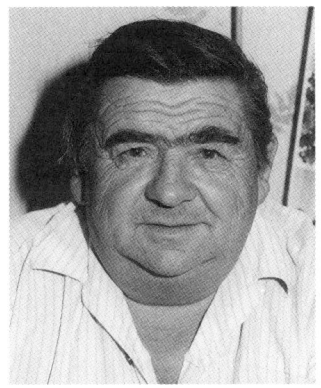

Die „Viehdoktoren", einst weit verbreitet, als Kurpfuscher verfolgt und später durch Tierärzte verdrängt, gibt es nur noch selten. Die meisten sind bereits verstorben, und nur noch einzelne wissen von den alten Heilmethoden. So auch der Brigler-Seppl, wie Josef Trummer mit seinem Vulgonamen genannt wurde.

Josef Trummer, geboren 1929 in Ranning bei Gnas, lernte von 1948 bis 1952 beim bekanntesten „Viehdoktor" dieses Raumes, bei Josef Edelsbrunner, der auch sein Onkel war, alles, was für einen Viehdoktor wichtig war. „Kuhschmied" oder „Viehdoktor" wurde er genannt, und so mancher Tierarzt sagte bei Notschlachtungen: „Ich rieche Brigler-Medizin."

Der Brigler-Seppl war ein einfacher Mann mit viel Können, der nur helfen wollte und sich folgenden Leitspruch zu eigen machte: „Den Stein, den ich heben kann, nehme ich, andere lass ich liegen" – und zwar liegen für den Tierarzt. Er war sich seiner Fähigkeiten genau bewusst, und von den Tierärzten sprach er mit größtem Respekt. Die meisten Rezepte, die er kannte, lernte er von seinem Lehrmeister Edelsbrunner. Die folgenden Rezepte sind auch gleichzeitig die Hausmittel des Josef Edelsbrunner (siehe Edelsbrunner).

Knochenbrüche werden mit Holz g'spandlt (geschient) und mit der „Boansolm" *(Knochensalbe)* eingerieben. Dazu müssen im Schweinefett je eine Handvoll Eibischwurzeln, Lorbeerblätter, Helfkraut (Liebstöckel), Schwarzwurzeln, Lilienzwiebeln und fein geschnittener Knoblauch geröstet werden. Im lauwarmen Zustand gibt man dann zwei Würfel Kampfer, fünf Löffel Terpentinöl, einen zündholzschachtelgroßen Würfel Bienenwachs, drei Räder Knochenmark vom Rind und einen Löffel Salmiak dazu. Besonders wirkungsvoll ist die Salbe, wenn anstatt Schweinefett *„Hirscheninsel"* (Hirschfett) verwendet wird.

Für die *Feuerrosensalbe* werden Feuerrosen (Feuerreserlblüten), Lorbeerblätter und Eibisch in Schmalz geröstet und abgekühlt auf Entzündungen geschmiert.

Die *Saunigelwurzensalbe* lindert Nabelbeschwerden beim Vieh: Saunigelwurzel fein zerschneiden und langsam im Schweinefett rösten. Die kalte Salbe wird auf den Nabel gestrichen.

Die *Eibischsalbe* wird gegen Halsentzündungen bei Haustieren angewendet: Eibischwurzeln fein zerschneiden und Lorbeerblätter im Fett langsam rösten. Vor dem Erkalten ein bis zwei Löffel Terpentinöl dazugeben.

Haben Schweineferkel „Pechrauhen", so vermischt man einen Löffel Schwefelblüten (Apotheke) und einen Löffel Schweinefett lauwarm und streicht das Schwein mit dieser *Schwefelsalbe* drei Tage lang an. Am vierten Tag werden die Ferkel mit *Eibischtee* gewaschen.

Kehlkopfspaltungen und -entzündungen beim Rind verlangen eine Salbe mit Birkenzunder: Man verbrennt *Birkenzunder* zu Asche und vermischt diese mit *Bienenhonig* und *Schmalz*. Mit einer Holzspachtel wird die Salbe auf die Zunge des Rindes geschmiert. Hilft die Salbe nicht, so bekommt das Rind meist eine „Holzbrettzunge", eine steife Zunge, und verhungert.

Eine *Arseniksalbe* hilft bei Muskelentzündungen beim Pferd: Ein Teil Arsenik in zehn Teilen Schweinefett rösten, auf ein Leinentuch streichen und zwei Stunden lang auflegen. Dann folgen zwei Stunden ohne Behandlung, und danach wird wieder die Salbe mit Leinentuch zwei Stunden lang aufgelegt. Dieser Wechsel wird mehrmals durchgeführt.

Als Vorsorge gegen Rotlauf bei Schweinen gibt man ein wenig *Arsenik* in Bauernschnaps und tropfenweise auf längere Zeit dem „Trankfutter" (Sautrank) bei. Diese Arznei nennt man „Saugeist".

Eutergeschwülste bei Kuh und Schwein werden mit *Schießpulver* behandelt: In 1/4 Liter Ripsöl werden sechs Eiklar, zu Schnee geschlagen, eingerührt und ein Löffel Schießpulver kalt dazugemengt. Das grobe Schießpulver muss man vorher fein zerreiben. Damit wird das Euter mehrmals eingeschmiert.

Bei Fieber stellt man zur Fiebermilderung ein *„Krendampfl"* her: Eine Handvoll Kren und drei Handvoll Brotmehl vermischt man mit Essig. Dieses feste Gemisch wird über die Rippen oder die Lunge geschmiert.

Eine Einreibung bei Venenentzündungen bei Tieren macht man mit je einer Handvoll *Buchsbaumblätter, Rosmarin* und *Lorbeerblätter,* die man in „Naturwein" (naturbelassener Wein) kocht, damit die entzündete Vene heiß einreibt und ein trockenes Tuch darüber gibt. Diese Behandlung wiederholt man alle zwei Stunden.

Muskel- und Gelenksentzündungen ohne Schwellung behandelt man mit folgender *Einreibung:* Man vermischt 1/2 Liter Bauernschnaps, 1/4 Liter Terpentinöl, zwei Würfel Kampfer (auch „Goffer" genannt) und reibt eine Zündholzschachtel voll Hirschseife hinein. Damit schmiert man die Gelenke ein.

Lungen-, Bauchfell-, Herzbeutel- und Rippenfellentzündungen werden mit *Essigwickel* behandelt. Dazu nimmt man ein Betttuch oder eine Decke, tränkt sie in Mostessig und legt sie auf die Entzündung. Darüber bindet man eine trockene Decke. Lungen- und Rippenfellentzündungen bei Tieren mildert ein Tee mit *Kamille, Eibisch, Saupappel* (Käsepappel), *Hollerbast* (das Feine auf der Rinde des Holunders) und *Salbei.* Alle zwei Stunden bekommt das Tier einen Liter davon zu trinken.

Bei Koliken nimmt man *Horminkraut,* kocht damit einen Tee, gibt Schnaps und *Kernöl* dazu und schüttet es dem Rind ein. Auch *Alaun, Teufelsdreck* oder *Absang* helfen bei Koliken.

Verstopfungen beim Rind behandelt man mit zwei Kugeln aus einer Handvoll *Güllwurzeln* und drei Handvoll Fett und schiebt sie dem Rind in den Schlund. Nach sechs Stunden wird die Behandlung wiederholt. Hat das Schwein Verstopfung, nimmt man 3/4 Liter Milch, gibt drei Eiklar und einen Esslöffel *Schießpulver* hinein, verrührt es und gibt es dem Schwein ein.

Wassertreibend beim Rind wirkt ein Tee aus *Birkenlaub, Salbei, Petersilienblättern* und *Rhabarberlaub,* mit dem das Rind gewässert (getränkt) wird.

Leiden Rinder oder Schweine an Appetitlosigkeit, so bereitet man ein *Appetitpulver* zu: Man nimmt 40 Gramm Wermut, 70 Gramm Enzian, 100 Gramm Kalmus und 150 Gramm Speisesoda, das man vermischt und pro Mahlzeit zwei Esslöffel zum Fressen gibt.

Bei Durchfall nimmt man dasselbe Rezept und gibt noch 150 Gramm *Tierkohle* dazu. Ist der Durchfall ganz stark, kommen 250 Gramm Tierkohle und *Bolus Weiß* (weißer Ton) dazu.

Durchfall bei Ferkeln und Kälbern behandelt man mit *Kamillentee* und gibt Fremdzucker (Kandisin) dazu.

Bei Blähungen beim Rind nimmt man eine Flasche Wasser, in die man einen Löffel Pril *(Waschmittel)* rührt. Dem Rind führt man beim Mastdarm einen eingefetteten Schlauch ein und füllt die Lösung ein. So können sich die Blähungen lösen.

Blutfett bei Rindern und Schweinen wird mit einem Gemisch aus 70 Gramm *Enzian,* 100 Gramm *Kalmus,* 180 Gramm *Bolus Rot* (roter Ton), 70 Gramm *Junibeere* (Kümmel) und 50 Gramm *Wacholder* behandelt. Das Tier bekommt diese Mischung 18 Tage lang in der Früh und am Abend dem Futter beigemengt.

Bei Husten kocht man für Tiere *Lungenkraut* in Milch und Bienenhonig.

Bei Speicheldrüsenentzündungen beim Ferkel kocht man Salbei in Milch *(Salbeimilch).*

Schwachen Tieren gibt man „*Haunefmilch*" (Hanfmilch) als Stärkungsmittel: Man kocht eine Handvoll Hanf in einem Liter Milch.

Dass *Igelfett* zieht und *Hasenfett* schiebt, ist weithin bekannt. Bei Nabelentzündungen wird der Nabel mit Igelfett eingerieben und der Rücken des Tieres, genau über dem Nabel, am Scheitel, mit Hasenfett beschmiert. Igelfett wie auch Hasenfett gewinnt man, indem man die Tiere langsam braten lässt und das abrinnende Öl sammelt.

Zur Ausreifung und Ausweitung der Geburtswege gibt man dem Tier zu jeder Mahlzeit eine Handvoll *Leinsamen.*

Bleibt die Nachgeburt bei Kühen hängen, so spült man mit zwei Liter *Kamillentee,* in dem fünf Dekagramm *Tierkohle* aufgelöst werden. Dieser Tee lockert die Nachgeburt.

Stockt die Milch bei Schweinen, so muss man die Milch antreiben. Man mahlt je 1/2 Esslöffel *Wacholder* und *Kümmel,* schüttet einen Liter Bier dazu und wärmt bis kurz vor dem Aufkochen auf. Nach dem Abkühlen wird dieses Gemisch dem Schwein verabreicht.

Gibt das Schwein wenig Milch, nimmt man 150 Gramm *Schwefelblüten,* 100 Gramm *Bolus Weiß,* 70 Gramm *Junibeeren* (Kümmel), 100 Gramm *Wacholder* und 70 Gramm *Enzian.* Alles wird vermischt und dem Schwein zu jeder Mahlzeit ein Löffel voll beigemengt.

Zum Schutz gegen Starrkrampf bei Pferden und Eseln wird ein Kranz aus *Buchsbaum* geflochten und dem Tier um den Hals gehängt.

Wenn die Ziege nicht wiederkäut, werden in 2 Liter Wasser je eine Handvoll *Wermut, Eibisch* und *Enzianblätter* gekocht und danach 1/8 Liter *Kürbiskernöl* dazugerührt. Kurz bevor diese Mixtur der Ziege ins Maul geschüttet wird, gibt man 1 Löffel Speisesoda in die Flasche.

Man nennt es „Ruhr-Krankheit" oder „Frakzine", wenn Hühner und Hasen

Durchfall bekommen, abmagern und tot umfallen. Als Hausmittel dagegen stellt man 1 Liter Milch ans Fenster und gibt 10 Knoblauchzehen hinein, lässt es ziehen füttert damit die Tiere.

Hat die Katze Durchfall, hilft auch die *Salbeimilch.* Salbei wird in Milch angesetzt. Würmer bei Katze oder Hund bekämpft man mit zerdrücktem *Knoblauch,* der mit Fett vermischt wird. Dieses Knoblauchfett wird den Tieren eingegeben.

Hat die Katze die „Auszerrung", so wird aus Knoblauch ein Kranz geflochten und ihr fest um den Hals gehängt. Die Katze muss mit diesem *Knoblauchkranz* umherlaufen, damit der Knoblauch die Krankheit auszieht.

Zu einer wichtigen Aufgabe des Brigler-Seppl gehörte das *Schneiden* der kleinen Ferkel („Fadl"). 36 Jahre führte er diese Arbeit durch und hat sie auch 200 anderen Leuten gelehrt. Er verwendete dazu ein altes Rasiermesser. Vor einigen Jahrzehnten gab man, nachdem die Hoden herausgenommen waren, *Schweinefett* in die Wunde, später *Hanföl,* dann *Leinöl,* dazu *Pechöl* auf die Wunde außen, da es gegen Fliegen schützt, dann *Jod* und heute Penicillin.

Wichtig ist auch die *Geburtshilfe* bei Kühen, Schweinen, Hunden, Schafen und Ziegen. Verdrehungen bis zu einer gewissen Stufe werden gleichgedreht, der „Stiefel" ist ein bekannter Ausdruck dafür. Bei Ziegengeburten wird das Kitz oft mit der Schlinge herausgezogen.

Die *Klauenpflege* gehörte ebenfalls zur Aufgabe des Brigler-Seppl, der in einem Winter bis zu 2000 Klauen schnitt. Normalerweise sollten die Klauen zweimal im Jahr geschnitten werden.

Auch den *„Hufkrebs"* bei Pferden behandelte er. In diesem Fall wird auf den Huf ein abschließender Deckel aus Metall montiert. Darunter kommt die „Heinin-Salbe" (ein Produkt aus Deutschland).

Bei Pferden wird oft der Gaumen höher als die Zähne. In diesem Fall wurde das *„Maul ausgebrannt".* Auch *Maisstriezel* gab man dem Pferd zu fressen, damit sich der Gaumen abnützt. Beim „Maulausbrennen" wurde ein spezieller Haken bis zur „Weißglut" erhitzt und damit dem Pferd auf den Gaumen gedrückt. Mit einem Zischen und Rauchen zerriss es den Gaumen, und das Pferd konnte sofort wieder normal fressen. Nach dem Ausbrennen wurde der Gaumen mit *Essig* ausgespült. Wichtig dabei ist, dass der Metallhaken weißglühend ist.

Notwendig für einen „Viehdoktor" sind auch *chirurgische Eingriffe,* wie Bruchoperationen, Eiterherde öffnen, die Entfernung von verschluckten, im Maul und Schlund steckenden Fremdkörpern.

Bei Kaiserschnitten assistierte Brigler-Seppl, und jahrelang war er Impfhelfer. Die Chirurgie erlernte er von Tierärzten, sein Lehrmeister Edelsbrunner war nur medizinisch tätig.

Die Aufgaben des „Viehdoktors" oder „Kuhschmiedes" sind vielfältig, so musste z. B. einmal ein Ochse, der in einen zwölf Meter tiefen Brunnen gefallen war, mit einer Winde herausgezogen werden. Manchmal mussten übermüdete, zusammengebrochene Tiere vom Feld nach Hause transportiert werden. Es kam auch vor, dass beim Aufschneiden eines Eiterherdes bei einem Schwein bis zu einem Kübel Eiter herausrann. In so einem Fall heißt es schnell sein, weil das Schwein den ausgeflossenen Eiter sofort zu fressen beginnt.

THERESIA WENDLER

MOSTESSIG ALS ALLHEILMITTEL

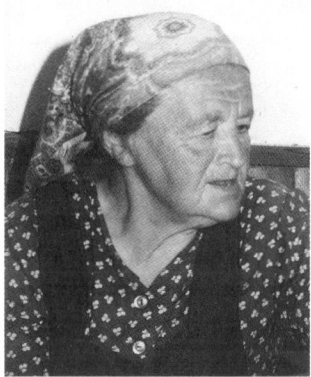

Auf Heilkräuter und Hausmittel verstand sich Theresia Wendler vulgo Thomas bestens. Sie wurde 1902 in Nägelsdorf geboren; als sie 1930 heiratete, kam sie nach Krusdorf. Die Bäuerin wendete ihre Hausarzneien jahrzehntelang an. Sie vertrat folgende Meinung: „Je mehr Bitterstoffe eine Pflanze hat, desto mehr Heilstoffe hat sie." Bei Salben kannte sie sich weniger aus und sagte deshalb kurz: „Schmieren tu ich nicht." Mostessig hingegen war in ihren Augen ein Allheilmittel: „Wenn einer im Sterben liegt, mit Mostessig wird er noch lebendig gemacht." Theresia Wendler verwendete Arzneien für Menschen und Tiere.

REZEPTE FÜR MENSCHEN

Mostessig war jenes Heilmittel, das Theresia Wendler besonders bevorzugte. Sie selbst hatte sich mit der Sense die Finger tief aufgeschnitten und diese Wunde selbst geheilt. Sie gab Mostessig darauf, darüber ein Leinentücherl, mit *Rips-* oder *Leinöl* getränkt. Dies wiederholte sie mehrfach, und nach drei Wochen waren die Finger verheilt.

Bei Blutvergiftungen und Wundstarrkrampf werden *Heublumen* in Mostessig gedünstet und als Umschläge aufgelegt.

Auch bei Sehnenzerrungen, sowohl beim Menschen als auch bei den Tieren, helfen Mostessigwickel.

Auf Abszesse Mostessigwickel gelegt, lassen sie früh reifen (saugen sie aus).

Auf schmerzhafte Insektenstiche kommt ein Mostessigfleck (Tuch in Mostessig getränkt).

Bei Rückenschmerzen verwendete Theresia Wendler ein Rezept aus dem Burgenland, das über Graz nach Krusdorf kam: Man nimmt 1/2 Liter Wasser und kocht darin 3 Finger voll *Birkenblätter*. Dieser Tee muss schluckweise getrunken werden.

Rheuma vertreibt man, indem man das *niedere Formkraut* (Farn) unter das Leintuch legt, aber nicht zu dicht. Nach vier Tagen sind die Schmerzen vorbei.

Schwere Heiserkeit beseitigt man mit *Konstantinwasser* (Gleichenberger Mineralwasser). Man füllt mit einem kleinen Trichter Konstantinwasser in die Nase so hinein, dass es beim Mund wieder herauskommt. Dieses Wasser löst den Schleim. Nach 3 Tagen ist die Heiserkeit vorbei.

Bei langanhaltender Heiserkeit nimmt man zu gleichen Teilen *Süßholzpulver* (Drogerie), *Federweiß* und *Staubzucker* trocken ein – über mehrere Tage verteilt leckt man langsam insgesamt zirka 1/4 Kilogramm.

Gezuckerte *Kalmuswurzeln* werden bei Magengeschwüren gegessen.

Bei einer Magenverstimmung kaut man *Wermutkraut*.

REZEPTE FÜR TIERE

Aufgeblähte Haustiere bekommen Speisesoda in Brot eingedreht.

Hat die Kuh vor dem Zulassen einen „Exnat" oder Wundstarrkrampf, so werden *Heublumen in Mostessig* aufgekocht (zugedeckt). Die heißen Umschläge mit diesem Mostessig werden alle 3 bis 5 Stunden immer wieder aufgelegt.

sechs Esslöffel voll gegessen. Die Würmer werden mit dem Lehm ausgeschieden. Lehm, mit Wasser zu einem teigartigen Brei vermischt und auf ein feuchtes Tuch gelegt, wird auf Entzündungen gelegt.

THERESIA WONISCH

MIT LEHM GEGEN WÜRMER

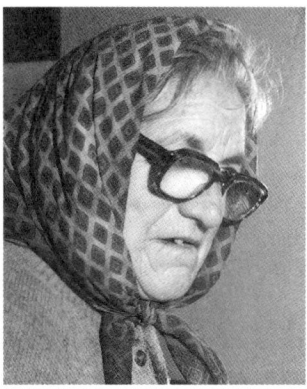

Theresia Wonisch aus Kronnersdorf bei Straden wollte die meisten ihrer Heilmethoden geheim halten.
Lehm ist als Heilmittel weithin bekannt und wird auch vielfach heute noch angewendet. Seltsam ist jedoch die Verwendung von Lehm, wie ihn Frau Wonisch gebrauchte. Behandelt werden mit Lehm die verschiedensten inneren Krankheiten bis hin zum Magenkrebs.
Der Lehm wird aus einer Bodentiefe von 60 Zentimetern ausgegraben und darf mit keinem anderen Erdreich in Berührung kommen. Verschmutzter Lehm ist für die Gesundheit des Menschen sehr schädlich. Bei Würmern wird der Lehm mit Brunnenwasser verdünnt, auf der Herdplatte erhitzt und davon drei Tage lang täglich

ANNEMARIE ZACH

ABTREIBUNG MIT DEM SADEBAUM

Annemarie Zach aus Schwarzau versteht es, mit vielen verschiedenen Hausmitteln umzugehen.

REZEPTE FÜR MENSCHEN

Einen *Knoblauchkranz* hängt man sich gegen Husten um den Hals.
Die *Knoblauchmilch,* Knoblauch in Milch angesetzt, wird bei Husten und gegen Kindwurmplage getrunken.
Huflattichblütentee wirkt auch gegen Husten.
Hirtentäscheltee soll man gegen Halsschmerzen trinken.
Das Leben verlängert frisches Kraut der *Gundelrebe* als Gewürz.
Geriebener *Kren,* mit Essig gemischt, dient als Fußwickel bis zur Wade bei Fieber.
Der Tee aus dem Kraut des *Kleinen Mädesüß* ist fiebersenkend.
Aus dem oberen Kranzerl der *Schlafmohnkapsel* wird ein Tee für Kinder bereitet, damit sie gut schlafen. Dieser Tee wird auch gegen Durchfall und als Schmerzmittel bei Todkranken angewendet.
Kümmel kaut man bei Blähungen.
Auch rohe *Anisfrüchte* werden gegen Blähungen gekaut.
Frische *Haselnüsse* zu essen, hilft bei Sodbrennen.

Das *Maiglöckchen* wird als Abortivum verwendet. Ein wirksames Abtreibungsmittel sind die Zweige des *Sadebaumes*.
Auch *Immergrüntee* ist ein Abortivum.
Tee der *Goldrute* soll man bei Harnwegsinfektionen trinken.
Eichenrindensitzbäder werden gegen Gonorrhöe und Syphilis angewendet.
Bei schwerer Herzkrankheit helfen die Beeren vom *Schattenblümchen*.
Zur Blutreinigung wird die *Stengellose Primel* in den Salat gegeben.
Bei Gelenksreißen legt man frische *Huflattichblätter* auf.
Die Samen der *Rosskastanie,* zu Brei verkocht, werden als Einreibung bei Venenleiden verwendet.
Bei Kreislaufstörungen sollte man sich mit *Brennnesseln* peitschen oder in die Pflanzen greifen.

Rezepte für Tiere

Die Wurzel der *Zyklame* wird geschabt und den Schweinen unter das Fressen gemischt, um ihren Zyklus zu regulieren. In höheren Dosierungen als Abtreibungsmittel und auch als humanes Abortivum bekannt.

Maria Zach

Kren senkt das Fieber

Maria Zach in Wetzelsdorf bei Jagerberg wendet viele Hausmittel an:
Bei Krampfadern werden junge, klebrige Blätter der *Erle* aufgelegt.
Frischer *Kren,* zerrieben und mit Mehl gemischt, ergibt ein fiebersenkendes Pflaster.
Zinnkrauttee und *Zinnkrautbäder* helfen bei Nierenentzündungen.
Augentrosttee dient zum Auswaschen bei Augenentzündungen.
Buchweizentee vermeidet Wadenkrämpfe.
Spitzwegerich, mit Zucker oder Honig zu Sirup verkocht, nimmt man gegen Husten ein.
Vom *Schwarzen Holunder* soll man die graue Rinde abschneiden, den darunterliegenden grünen Bast abschaben und gegen Fieber auf Puls, Genick und Fesseln binden.
Huflattichblätter gibt man auf Frostbeulen und entzündete Stellen.
Ein *Brennnesselfußbad* stoppt Fußbrennen und stärkt den Kreislauf.
Getrocknete Heidelbeeren kaut man gegen Durchfall.

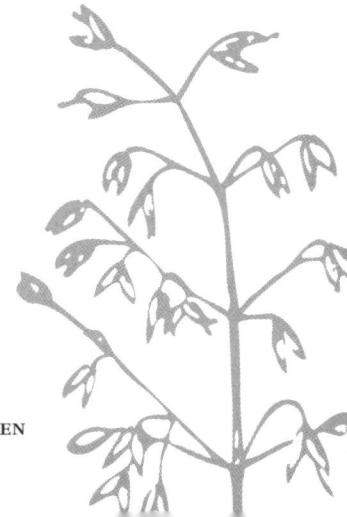

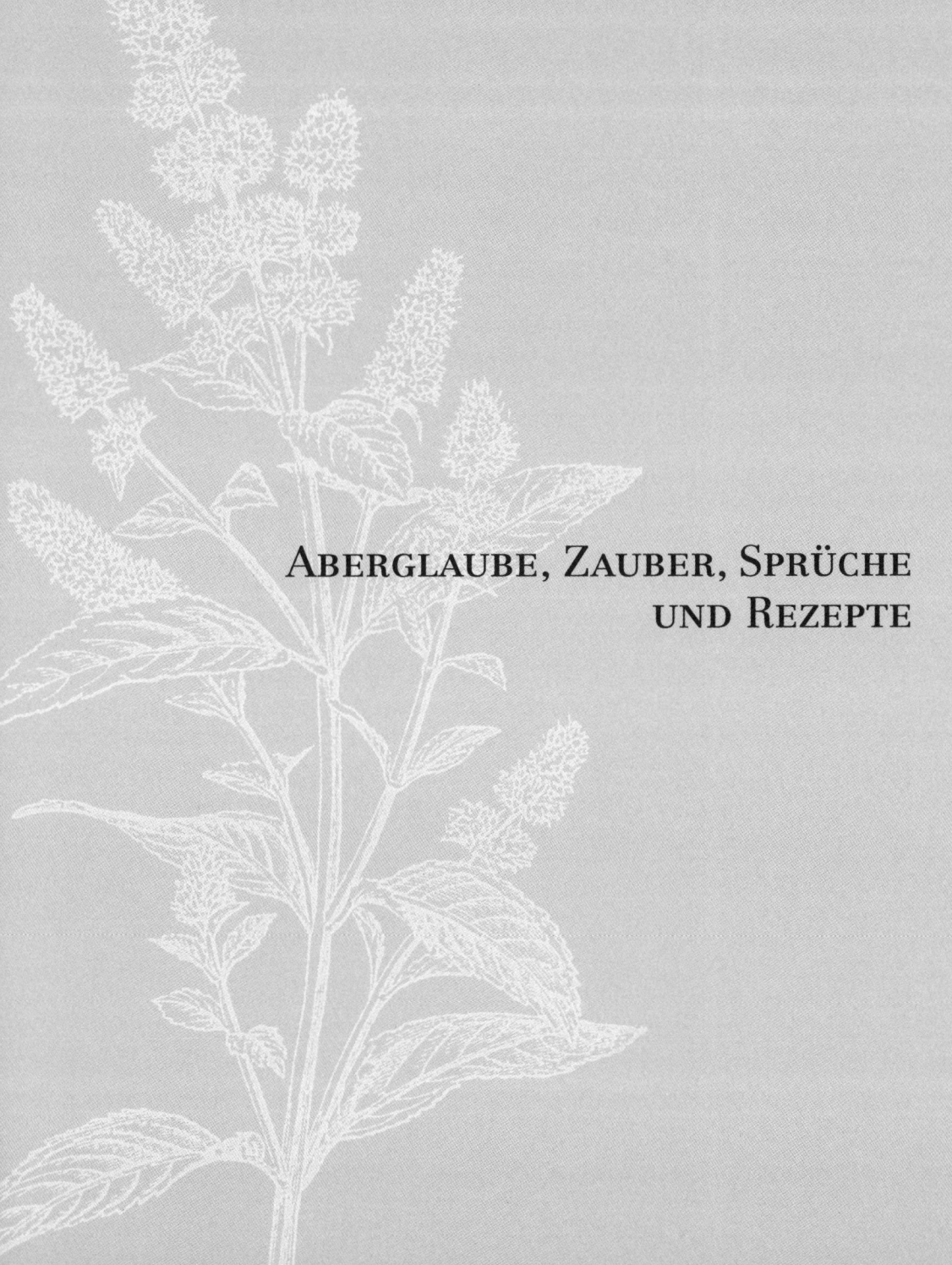

ABERGLAUBE, ZAUBER, SPRÜCHE UND REZEPTE

Heilzauber, Sagen und seltsame Riten

In der Volksmedizin ist das Wissen um altbewährte Hausmittel oft auch stark von Aberglaube, Brauchtum und Zaubersprüchen geprägt. So gibt es etwa besondere Riten und Handlungen, die Glück, Gesundheit und Schutz vor Krankheiten und anderem Übel bieten sollen.

Der Grat zwischen dem Wissen um die Heilkraft und die Anwendung von Kräutern und Substanzen und dem Glauben an den Zauber, der gewissen Mitteln oder auch Sprüchen innewohnen soll, ist oft schmal, die Grenzen sind fließend.

Ein Zauberspruch gegen Gicht und Ischias

Hermine Ladreiter (St. Martin) erinnert sich noch an einen Zauberspruch, den eine alte Frau zur Behandlung von Gicht und Ischias anwendete.

Dazu muss der an Gicht oder Ischias Erkrankte im Frühjahr zu einem „grünen Baum" gehen und mit der „rechten Hand" einen Ast ergreifen. Dann beginnt er laut und deutlich zu sprechen:

„Jetzt greif ich Dich, grüner Ast,
nimm von mir die schwere Last,
das Reißen, das Schwinden und die Gicht,
das alles sollst Du haben und ich nicht,
das zähl ich mir zugute."

Dreimal wird der Spruch wiederholt, und jedesmal wird ein neuer Ast ergriffen. Falls dabei der Mond gerade abnehmend ist oder es gerade ein Freitag vor Sonnenaufgang ist, dann sagt man außerdem dreimal dazu: „Im Namen Gottes, des Vaters, des Sohnes und des Heiligen Geistes. Amen."

Fieberabwehrspruch

Bei Fieber nimmt man in Halbenrain einen Ast von einer Weide und bindet damit einen Knoten. Dazu spricht der an Fieber Leidende die Abwehrformel:

„Wiedl wiedl winn,
zweiundsiebzig Fieber sin,
das was ich han
das häng ich daneben an."

Beim Weggehen vom Weidenbaum darf man sich nicht umsehen.

Der Alphabaum in Bad Gleichenberg

In der Steiermark gibt es eine große Zahl von Alphabäumen, die aus dem Menschen Krankheiten ausziehen. Ein derartiger Alphabaum steht auch im Kurpark von Bad Gleichenberg. Es handelt sich um den 1872 gepflanzten, fast 50 Meter hohen Mammutbaum. Kurgäste gehen zu diesem Baum, ergreifen einen Ast und klagen dem Baum ihre Krankheit. Eine unerklärbare, vom Baum ausgehende Strahlung versetzt dann so manche Person in ein Zittern und auch in ein Glücksgefühl. Die Krankheit soll durch diesen Alphabaum aus den Menschen „herausgezogen" werden. Möglich ist aber eine Alphabaumheilung nur am Nachmittag. Denn die Natur gibt am Vormittag und nimmt am Nachmittag.

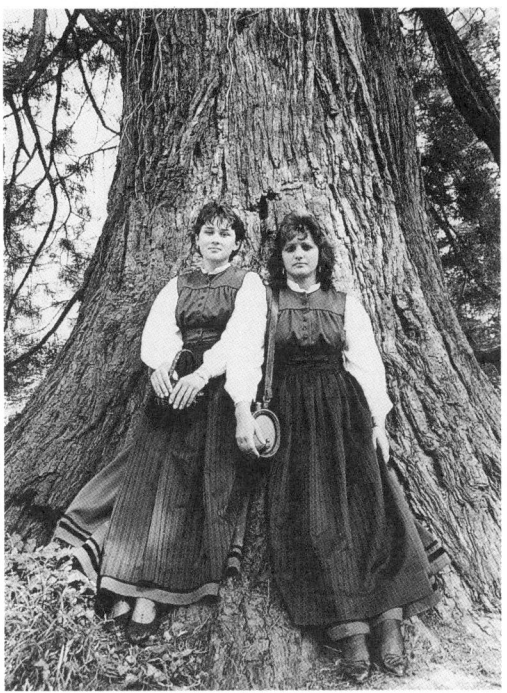

Der mächtige Stamm des Alphabaumes (Mammutbaum) in Bad Gleichenberg. Der Baum zieht Krankheiten aus dem Menschen heraus.

FARN SCHÜTZT VOR DEM TEUFEL UND VOR VERZAUBERUNG

Farn soll die Fähigkeit haben, Gicht, Ischias und Krämpfe aus dem Körper zu ziehen. Daher wird Farnkraut unter das Leintuch ins Bett gelegt (siehe Franz Neubauer, Krusdorf) oder in einen Kopfpolster gefüllt (siehe Maria Praßl, Unterweißenbach).

Doch Farn hat noch eine ganz besondere Eigenschaft und Kraft, denn er soll den Teufel abwehren und vor Verzauberung schützen können.

Schon in den Schriften der Hildegard von Bingen (1179) wird gesagt: „Der Farn hat große Kraft, dass ihn der Teufel fliehe. Der Mensch, der Farn mit sich trägt, sei vor Verzauberung geschützt."

In einem weiteren Bericht über Farn heißt es: „Der nimpt Farsomen zu dieser Zeit der macht an Kraiß auff einer Wegschaitt."

Das „Formbuasn" oder „Läsl'n", eine Art Teufelsbeschwörung am Heiligen Abend, ist ein typischer Brauch des Raabtals, der nach dem „Steirischen Wortschatz" von Theodor Unger (1903) ursprünglich „Farmischsamborsten" geheißen hat. Im Stiefingtal wird er heute „Formborsten" genannt. Ursprünglich dürfte der Ritus mit Farnkraut durchgeführt worden sein, doch hat man den Farn allmählich durch die Jahrestriebe eines Baumes ersetzt. Dazu werden am Heiligen Abend um Mitternacht bei einer Wegkreuzung, über die niemals ein Leichenzug hat führen dürfen, Jahrestriebe von einem Baum kreisförmig in die Erde gesteckt. Der Kreis muss so groß sein, dass eine oder mehrere Personen darin Platz haben. Um Mitternacht nun erscheint der Teufel. In welcher Gestalt er auftritt, ist allerdings ungewiss. Wer im Kreis ist, muss nun gut achtgeben, dass er nicht hinaustritt und auch nichts anderes über den schützenden Kreis hinausragt, nicht einmal der kleine Finger. Denn sonst würde ihn der Teufel sofort zerreißen.

Wer aber ausharrt und alle Aufgaben erfüllt, wird vom Teufel belohnt, denn dieser schüttet schließlich einen großen Sack voll Geld in den Kreis.

DIE DREI BLUTSTROPFEN

In manchen Gegenden der Oststeiermark glaubte man, dass im Kopf des Menschen drei Blutstropfen aufgehängt sind. Gefährlich war es, wenn einer der Tropfen herunterfiel.

So sagte man in Mureck, dass der linke Tropfen beim Herabfallen auf das Herz trifft und man dann stirbt.

In Weiz hingegen glaubte man vom mittleren Tropfen, dass dieser zwar den Schlag bewirkt, aber nicht den Tod herbeiführt.

In anderen Gegenden wiederum meinte man, dass der mittlere Tropfen den Tod, die seitlichen Tropfen aber Hand- und Fußlähmungen verursachen.

VON DÄMONEN UND HEXEN

In der volkstümlichen Vorstellung waren oft Dämonen und ähnliche Unwesen für Krankheiten und Leiden der Menschen verantwortlich, und viele Sagen ranken sich um solche „Besessenheiten":

Die Sage vom „Schratl" erzählte Johanna Walch aus Ranning bei Gnas:
Es war einmal eine Bäuerin in Ranning, die vom „Schratl" – einem Teufel – besessen war und fürchterliche Qualen litt. Jahrelang war sie schwer krank, und kein Arzt oder Bauerndoktor kannte ein Mittel gegen ihre heimtückische Krankheit. Obwohl die besten Kräuter gesammelt, getrocknet und zu Tee und Salben verarbeitet wurden, stellte sich keine sichtliche Besserung ein. Nein, der Zustand der Bäuerin verschlechterte sich von Tag zu Tag, und sie

fühlte, dass ihr Ende nahte. Eines Tages hatte sie einen besonders schmerzhaften Anfall. In ihrer Pein kratzte sie mit den Fingernägeln sogar den rußgeschwärzten Kalk von den Wänden der Rauchküche. Man schickte nach der Nachbarin, die eine besonders fromme Frau war, um Hilfe. Als die Nachbarin die Rauchküche betrat, in der sich die Kranke auf dem Boden wälzte, schrie diese: „Du hast eine ,Beten' (im Raum Gnas wird der Rosenkranz als ,Beten' bezeichnet) dabei. Ich schmeck's!" und starb. Erschrocken griff die Nachbarin in die Schürzentasche und bemerkte überrascht, dass sie ihre „Beten" noch immer eingesteckt hatte. Da ergriff sie die Angst, weil der Teufel den Rosenkranz hatte riechen können, ohne ihn zu sehen, und die Bäuerin lief, so schnell sie konnte, nach Hause. Das „Teufelshaus" aber betrat sie nie wieder.

Lebhafte Kinder oder Frauen, die unentwegt reden, werden auch gern als Schratl bezeichnet. Die Sagengestalt Schratl ist sowohl Glücks- als auch Unglücksbringer. „Du bist wohl vom Schratl besessen" oder „Dich reitet wohl der Teufel" wird zu übermütigen Personen gesagt.

Die „Wilde Jagd" oder das „Wilde Gjoad" ist oft die Ursache von Rückenschmerzen. Franz Neubauer aus Krusdorf erzählte: „Wildes Gjoad" nannten die Bauern die in einem wilden Flug umherirrenden verwünschten Seelen. War die Wilde Jagd im Anflug, so konnte man ein sonderbares Geräusch hören und manchmal sogar Gestalten erkennen. Dann war es ratsam, Schutz zu suchen.
Eines Tages saß ein Bauer in einem Wald bei Krusdorf auf einem Baumstamm, als

das Wilde Gjoad vorbeizog. Da spürte er plötzlich einen stechenden Schmerz, so, als hätte ihm jemand eine Hacke (Hetsch) in den Rücken geschlagen. Am nächsten Tag wurden die Schmerzen immer schlimmer, und der Mann ging zum Arzt. Der Arzt untersuchte den Bauern, konnte aber nichts finden und nicht helfen. Nach langem Nachdenken riet er dem Bauern, im nächsten Jahr am selben Tag, zur selben Stunde an denselben Platz zu gehen, wo er den Schlag in den Rücken bekommen hatte. Der Bauer tat, wie ihm geheißen, und plötzlich, in derselben Minute wie ein Jahr zuvor, waren die Schmerzen wie weggeblasen.

Manche Krankheitsbezeichnungen weisen heute noch ins Reich der Dämonen. Vor allem Geisteskranke wurden oft als „besessen" bezeichnet. So hieß es etwa: „Der hat ein kleines Manderl im Kopf" oder „Der hat Grillen" oder „Motten". Wahnsinnsdämonen konnten also auch in Tiergestalt Besitz von einem Menschen ergreifen, so kennt heute noch jeder den Ausspruch: „Der hat einen Vogel" oder „einen Lämmergeier".

Eine Krankheit kann auf die sonderbarste Weise, durch unerklärbare Einflüsse oder Zaubermacht in den Menschen eindringen. So heißt es, die Krankheit „geht um" oder jemand wurde von der Krankheit gepackt, niedergeworfen, befallen, was auf eine dämonische Krankheitsursache schließen lässt. Bei den Christen hieß dies Gottesheimsuchung oder Strafe Gottes. Die Krankheit „sitzt" in einem fest oder „sitzt auf dem Herzen". Das Fieber muss man „austreiben", die Krankheit „wirft einen nieder", „schüttelt einen", „zerrt an

einem" und „bringt einen um". Man fühlt sich „angegriffen".

Kleine Kinder, die beim Gähnen ihren Mund weit aufsperrten, warnte man vor einer hineinfliegenden *Hexe.* So diente das, was heute zum guten Ton gehört, einstmals der Dämonenabwehr.
Der bekannteste Angriff eines Dämonen auf den Menschen ist der „Hexenschuss". Einen „Schuss haben" oder „angeschossen zu sein", bedeutet dumm zu sein. Zu Schwachsinnigen sagt man auch: „Er hat einen Hieb" oder „Stich". Ein Gedanke kann einem plötzlich in den Kopf „schießen" oder „einschießen".
Hexen sagt man auch nach, dass sie die Macht hätten, aus den Kühen die Milch herauszuhexen.

Eine besondere Geistergestalt ist die *Trud,* die vor allem als Druckgeist Angst verbreitet. Die Trud kommt in der Nacht, setzt sich auf die Brust und nimmt den Menschen durch den Druck die Luft. Viele Sagen berichten von diesem Druckdämon, der Schweißausbrüche und Erstickungsanfälle verursacht.
In manchen alten Stuben findet man noch den Trudenfuß in die Holzdecke geschnitzt, der das Haus und die Bewohner vor Unglück beschützen soll.

Walburga Schmied aus Weiz erzählte eine Geschichte von der Trud:
Im Raum Weiz lebte einst ein Bauer, der in der Nacht des öfteren von der Trud besucht wurde. Er hörte immer genau ihre Schritte, wenn sie kam und wieder ging, und er hatte jedesmal große Angst, weil er glaubte, seine letzte Stunde würde kommen. Da traf er eines Tages eine alte Bäue-

rin, die ihm folgenden Rat gab: „Wenn du die Trud fortgehen hörst, dann sage zu ihr: Am nächsten Sonntag lass dich auf dem Weizberg nach der Frühmesse sehen, dann zahle ich dir ein Frühstück." Der Bauer befolgte den Rat, und am nächsten Sonntag stand er wie immer nach der Messe vor der Kirche. Plötzlich trat ein unbekannter Mann zu ihm und sagte: „Du hast gesagt, dass du mir ein Frühstück bezahlst." Sofort ging der Bauer mit dem Fremden ins Wirtshaus und bestellte für ihn ein Beuschel und ein Glas Wein. Der Fremde verzehrte sein Beuschel und trank den Wein mit großem Appetit. Dann fragte der Bauer, ob er genug habe. „Ja", bekam er zur Antwort, und der Fremde stand auf und verschwand. Von diesem Tag an wurde der Bauer nie mehr von der Trud belästigt und konnte in Ruhe schlafen.

BÖSER BLICK UND VERSCHREIEN

Die Angst vor dem bösen Blick haben viele Leute noch heute. Einige Grazer Frauen waren für ihre Kraft, mit Hilfe des „bösen Blicks" Unglück auf andere Personen zu übertragen, bekannt. Der „böse Blick" konnte auch Krankheit oder Tod bringen. Schutz davor bot das Tragen von Amuletten.
Genauso bekannt war das „Verschreien" oder „Verschauen" der Kinder. Kleine Kinder schützte man vor neugierigen Blicken, sie konnten auch durch allzu viel Lob und Bewunderung „verschrien" werden, dadurch konnte ihnen leicht ein Leid passieren.

DER MOND

Zunehmender Mond
Schlafwandeln, Fallsucht und Nervosität sind Phänomene, die bei zunehmendem Mond weithin verbreitet sind. Dazu kommen auch Kopfweh und schlechte Laune. Bei Entbindungen wirkt sich zunehmender Mond günstiger aus als abnehmender.
Bei aufgehendem Mond sollen Operationen durchgeführt werden, denn „das wachsende Licht bringt Glück und bessere Genesung".

Einen Kropf beseitigt man, indem man in den wachsenden Mond schaut und dann mit dem Rücken eines ungebrauchten Messers drei Kreuzzeichen auf den Kropf macht. Danach steckt man das Messer in die Erde und lässt es so lange dort stecken, bis es rostet. Ist der Kropf dann noch nicht weg, so muss man die Prozedur wiederholen, bis der Kropf verschwindet. (Feldbach)
Bei Hauterkrankungen und Geschwülsten muss der Kranke in der Nacht zu einem Bach oder einer Quelle gehen und die kranke Stelle dreimal ins Wasser tauchen. (Studenzen)

St. Jakober (im Walde) Mondzauber: An einem wolkenlosen Abend bei zunehmendem Monde und bei hellem, reinem Mondscheine stelle man sich mit dem Gesicht nach Norden, drehe sich dann in kurzen Abständen nach Osten, Süden und Westen und schließlich wieder nach Norden und mache bei jeder Himmelsgegend eine Pause. Mit dem Gesicht nach Norden drehe man sich dann links nach dem Monde herum, sehe scharf in seine Scheibe, streiche den dicken Hals mit der Hand und spreche laut: „Was ich sehe, nehme zu, was ich streiche, neh-

me ab. Im Namen des Vaters, des Sohnes und des Heiligen Geistes. Amen".
Hierauf gehe man ruhig nach Hause.

Alle aufsteigenden Pflanzenteile wie Blätter oder Blüten dürfen nur bei zunehmendem Mond gesammelt werden.
Essig nur bei zunehmendem Mond verdünnen. (Brigitte Koch)

Abnehmender Mond
„Bei aufnehmendem Mond ist nicht gut doktern – der Mond muss abnehmen, dann nimmt auch die Krankheit ab."
Im Licht des abnehmenden Mondes wird der Kropf mit einer Waldschnecke bestrichen. (St. Georgen an der Stiefing)
Den „Gliedschwamm" heilt man, indem man bei abnehmendem Mond fließendes Wasser über das Knie laufen lässt oder mit einer Luchszehe in Richtung des Mondes fährt. (Koglhof)
Alle absteigenden Pflanzenteile, wie Wurzeln und Knollen, sind nur bei abnehmendem Mond zu sammeln.
Nur bei abnehmendem Mond soll man düngen. (Brigitte Koch)

SCHWENDT-TAGE UND HUNDSTAGE

„Schwendt-Tage" sind bestimmte Tage, die im steirischen Mandlkalender auch extra gekennzeichnet sind, an denen nichts gelingt, also alles „schwindet" und fehlschlägt. Hat jemand eine fahle Gesichtsfarbe, so heißt es: „Er schwindet dahin." (Krusdorf)
Die Hundstage sind die Tage zwischen dem 23. Juli und 23. August, also die Zeit,

während der die Sonne in der Nähe des Hundssterns (Sirius) steht.
Während der Hundstage sollen keine medizinischen Eingriffe erfolgen, „denn da gibt keine Arznei aus".
Die Haustiere werden im Hundsmonat leicht krank. (Krusdorf)

EIN SKAPULIER ALS SCHUTZAMULETT

Aus Gleisdorf erhielt ich um 1975 ein Kreuz, auf dem ein Skapulier hängt. Durch zwei rote Bänder sind zwei viereckige Wollflecken verbunden, die rückseitig in der Abfolge von Rot, Schwarz, Braun, Blau bis Weiß weitere Wollflecken anhaftend

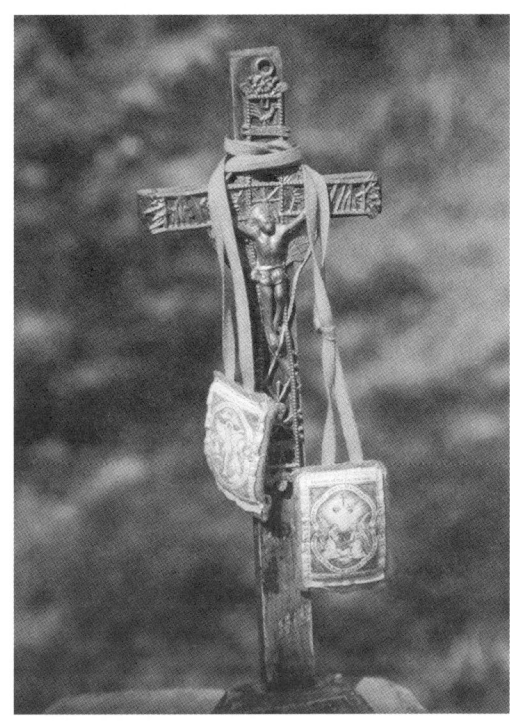

Das Skapulier aus Gleisdorf hatte Schutzfunktion.

haben. Auf dem weißen Fleck sind ein roter und blauer Streifen (Knochen) kreuzend angebracht. Die eine Vorderseite zeigt das Abbild des Gekreuzigten mit der Aufschrift „Heiliges Leiden unseres Herrn Jesu Christi rette uns!", die andere Seite zeigt zwei kniende Engel, in den Ecken das Herz Jesu und das Herz Mariens. Die Aufschrift lautet: „Heilige Herzen Jesu und Mariä beschützet uns!"

Über die Verwendung dieses Skapuliers ist nichts bekannt. Daher wurde für diese Beschreibung das „Handwörterbuch des deutschen Aberglaubens" (Band 8) zu Hilfe genommen. Getragen wurde das Skapulier, indem ein Band auf der Brust und das andere auf dem Rücken auflag. Vereinzelt kann es auch unter das Kopfkissen gelegt werden. Ein Skapulier hat Amulettcharakter und soll den Tragenden vor diversen Unglücksfällen schützen. Skapuliere wurden von vielen Soldaten im Ersten Weltkrieg getragen. Das Skapulier sollte Frauen auch gegen Kindersegen und überhaupt den Träger gegen Krankheiten und Leibschaden aller Art schützen. Sie schützen auch vor Hexen und Geistern.

Von einem Skapulier erwartete man sich in Litauen um 1732 folgende Wirkungen: Schutz vor dem plötzlichen Tod; es sagt jenem, der es stets trägt und sechsmal täglich den Rosenkranz betet, die Todesstunde voraus; es behütet vor Donner und Hagel, wenn daneben ein an Lichtmess geweihtes Wachslicht angezündet und das erste Kapitel aus dem Evangelium Johannis gelesen wird.

TALISMAN UND SCHLUCKBILDER

Vom mitgetragenen Talisman erhoffte man sich Schutz vor Erkrankung und Unglücksfällen. Vereinzelt wurden diese Glücksbringer sogar gegessen. Schluckbildchen waren kleine, geweihte Bilder, die man präventiv oder zur Heilung von Krankheiten selbst schluckte oder den Tieren eingab.

KRANKHEIT „ABBETEN"

Im Mürztal wird noch vereinzelt das „Abbeten" von Krankheiten praktiziert. Vor allem das Fieberabbeten oder das Abbeten des Nasenblutens ist üblich.

So wird bei Fieber zuerst frischer Kren in Scheiben geschnitten und, auf Zwirn aufgefädelt, dem Erkrankten um den Hals, die Fußknöchel oder die Handgelenke gehängt. Dann werden die Abbetsprüche aufgesagt.

Wird das Nasenbluten abgebetet, so wird auf die Stirn, die Nase und die Wangen des Blutenden ein Blutstillkraut gelegt. Meist bekreuzigt die Person, die das Abbeten vornimmt, sich und die blutende Nase. Eines der gebräuchlichen Gebete lautet: „Glücklich ist die Wunde, glückselig ist die Stunde, in der Jesus Christus geboren wurde." Dieses Gebet wird mehrmals wiederholt und am Ende wieder das Kreuzzeichen gemacht.

Für ihre Zauberkunst war einst eine Grazer Wahrsagerin, die „Marxin", berühmt. Um 1652 soll sie durch besondere Gebete vielen krummen Leuten geholfen haben.

Durch das „Anbeten" oder „Gesundbeten" kamen diese wieder zu geraden Gliedern.

LEBEN „ABBETEN"

In der Gegend um Straden erzählt man sich die Geschichte vom „Leben abbeten", womit man den Tod eines unbeliebten Menschen herbeiführen kann.

Ein Bergler hatte finanzielle Sorgen und versuchte, bei einer Bauernkasse einen Kredit zu bekommen. Nachdem der Kassenleiter den Kredit, obwohl auch Gutsteher vorhanden waren, verweigert hatte, sann der Bergler auf Rache und begann, den Kassenleiter zu beobachten. Eines Tages ging der Kassenleiter nach einem heftigen Regen barfuß über einen lehmigen Acker und ließ gute Fußabdrücke zurück. Der Bergler stach nun einige Abdrücke aus dem Lehm und trug sie nach Hause, wo er sie zum Trocknen auflegte. Während des Trocknens sprach er ein spezielles Gebet, und als die Abdrücke völlig trocken waren, bekam der Kassenleiter die Schwindsucht. Es dauerte nicht lange, und der Mann starb an seiner Krankheit. Die Bauern sagten, dass er „abschwinden tat".

Die Fähigkeit, „Leben abzubeten" oder jemandem eine Krankheit anzuzaubern, hatten vor allem die Ärmsten, da sie diese Kraft brauchten, um sich gegen die Willkür der Mächtigen zur Wehr setzen zu können.

DEN TOD IN DEN AUGEN

Schwere Krankheiten erkennt man an den Augen. „Dem schaut schon der Tod aus den Augen", ist ein weit verbreiteter Spruch. „Nix ist gut für die Augen" soll nicht heißen, dass nichts gut sei, sondern Nix bezieht sich auf das Heilmittel „Augennix" (Zinkoxyd).

DIE VORHERSAGE DES EIGENEN TODES

Das „Leiden-Christi-Gebet", das heute kaum mehr bekannt ist, verleiht die Fähigkeit, seinen eigenen Tod vorhersagen zu können. Dazu bedarf es aber gewisser Vorbereitungen, denn das Gebet muss täglich gebetet werden, wobei man es an einem gewöhnlichen Wochentag einmal und an einem Freitag unbedingt dreimal beten

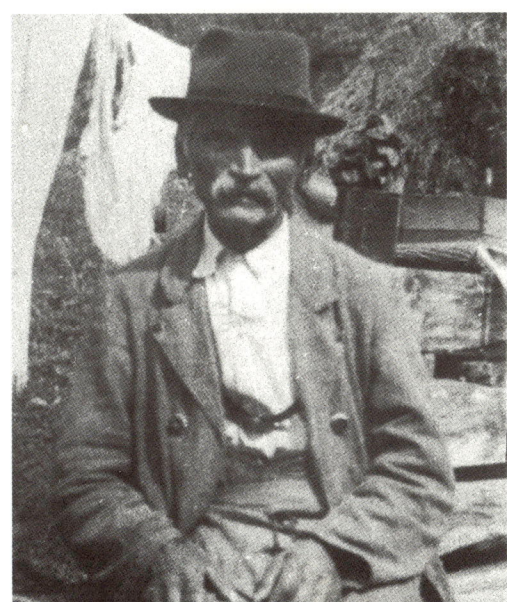

Franz Oswald.

muss. Wer dies befolgt, der wird drei Tage, bevor er stirbt, wissen, wann seine Todesstunde sein wird.

Und genauso soll es sich erst vor kurzem im Bezirk Feldbach zugetragen haben, wo eine Frau, die dieses Gebet ihr Leben lang gebetet hatte, plötzlich erkrankte und ihren nahenden Tod kommen sah.

Auch Franz Oswald, der zwischen Studenzen und Eichkögl lebte, behauptete, dass er seinen Tod drei Tage vorher sagen werde. Eines Tages nun blieb er entgegen seinen sonstigen Gewohnheiten im Bett liegen und erklärte den übrigen Hausbewohnern, dass er in drei Tagen sterben und dass es an diesem Tag viel Schnee geben werde. Und tatsächlich starb er am dritten Tag nach seiner Vorhersage, und als man ihn aus dem Haus trug, schneite es ungewöhnlich heftig.

Johanna Kaufmann aus Raabau verriet den Wortlaut des Gebetes, das sie selbst

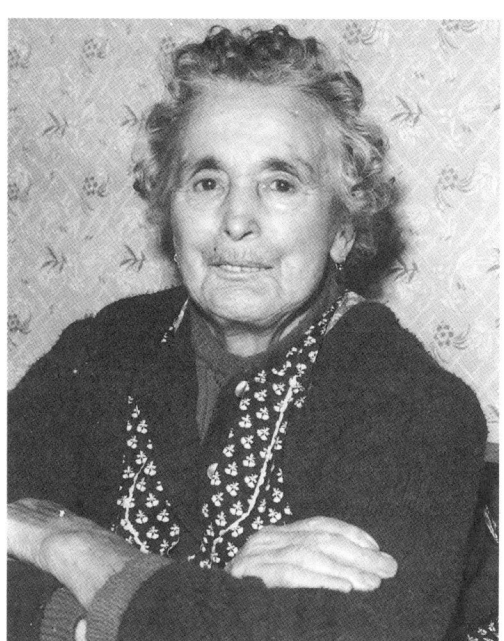

Johanna Kaufmann.

von einem Bauern namens Wagner aus Hofing gehört hatte:

Wie mein Jesus auf den Ölberg
  is 'gangen,
fängt er Blut zu schwitzen an.
Er ist über den Garten Sena 'gangen,
da haben ihn die falschen Juden
  g'fangen.
Sie führten ihn aus vor des Richters
  Haus.
Von des Richters Haus führten sie ihn
  wiederum mit Schand und Spott
  heraus.
Sie drückten ihm eine Dornenkrone auf
  das Haupt,
so dass das Blut floss heraus.
Es floss herab über sein heiliges
  Angesicht.
Jesus sprach: Meine Wangen bleich von
  hartem Backenstreich,
dein heiliges Kreuz drücket mir meine
  Wunden zu.
Die alles Blut und die Großen, die
  Kleinen,
die Gestoßenen und Geschlagenen
  und alles, was mir die Juden angetan
  haben.
Jesus sprach: Heute ist Freitag, heut ist
  mein heiliger Tag,
heut fängt mein bittres Leiden und
  Sterben an.
Wenn nur ein Mensch auf Erden wär,
der mir mein bittres Leiden
und Sterben alle Tag' einmal betrachtet
  und freitags dreimal,
dem will ich geben meine goldene
  Kron',
erstens seines Vaters,
zweitens seiner Mutter,
drittens seiner armen
  Seel' selbst.

Dem will ich geben drei
   Tag vorher den Tod.
Johannes, liebster Diener
   mein,
lass dir meine liebe
   Mutter anbefohlen sein.
Nimm sie bei ihrer
   rechten Hand,
führ sie weit vom Kreuz
   hintan,
dass sie nicht sieht mein
   bittres Leiden und
   Sterben an.
O Herr, das will ich
   gerne tun,
ich will sie nehmen bei
   ihrer rechten Hand,
ich will sie führen weit
   vom Kreuz hintan,
ich will sie trösten, wie
   ein jedes Kind
Vater und Mutter tröstet.
Maria hört ein Hämmerlein klingen
von ihrem herzallerliebsten Kind.
Das erste ist Erbarm,
das zweite ist der Rast,
mein Kind hat keine Ruh' und auch
   keine Rast.
Sonne und Mond verlieren den Schein,
alle Glocken lassen das Klingen sein.
Die ganze Welt ist sehr betrübt,
durch Jesus Christus, unseren Herrn.
Amen.

HILFE VOM ZAHNWEHHERRGOTT

In Breitenfeld am Tannenriegel (Bez. Leibnitz) steht in einer Mauernische in einem Pestkreuz eine seltene Darstellung von Christus. Er stützt den geneigten Kopf auf eine Hand. Man erzählt sich, dass Christus einmal nach Breitenfeld kam und sich hier müde niedersetzte, den Kopf auf den Arm stützte und darüber nachdachte, wieso er hierher gekommen sei. Angeblich gab es ihm zu denken, und es tat ihm leid, dass es ihn in eine damals so abseits gelegene, verlassene Gegend verschlagen hatte.

Die volkstümliche Bezeichnung für diese Christusdarstellung lautet „Ruhender Christus" oder „Zahnwehherrgott", da bei Zahnschmerzen dieser Christus um Hilfe angefleht wurde. Eine besonders schöne Darstellung eines Zahnwehherrgottes befindet sich im Heimatmuseum Feldbach.

WURMABBETEN UND ANDERE REZEPTE GEGEN WURMBEFALL

Dass Würmer eine Plage für Mensch und Vieh waren, kann man heute noch in verschiedenen Redensarten erkennen. Wenn wo „der Wurm drinnen" ist, dann funktioniert etwas nicht, „der Gewissenswurm" kann ganz schön zubeißen, und manchen Menschen muss man „die Würmer einzeln aus der Nase ziehen", um etwas zu erfahren.

Ein Mittel nun, um Würmer zu vertreiben, war das „Wurmabbeten". Vom Wurmabbeten des „Viehdoktors" Kaspar (er lebte im 19. Jahrhundert, vielleicht bis Anfang des 20. Jahrhunderts) aus Trössing bei Grabersdorf erzählt man noch heute. Er soll ein eigenes Buch für das Wurmabbeten besessen haben. Seine Kunst wendete er an, um Pferde vom „Lendwurm" (kommt wahrscheinlich von der Pferdelende) zu befreien. Viele Geschichten ranken sich um diese seltsamen Praktiken, wurden weitererzählt, ausgeschmückt und oft auch erfunden, wenn es etwa heißt, dass die Pferde den Wurmabbeter aus Dankbarkeit für die Befreiung von den Schmerzen abgeleckt haben. Weniger gut soll es den Würmern ergangen sein, die wurden durch das Beten getötet.

Franz Neubauer aus Krusdorf erzählte von einem Experiment, bei dem einige Schuster einen Wurm aus dem Garten holten und dann mit Hilfe des Buches den Wurm abbeteten. Der Wurm begann sich zu krümmen, schlängelte sich und war schließlich des „mauses", also tot.
Auch ein Knoblauchkranz um den Hals soll gegen Würmer wirken. Dies riet man vor allem Menschen mit dunklen Augenringen, von denen man glaubte, dass ihr Körper verwurmt sei.
Der „Herzwurm" verursacht durch seine Bewegungen und seine Ausscheidungen das Erbrechen von Wasser oder saures Aufstoßen. In Weiz sagt man daher auch: „Der Wurm hat mir wieder auf's Herz g'soacht."
Auch Zahnweh, glaubte man, komme von kleinen weißen Würmern, die im Zahn leben. Dagegen wurde rauchendes Bilsenkraut angewendet. In Koglhof ist man der Meinung, dass ein Mittel gegen Zahnweh darin bestehe, den Samen des schwarzen Bilsenkrautes auf eine Glut zu streuen und den Rauch in den Mund zu saugen.
Heute versteht man unter einem Ohrwurm ein Erfolgslied. Doch früher war das ein sehr gefürchteter Wurm, der schwere Leiden verursachen konnte.
Und wenn man einen Wurmfinger hat, so bohrt natürlich kein richtiger Wurm im Finger, sondern man leidet an einer mitunter recht schmerzhaften Erkrankung. Lediglich die Angst vor dem Wurmbefall spiegelt sich im Namen wider.

DAS MESSEN

Ob einem Kranken überhaupt noch geholfen werden kann, wird beim „Messen" festgestellt. Hat er bereits das Maß verloren, das heißt, wenn die Körperlänge von der Breite bei ausgestreckten Armen abweicht, so kommt jede Hilfe zu spät. Vor allem bei der „Auszerrung", Lungenschwindsucht und Tuberkulose gerät der Kranke oftmals außer Maß. Solange er jedoch das „rechte Maß" hat, kann ihm geholfen werden.
Gemessen sollte mit einem ungesponnenen Faden werden. Dabei spricht die Messerin:
„Ich messe dich von der Verzerrung
zur Kraft, zur Macht, zur Stärke
von der Abnahme zur Zunahme."

Mit einem Strumpfband wird in Admont gemessen, und aus St. Lambrecht ist bekannt, dass zu Beginn des 20. Jahrhunderts eine Frau von abwesenden Personen die Krankheiten durch Messen am eigenen Körper feststellte. Dabei stülpte sie die Ärmel bis zu den Achseln auf und maß den Arm von der Achsel bis zur Mittelfingerspitze. Dabei sagte sie: „Heiliges Kreuz Christi, zeig mir die oder jene Krankheit des ..."
Während sie den Namen sagte, dachte sie an sechs Krankheiten. Stimmte die erdachte Krankheit mit dem Maß zur Fingerspitze überein, so war die Krankheit

festgestellt. Die Behandlung erfolgte mit altbewährten Hausmitteln.

Für das Messen liegen genaue Richtlinien bereit. Der Umfang der Waden soll genau dem Umfang des Halses entsprechen, und ein dreijähriges Kind soll, wenn es gesund ist, genau die doppelte Körpergröße erreichen, wenn es erwachsen ist.

Von dieser Behandlungsmethode leitet sich die Vorstellung vom „maßvollen" Steirer, der nie als „maßlos" gilt, „Maß und Ziel" einhält und unter den Österreichern das „Maß aller Dinge" ist.

In St. Margarethen an der Raab erinnerte sich Erwin Konrad an eine Messerin, die den Kranken vom Scheitel bis zur Sohle und bei ausgestreckten Armen von einer Fingerspitze zur anderen mit einem Faden vermaß. Wenn die Länge des Körpers von der Breite abwich, so litt der Kranke an „Auszerrung". Je größer die Differenz war, desto weiter war die Krankheit fortgeschritten. Stellte sich bei späteren Messungen wieder ein ausgewogenes Maßverhältnis ein, galt der Patient als geheilt.

DIE WENDER

Das Wenden (Abwenden) von Krankheiten kann auf unterschiedliche Art erfolgen. In der Steiermark sind noch einige Wender und Wenderinnen tätig, die es verstehen, mit gewissen Kräften Schmerzen zu mildern oder Krankheiten zu heilen. Der Vorgang dabei ist unterschiedlich.

Von einer Wenderin ist bekannt, dass sie mit ihren Händen kreisende Bewegungen über schmerzende Körperteile oder den erkrankten Bereich macht, bis sich die umkreisten Bereiche erwärmen. Die Wenderin nimmt somit die Krankheit, den Schmerz auf. Bei rheumatischen Verkrüppelungen z. B. bleiben die Verkrüppelungen, jedoch der Schmerz vergeht.

Vereinzelt wird von der Wenderin die Hand auf die schmerzende Stelle gelegt, wodurch eine kribbelnde Wärme entsteht und der Schmerz vergeht.

Von einer anderen Wenderin wird berichtet, dass sie die schmerzende Stelle mit ihren Händen umkreist und danach ihre Hände zum Boden hin ausschüttelt. Damit wird die aus dem Erkrankten entzogene Krankheit oder der Schmerz durch die Hände der Wenderin abgeschüttelt. Der Schmerz wird weggeworfen.

Von einer alten Wenderin wurde mir erzählt, dass sie vor ihrem Tod mit einem Brief die Kunst des Wendens auf einen Lehrer des Ortes übertrug, ohne dass dieser sich zuvor jemals mit dem Wenden beschäftigt hatte. Mit diesem Schreiben war die Kunst des Wendens auf den Lehrer übertragen.

Von der alten Wenderin wurde mir auch erzählt, dass für das Wenden einer Krankheit die erkrankte Person nicht anwesend zu sein braucht. Es genügt, wenn diese Person ohne Angabe von Namen und Adresse einen Brief an die Wenderin schreibt, in dem das Leiden angeführt ist. Die Wenderin konzentriert sich mit Hilfe des Briefes auf die Krankheit und vollzieht somit eine Fernheilung.

Beim Wenden glaubte man Fieber abwenden zu können. Der an Fieber Leidende muss ein Gebet sprechen und danach den Ärmel seines Hemdes umwenden und dann das ganze Hemd umwenden. Dabei spricht er: „Kehre dich um Hemd und du Fieber, wende dich." Jetzt wird der Name des Kranken gesprochen und gesagt: „Das sag ich dir zu Buß', im Namen des Vaters, des Sohnes und des heiligen Geistes." Drei Tage hintereinander muss dieser Ritus vollzogen werden, dann ist das Fieber weg.

Beim Wenden, dem Abwenden einer Krankheit, wird in manchen Fällen eine Beziehung zwischen dem Kranken, der Krankheit und einem magischen Gegenstand durch den Wender hergestellt und die auf den Wender oder einen magischen Gegenstand übertragene Krankheit unschädlich gemacht, oft weggeschüttelt. Ein Wendespruch aus Scheibbs lautet:
„Alles Böse weich von dannen
durch Jesu und Maria Namen
Hiermit ich auch bitt:
Jesus und Maria rein
Wollet meine Helfer sein
+
Sprechend
Gelobt sei Jesus Christus,
in Ewigkeit, auch Maria."

Wender können oder konnten Krankheiten auch auf Steine übertragen. Hat man eine Krankheit auf einen Stein übertragen, so muss er wieder an jene Stelle zurückgetragen werden, wo er zuvor gelegen hat. Damit wird die Krankheit wieder der Erde zurückgegeben.

WER DIE KRÄTZEN HAT, WIRD NICHT GEFIRMT

Ärzte gab es noch vor nicht allzu langer Zeit nur wenige, und somit waren die Menschen im ländlichen Raum vielfach vom Wissen über die Heilkraft der Kräuter und Hausmittel abhängig. Die über Generationen weitergegebenen Rezepte haben sich bis in unsere Tage erhalten, vereinzelt wird auch noch nach alten Rezeptbüchern behandelt. In Kirchbach besitzt Anton Fuchs das Bücherl „Medizinisch-praktischer Unterricht für die Feld- und Landwundärzte der österr. Staaten" aus dem Jahre 1789, das auch einige Krätzenrezepte beinhaltet.

Von der Krätze wurden viele Menschen geplagt, und so hieß es noch vor einigen Jahrzehnten in der Pfarre Straden, dass ein Schüler, der viele Krätzen hat, nicht gefirmt wird.

Gegen Krätzen und Fieber (Hitze) soll man blutreinigende Mittel anwenden, wie vier Teile *Graswurzeln* und ein Teil *Sauerampferwurzeln* zerschneiden und in lauwarmem Wasser eine halbe Stunde ziehen lassen. Abseihen und mit ein wenig *Salniter* und vier Teilen *Ribiselsprossen* vermengen. Davon trinkt man alle zwei Stunden eine Schale. Auch folgendes Rezept soll Heilung bringen: Zwei Teile *Eibischwurzeln* und zwei Handvoll *Eibischkraut* zerschneiden und in Wasser eine halbe Stunde langsam kochen. Nach dem Abseihen vermischt man den Tee mit ein wenig *Salniter* und vier Teilen *Honig*. Davon trinkt man alle zwei Stunden eine Schale lauwarm. Ebenfalls blutreinigend wirken vier Teile *Dörrzwetschken,* zwei Teile rohe *Gerste* und ein wenig *Weinstein,* die alle zerschnitten eine halbe Stunde gekocht werden. Nach dem Abseihen kommen ein wenig *Salniter* und drei Teile *Ribiselsprossen* dazu. Wieder wird alle zwei Stunden eine Schale davon getrunken.

Bleiben die hartnäckigen Krätzen und jucken sie, so nimmt man je einen Teil *Scamonien, Schwefelblumen* und *Salpeter,* zerreibt es zu einem Pulver und nimmt dreimal täglich davon einen Löffel voll. Zum Nachtrinken eignet sich der Tee aus zwölf Teilen *Klettenwurzeln* und zwei Teilen *Süßholz.* Sehr angenehm wirkt sich auf die Krankheit aus, wenn man sich täglich einmal in lauwarmem Seifenwasser badet.

DER KROPF – DAS WAHRZEICHEN DER STEIRER

Das wahre steirische Wappen ist nicht der Panther, sondern der Kropf am Hals der Einheimischen. War vor einigen Jahrzehnten noch dieser am Hals aushängende Beutel eine Art Standessymbol, auf dessen Besitz so mancher Ursteirer voller Stolz hinwies, so ist mittlerweile der Kropf fast völlig verschwunden. Ob dazu die wunderbaren, sicher einzigartigen volksmedizinischen Heilmittel und Kropfbekämpfungsmaßnahmen oder lediglich die in den Speisen vermehrt vorkommenden Jodanteile beigetragen haben, kann niemand mit Sicherheit sagen. Kropfbildend soll, so weiß der Einheimische, hartes Wasser sein. Gefährlich für die Kropfbildung bei Frauen kann auch eine Geburt werden. Zeigt es sich, durch die Wehen ausgelöst, dass sich bei der werdenden Mutter ein Kropf bildet, so bindet man dieser sofort ein schwarzes Samtband um

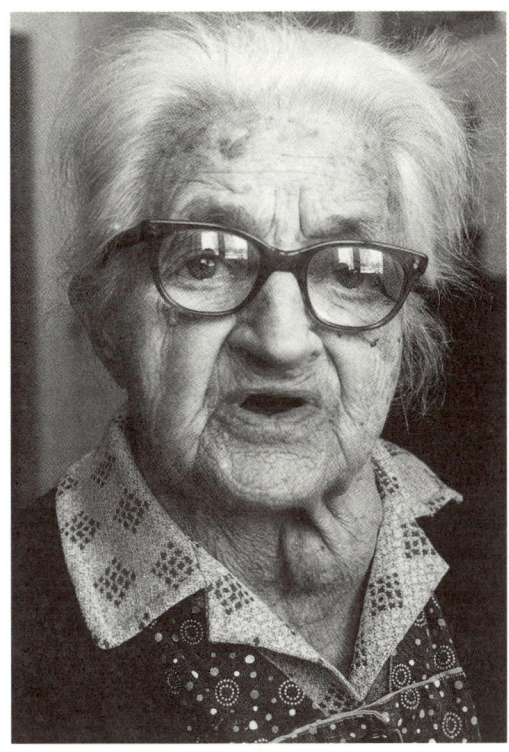

Das Wahrzeichen des Steirers oder der Steirerin war der Kropf.

den Hals. Kommt aber ein Kind mit einem Kröpflein zur Welt, muss die God'n (Patin) diesem ein rotseidenes Band um den Hals binden.

Äußerst wirksam kann ein Kropf mit dem Kropfschwamm (Spongia usta) beseitigt werden. Dieser Schwamm kann pulverisiert oder mit Essig vermengt eingenommen werden. In der Landeshauptstadt Graz, wo man der Kropfbekämpfung auf elegantere Weise nachgeht, wird der Kropfschwamm mit Schokolade, Zucker und Eiweiß vermischt und zu „Busserln" geformt eingenommen. Täglich isst der stadtgewandte Mensch davon vier Stück. Ganz sicher soll es einen Kropf zum Zurückgehen veranlassen, wenn man diesen mit der Hand eines toten Menschen streichelt. Ebenfalls als erfolgreich erprobt gilt die Bescheinung des Kropfes durch den abnehmenden Mond, wenn man dabei den Kropf mit einem Feldstein dreimal bestreicht. Danach wirft der erfahrene Einheimische den Stein rücklings hinter sich. In St. Jakob im Walde stellt man sich bei zunehmendem Mond mit dem Gesicht nach Norden, wonach man sich nach Osten, Süden und Westen und wieder nach Norden dreht. Jetzt dreht man sich über links zum Mond, schaut scharf in die Mondscheibe und streicht mit der Hand über den Kropf. Dabei sagt man: „Was ich sehe, nehme zu, was ich streiche, nehme ab, im Namen des Vaters, des Sohnes und des Heiligen Geistes, Amen." Der kropferte Steirer geht nun wortlos nach Hause. Denselben Spruch sagt man auf, während der Kropf mit der rechten Hand in das Mondlicht gehalten wird.

Tatsächlich dürften die Steirer einst mehr kropfert als andere Österreicher gewesen sein. Um die Mitte des 16. Jahrhunderts schrieb der Schweizer Johann Stumpf, dass seine Landsleute „vil Kröpff gleich wie in der Steyrmarck" haben. Um 1550 meint der Schweizer Sebastian Münsterer, dass die Steirer ein bäuerliches Volk wären und „kropfet" seien.

Als kropfert wollte sich so mancher Steirer nicht bezeichnen lassen, und so hieß es bald, der Steirer sei nicht kropfert, sondern er habe bloß einen Satthals.

Die weite Verbreitung des Kropfes in der Steiermark machte diesen bald zu einem Schönheitsideal. Und nicht selten fand manch ein schönes Mädchen trotz ihrer ein oder sogar zwei Kröpfe bei den Steirerburschen großen Anklang, obwohl der berühmte steirische medicus Lebenwaldt von diesem zweifelhaften Schönheits-

begriff nichts zu berichten weiß. Über Steirer, die mit mehreren Kröpfen geschmückt waren, blieb dieser Kropfspruch aus St. Lambrecht erhalten:

„Wo hast dein Kropf?
I hab mein doda. (Zeigt auf einen seiner Kröpfe!)
Das ist der junge Kropf,
das ist sein Voda,
das ist da Ahnl,
das ist da Ehnl,
der ganze Hals
is voller Knödl."

Die „Bach-Wiggerl" (siehe S. 18), eine begnadete Bauerndoktorin in der Nähe von Birkfeld, behandelte ihre Kropfpatienten mit frischen, mit Salz vermengten Breitwegerichblättern, die bei abnehmendem Mond auf den Kropf aufgebunden wurden. Theresia Kristiner aus Raabau hingegen wusste zu berichten, dass als Vorsorgemaßnahme gegen die Kropfbildung täglich am frühen Morgen in die Hände gespuckt und damit der Hals eingerieben werden muss.

Johanna Reicher aus Paldau nahm sich die Angst, einen Kropf zu bekommen, indem sie täglich Tee vom Wiesenlabkraut trank.

Die Anwendungsmöglichkeiten, um einen vorhandenen Kropf zu verkleinern oder die Kropfbildung zu verhindern, sind unüberblickbar. Sicher ist, so meint man in Feldbach, dass man zur Beseitigung des Kropfes in den Mond schaut und mit dem Rücken eines ungebrauchten Messers drei Kreuzzeichen auf den Kropfbeutel macht. Danach steckt man das Messer in die Erde und lässt es so lange dort, bis es rostet. Doch nicht immer wurde oder werden gegen den vorhandenen Kropf Mittel angewendet, da er als sicherer Schutz gegen Lungenleiden gilt. Aus diesem Grund meint der Einheimische: „Der Kropf gehört zu den g'raden Gliedern."

Um sich vom Militär drücken zu können, haben sich die stellungspflichtigen Burschen so manche Körperverformung einfallen lassen. Kropferte mussten nicht zum Militär, und daher versuchten die Stellungspflichtigen in Stallhofen, durch das Hinunterwürgen von Schnupftabak in den Kropfbereich den Kropf zu vergrößern oder einen Kropf zu erzeugen.

DIE PEST

Das alte gemauerte Pestkreuz auf dem Grundstück von Karl Hernach vulgo Schneiderhansl in Wörth 36 wurde abgetragen und durch einen einfachen Bildstock, den Karl Hernach mauerte, ersetzt. Es erinnert an eine unheilvolle Zeit.

In den Jahren 1600, 1654, 1664 und 1678 sowie 1713 bis 1716 kam der schwarze Tod auch nach Wörth. Man glaubte, dass die Seuche ihre Ursache im Genuss von unreifem Getreide, schädlicher Witterung und ungesunden Wohnungen hatte. Als Gegenmittel wandten die Bauern *Theriak, Pimpernell, Pestilenzkugeln, Latwergen, Räuchern* und *Aderlassen* an. Ganze Häuser starben aus, und die Toten karrte man in Massengräber, über denen man Kreuzstöcke wie das Schneiderhanslkreuz und das Wörther Dorfkreuz als Votivbauten (Gelöbnisbauten) errichtete. Geschmückt wurden die Kreuzstöcke mit Bildern der Pestheiligen Rochus, Sebastian und der hl. Rosalia.

In der Gegend der Wildwiese, zwischen Strallegg und Miesenbach, liegt mitten im Wald ein etwa tischgroßer Stein, der von der Bevölkerung „Meßstein" genannt wird. In den Stein gemeißelt sind eine menschliche Gestalt und eine Monstranz. Nach der mündlichen Überlieferung hatte der Stein eine besondere Bedeutung zur Pestzeit. Damals hauste in der Nähe des Kohlweges ein Priester als Einsiedler in einer Klause. Er machte von hier aus seine Versehgänge zu den Pestkranken. Die Menschen, die nach der furchtbaren Ernte des „schwarzen Todes" am Leben geblieben waren, suchten beim Einsiedler ihre letzte Zuflucht. Der Priester feierte täglich auf diesem tischgroßen Stein die heilige Messe, der die überlebenden Pfarrbewohner in schuldiger Dankbarkeit beiwohnten. Wann der Stein seine merkwürdigen Zeichnungen erhalten hat, ist nicht bekannt. Wenn auch heute von der Klause des Eremiten nichts mehr zu sehen ist, so kann doch der Stein, für jedermann leicht zugänglich, als Zeuge der Pestzeit besichtigt werden.

DIE CHOLERAKAPELLE

Auf dem Hügelzug, der von der Grazer Weinzödlbrücke aus zur Ruine Gösting führt, steht die 1833 erbaute Cholerakapelle. Sie erinnert an diese Seuche, der viele Menschen zum Opfer fielen. Die Bewohner der Stadt Graz blieben von der Cholera zum größten Teil verschont, wofür sie aus Dankbarkeit diese Kapelle bauten.

DAS FIEBERKREUZ

Die auf dem Weg von Hartberg nach St. Johann stehende Rothkreuzkapelle dürfte 1762 erbaut worden sein, nachdem sich eine hölzerne Kruzifixsäule, die an diesem Platz stand, zu einem kleinen Wallfahrtsziel entwickelt hatte. Von weit und breit kamen hierher fromme Menschen und hängten ihre Opfertafeln auf. Die Kruzifixsäule und die nachfolgende Kapelle wurden vom Hartberger Lebzelter Bernhard Unruh aufgestellt. Man nannte diese Kapelle auch Fieberkreuz, da an Fieber Leidende hierher pilgerten und nach intensivem Gebet auch gesund wurden.

GRAZER FIEBERWASSER

Im Grazer Karmeliterkloster wurde noch im 19. Jahrhundert alljährlich am 7. August eine Wasserweihe durchgeführt, wonach das Wasser als Fieberheilmittel mit nach Hause getragen wurde. Das Wasser nannte man „Aqua sancti Alberti", nach dem Karmeliterheiligen Albertus von Trapani.

DIE FIEBERHOSTIEN DER TRINITARIER

Nur die Ordensbrüder der Trinitarier wussten das Geheimnis zur Herstellung von Hostien, die Heilkraft gegen Fieber hatten. Die Trinitarier sind erst 1742 nach Graz gekommen, und bereits 1783 verließen sie wieder die Stadt. Sie hielten sich im Pfarrhof Zur heiligen Dreifaltigkeit, der heutigen Karlauerkirche, auf.

Diese sogenannten Fieberhostien wurden alljährlich am 8. Hornung (= Februar) gefertigt. Der Vorrat reichte für das ganze Jahr und milderte auch die hartnäckigsten Fiebererkrankungen. Lange nachdem die Trinitarier bereits wieder aus Graz weggezogen waren, im Jahr 1790, konnte ein Mann, der bereits seit drei Monaten an hohem Fieber litt, mit einer geweihten Hostie der Trinitarier geheilt werden.

DER HERZENFRESSER REININGER

Lange wurde in Graz nach dem Kindberger Herzenfresser Paul Reininger gesucht, bis er endlich gefasst werden konnte. Reininger lauerte jungen Mädchen auf und tötete diese auf grauenvolle Weise. Danach riss er das Herz des Mädchens aus dem Körper und verspeiste es. Durch das Essen eines Mädchenherzens erhoffte er sich, zu übernatürlichen Kräften zu kommen.
Paul Reininger wurde in Graz zu einem schmerzvollen, schrecklichen Tod verurteilt. Kaiser Josef II. jedoch änderte das Urteil in eine lebenslange Gefängnisstrafe um. Angeschmiedet und nur bei Wasser und Brot musste Reininger auf dem Schlossberg dahinsiechen.

VON MENSCHENSCHMALZ UND MUNDSCHAUM

Die Verarbeitung von Menschenteilen zu Heilmitteln hat dazu geführt, dass sich um diese volksmedizinische Kuriosität unterschiedliche Volkserzählungen gebildet haben. Hier wurden tatsächliche Vorgänge ergänzt, ausgeschmückt und zu spannenden Geschichten geformt. So wird noch heute erzählt, dass im Grazer Ordensspital der Barmherzigen Brüder das Privileg bestanden haben soll, dass die Brüder alljährlich einen Menschen für Heilzwecke verwenden durften: Diese seltsame Arzneigewinnung wurde immer zur Osterzeit durchgeführt. Dafür wurde ein junger Mensch, der mit einer leichten Erkrankung in das Spital gekommen war, an den Füßen aufgehängt und zu Tode gekitzelt. Der beim Kitzeln entstandene Schaum vor dem Mund wurde als Fraisenmittel verwendet. Der ganze Leichnam wurde zu Brei gekocht und mit dem Fett und den verbrannten Knochen in der Apotheke verwendet.

Herta Neunteufl berichtet in ihrem Buch „Hausarzneien im Barock" von der Angst der Bevölkerung vor dem Spital der Barmherzigen Brüder: „Dort hätten sie nämlich einen Raum mit einer Falltüre in den tiefsten Keller, wodurch junge rothaarige Patienten auf einen Rost voller Eisenspitzen fielen, damit sie langsam verbluten müssten. Aus dem ausströmenden Blut und Todesschweiß würden Arzneien für die Apotheke bereitet."

Über das besondere Privileg, alljährlich zur Osterzeit einen Menschen zu Heilmitteln verarbeiten zu dürfen, sollen neben dem Grazer Ordensspital auch die Apotheken der Barmherzigen Brüder von Pöllau und Hartberg verfügt haben. Der Apotheker von Bad Gleichenberg hingegen dürfte die Kunst der Arzneimittelgewinnung aus menschlichem Mundschaum wohl beherrscht haben, jedoch die offizielle Genehmigung dafür soll er nie besessen haben.

Als Heilmittel wird Menschenschmalz in der Apothekerordnung von 1688 angeführt. Der Fürstenfelder Bader hatte 1661 in seinem Inventar Menschenschmalz verzeichnet.

Franz Neubauer vulgo Scherhäufl aus Krusdorf bei Straden hörte von seinem Vater von einem Knecht in Bad Gleichenberg, der alle Jahre einmal, kurz vor Ostern, mit einem seltsamen Fuhrwerk beauftragt wurde. Er hatte in den frühen Morgenstunden mit seinem Pferdefuhrwerk von Bad Gleichenberg zum Bahnhof Feldbach fest verschlossene Holzkisten zu transportieren, die von dort mit der Eisenbahn nach Graz zu den Barmherzigen Brüdern weitergeführt wurden. Der Knecht hatte den strengen Auftrag, die Kisten weder zu berühren noch zu öffnen. Trotzdem siegte die Neugierde über die Anordnung, und in einem Waldstück auf dem Daxberg zwischen Bad Gleichenberg und Feldbach öffnete der Knecht – es war in den Jahren kurz vor dem Ersten Weltkrieg – eine der Kisten. Zur größten Verwunderung des Knechts war diese mit menschlichen Gliedmaßen und anderen Körperteilen gefüllt.

Nicht jeder Mensch war für die Verarbeitung zu Heilmitteln geeignet, erzählt Franz Neubauer: „Man benötigte rothaarige Frauen mit einem ‚blodagstoparten' Gesicht. Sommerg'scheckate durften es nicht sein."

Als „blodagstopart" bezeichnete man Personen, deren Gesicht gefleckt und vernarbt ist, und die Sommerg'scheckaten haben Sommersprossen.

Die Leichenteile hat man, so ist es im Volksglauben fest verankert, zu Brei verkocht und dann Menschenschmalz daraus gewonnen, das „Urbalschmalz" hieß.

Als Nebenprodukt entstanden Menschenschmalzgrammeln, die Granken, die als „Urbalgrank'n" in der Apotheke verkauft wurden. Die Asche, die nach dem Verbrennen der menschlichen Knochen übrig blieb, vermengten die Apotheker mit dem Urbalschmalz zu einer Salbe, die bei diversen Gebrechen als Heilmittel Anwendung fand.

Doch nicht nur Leichenteile dienten den Barmherzigen Brüdern und den Apothekern in Pöllau und Hartberg zur Arzneimittelerzeugung. So mancher Mensch wurde in einen der Apothekerräume gezerrt, an den Füßen aufgehängt und so lange gekitzelt, bis aus dem Mund weißer Schaum austrat, heißt es. Der Apotheker von Bad Gleichenberg schüttete auf das Genick der hängenden Person langsam „lobert's" (= lauwarmes) Wasser. Trat der Schaum aus dem Mund aus, hieß es, „jetzt blüat er/sie schön". Dieser Mundschaum galt als ausgezeichnetes Mittel gegen die

Fraisen. Alle diese Menschen wurden danach zu Tode gekitzelt. Die Leichenteile waren für die Weiterverarbeitung zu Heilmitteln begehrt.

Die Angst, gefangen und in einer der genannten Apotheken zu einem Arzneimittel verarbeitet zu werden, war in der Steiermark groß. Unfolgsamen Kindern drohten die Eltern, sie zu den Barmherzigen Brüdern zu bringen!

Diese Schreckensszenerie breitete sich über Jahrzehnte derart aus, dass der Pfarrer von Pöllau am Anfang des 20. Jahrhunderts von der Kanzel herab diesem Schauermärchen ein Ende zu bereiten versuchte. Doch alle Appelle des Pfarrers blieben erfolglos, und jene „menschenkochenden Apotheken" der Barmherzigen Brüder in Pöllau und Hartberg behielten den Ruf, einmal im Jahr, zu Ostern, Menschen zu Arzneimitteln verarbeiten zu dürfen, bis heute.

Sprüche, Weisheiten und Rezepte

Die Zahl der Hausmittel und ihr Anwendungsbereich sind fast unüberblickbar. Von Ort zu Ort und von Haus zu Haus ändern sich die Rezepturen und die Arten der Anwendung. Im nachfolgenden Abschnitt sollen wahllos Rezepturen und ihre Anwendung und altes volksmedizinisches Wissen, so wie es der Verfasser dieses Buches über rund 30 Jahre gesammelt und aufgeschrieben hat, vorgestellt werden.

Das Sammeln von Heilkräutern

„Für jede Krankheit ist ein Kräutl gewachsen", heißt es in der Steiermark. „Mein Garten ist meine Apotheke" oder „Mein Garten ist mein Doktor", ist ein geläufiges Sprichwort in Feldbach. Man sagt auch, dass Heilpflanzen bevorzugt an Orten stehen, wo die Krankheiten auftreten, zu deren Heilung sie gebraucht werden.

Verwendet werden und wurden also Pflanzen, die direkt vor der Tür des Hofes wachsen und in so manch kritischer Situation Hilfe brachten.

Johann Praßl aus Untergiem wusste dazu auch, dass man Arzneien nie kaufen soll, sondern selbst machen oder geschenkt bekommen muss, dann jedoch sollte man sich weder bedanken noch dafür bezahlen.

Prinzipiell sollten Heilpflanzen zwischen den Frauentagen (15. August bis 8. September) gesammelt werden, da ihre Heilkraft dann am stärksten ist. Es gibt jedoch auch Ausnahmen, denn gewisse Pflanzen werden in der Osternacht oder vor Johannis gesammelt.

Weitere Tipps, die zu befolgen sind:

Kräuter soll man immer bei Sonnenschein sammeln. (Maria Zach, Wetzelsdorf)

Kräuter werden nie in der prallen Sonne getrocknet, außer Wegerichgewächse. (Dora Fischer, Johnsdorf)

Getrocknete Kräuter darf man nur ein Jahr lang verwenden. (Johann Kamper, Unterauersbach)

Man soll keine kranken oder angefressenen Pflanzen pflücken und sie auf Insekteneier prüfen, z. B. Arnikafliege. (Fam. Lamprecht, Schwabau)

Tees sollte man immer nüchtern trinken. (Brigitte Koch, Wildon)

Tees werden nie länger als drei Wochen getrunken. (Theresia Kitritsch, Unterspitz)

Übriggebliebene Kräuter gibt man ins Badewasser. (Joh. Kamper, Unterauersbach)

Knollen und Wurzeln werden morgens, Blüten mittags und Kräuter abends gesammelt. (Maria Schwarz, Pichla)

Lärchenpech für die Salbenbereitung muss im Frühjahr oder Herbst gesammelt werden. Das Pech sollte drei Jahre alt und noch knetbar sein.

Brennnesseln (mit Wurzel) gräbt man zur Blütezeit und abends aus.

Die Früchte der *Berberitze* brauchen den ersten Reif. Für Berberitzenbast nimmt man einen Teil vom unteren Stammende und einen Teil von den Ästen.

Kamille soll im Sonnenschein geerntet werden, da dann die gesamte Kraft in der Blüte steckt.

Tüpfelfarnwedel sind unbedingt vor dem Ausrollen zu sammeln.

Feuchter Boden ist für das *Schöllkraut* schlecht.

Das *Zinnkraut* verträgt keinen moorigen Boden.

Wenn man beim *Hollerstrauch* vorbeigeht, soll man den Hut ziehen. (Maria Perner, Dietersdorf)

ANWENDUNGEN FÜR MENSCHEN

„Nimms *Kranawit* und *Bibernell,* dann stirbst du nicht so schnell. Und nimmst dann noch *Inula,* dann bleibst am Ende ewig da." (Annemarie Heidinger, Krottenhof)

„Nach dem Essen sollst du ruh'n oder tausend Schritte tun."

Franz Neubauer aus Krusdorf hörte von seinen Vorfahren: „Hühnerfleisch greift das Gedächtnis an – damit wurde sehr viel Streit verhindert", „Vom Kalbfleisch wirst du blind" und „Wildschweinfleisch ist gut für die Augen".

„Wenn's Orscherl kracht, das Herzerl lacht." (Dora Fischer, Johnsdorf)

Schnupfen kommt von draußen und soll draußen heilen. (Theresia Kitritsch, Unterspitz)

Alle Zubereitungen immer gut einspeicheln! (Hermann Jud, Neustift)

Alles, was scharf riecht, ist gesund, z. B. Allium cepa, Allium sativum, Allium ursinum (= Zwiebel, Knoblauch, Bärlauch). (Johanna Reicher, Paldau)

Wärme ist bei allen Krankheiten wichtig. (Johann Czekitz, Unterweißenbach)

Erwin Konrad aus St. Margarethen an der Raab sagt: „Jeder Mensch trägt eine kleine Apotheke immer bei sich." Damit meint er Ohrenschmalz und Speichel.

Ohrenschmalz soll man gegen offene Mundecken und gegen grauen Star aufstreichen. Dass das *Ohrenschmalz* Gift sein kann, erzählt folgende Sage:

Die Kuruzzen bedrohten das Land, und im Jahre 1704 zogen die Radkersburger und Murecker unter ihrem Führer Lorber erfolgreich gegen sie. Zwei Jahre später zogen die Kuruzzen wieder in diese Gegend und verwüsteten weite Teile. Als die Rebellen in die Nähe von Mureck kamen, ergriffen die Bauern panikartig die Flucht. Vom Schloss Obermureck aus wurden die Kuruzzen mit Kanonen beschossen, so dass Misselsdorf und Mureck von der Zerstörung verschont werden konnten, da man den Ansturm der Kuruzzen bereits in Gosdorf aufhielt. In Gosdorf jedoch brannten 27 Häuser, in Diepersdorf 14 Häuser, in Fluttendorf zehn Häuser und in Ratzenau vier Häuser. „Kruzitürken" riefen die Bauern in ihrem Zorn, und bald erzählte man sich in all diesen Orten, dass man gegen den „Kuruzz" keine Chance hat, da dieser stich-, hieb- und kugelfest sei. Die Kuruzzen jedoch verfügten über eine tödliche Waffe; sie rieben ihre Kugeln mit ihrem eigenen, giftigen Ohrenschmalz ein. Bereits das Berühren einer solchen Kugel genügte zur Tötung eines Menschen.

Als nicht „ausgebackener Mensch" wird eine unreife Person bezeichnet. Ein Kind, das zu früh zur Welt kommt, ist nicht „ausgebacken". Schwächliche Babys wurden darum in den *Backofen* wie in einen Brutkasten geschoben. (Ria Prettner, Bad Radkersburg)

Ein großes Problem auf dem Land stellten immer schwache Kinder dar. Für sie verbrannte man *Kalbsknochen* und vermengte diese mit Zimt und Zucker. Täglich wurde dann dem Kind davon ein Löffel voll eingegeben. (Weber, Falkenstein b. Fischbach)

In Fehring wurde ein verrunzeltes Kleinkind, das das „Alter" hatte, in ein Verjüngungsbad gelegt: Fließendes Wasser musste gegen die Strömung geschöpft und zu gleichen Teilen mit Milch vermischt werden. Dann kam Holz von neun beliebigen Bäumen, mit Ausnahme von „Altersholz", und *Farnkraut* (= Frauenhaar) dazu. Alles wird aufgekocht und das Kind so heiß wie möglich darin gebadet.

Frostbeulen vertreibt man mit *Frost.* So eigenartig es auch klingt, bei Frostbeulen auf den Füßen soll man einmal bloßfüßig ums Haus laufen und sich mit den nassen Füßen ins Bett legen. Dies wiederholt man an drei Abenden vor dem Schlafengehen, und die Frostbeulen werden vergehen. Hat man Frostbeulen an den Händen, so reibt man diese mit Schnee ab und geht mit nassen Händen zu Bett.

Bei Schlaflosigkeit wurde in Mureck ein Schaff *Wasser* unter das Bett gestellt. Auch gegen Wundliegen half dies.

Am heilkräftigsten ist klares, kaltes *Bachwasser.* Man geht zu einem Bach, an dessen Ufer Erlen wachsen, und wäscht sich die Hämorrhoiden darin aus. Danach nicht abtrocknen, sondern warten, bis die nassen Stellen von selbst auftrocknen. Wichtig ist, dass das Wasser völlig rein ist. Auf keinen Fall dürfen Hämorrhoiden mit Seife gewaschen werden.

Durch das Waschen mit kaltem *Brunnenwasser* und das bloßfüßige Gehen im taunassen Gras wird der Körper abgehärtet. *Kaltes Wasser* kommt bei Nasenbluten in das Genick.

Bei Schluckauf werden Ohren und Nase zugehalten, und dann trinkt man *kaltes Wasser.*

Für Quetschungen mit „blauen Flecken" oder bei blutunterlaufenem Fingernagel gibt es im wahrsten Sinne des Wortes eine Rosskur. Der verletzte Finger wird blitzschnell in *kochendes Wasser* gestoßen und sofort herausgezogen. Der Bluterguss verschwindet bald, und die Verletzung heilt. Dieselbe Methode kann auch angewendet werden, wenn sich jemand einen Holzspan eingezogen hat.

Auf einen Schlüsselbeinbruch legte man sechs bis sieben Wochen lang *heiße Wickel.*

Salzwasser soll man als Fußbad bei gefrorenen Füßen anwenden, bei Halsweh gurgeln, bei Schnupfen inhalieren und bei Verstopfung trinken.

Bei Zwölffingerdarmgeschwüren legt man *Salzwickel* und Wärmeflaschen auf. Zum Essen müssen Gemüse, Milchspeisen und Obst zubereitet werden. Der Genuss von Alkohol und Zigaretten ist verboten.

Bei Schnupfen soll man *Salz* auf die warme Herdplatte streuen und tief einatmen. (Maria Reichmann, Untergiem)

Bei Grippe empfiehlt sich ein warmes *Sodabad.*

Brotrinde soll man bei Schnupfen in die Flamme einer Kerze halten und den Brotrauch in die Nase aufziehen, dies bringt Erleichterung. (Erwin Konrad, St. Margarethen)

Verschimmeltes Brot („Kotzrauher Schimmel") wurde zur Körperstärkung gegessen. (Annemarie Zach, Schwarzau)

Besondere Stärkung spricht man *rohen Eiern* zu. In das Ei werden gegenüberliegend zwei Löcher geschlagen und das rohe Ei ausgesaugt. Die Stimme wird davon klar und angenehm.

Von *Eidotter* fangen Haare zu glänzen an. Zur Knochenstärkung werden *Eierschalen* zerrieben und in Kaffee oder Milch geschüttet. Täglich soll man eine Tasse davon trinken.

Eiklar wurde auf Brandwunden aufgestrichen. (Josef Triebl, Poppendorf)

Honig wird mit Mehl zu Honigteig angerührt und wirkt gegen Abszesse und Eiterungen (eventuell noch einen Dotter unterrühren), als Frostsalbe wird er auf gefrorene Füße, aber auch auf Wurmfinger gelegt.

Honig, mit Sterz vermischt, lässt Furunkel (Oas) schnell reifen, der Eiter wird ausgezogen. (Josef Triebl, Poppendorf)

Äußerlich wird *Honig* auf gesprungene Lippen, auf Ausschlag und auf rissige Hände gestrichen. Zur Reinigung schmutziger Wunden wirkt Honig wie eine „Rosskur". Honig, mit Milch vermischt, heißt „*Kaisermilch*".

Es wirkt beruhigend, wenn man einen Teelöffel *Honig,* einen Esslöffel Zitronensaft, zwei Knoblauchzehen und frischen Ingwer mit heißem Wasser überbrüht und trinkt. (M. Matzhold, Petzelsdorf)

Bei Nagelpilz wird *Honig* mit Eiklar und Zimt vermischt aufgetragen. Bei Masern sollen Kinder Honigwasser trinken, genauso wie bei Blutarmut. (Stefi Einfalt, Stocking)

Bei Kreislaufbeschwerden wird *Mostessig* mit Honig vermischt und getrunken. (Neustift)

Bei Fieber wird *Essig* mit einem Eidotter vermischt und getrunken. (Mieselsdorf)

Eine *Wacholderbeerenkur* hilft bei Magenerkrankungen, wie es in Edelsbach heißt, bei „schwachem Magen". Am ersten Tag werden vier Wacholderbeeren gegessen, am zweiten fünf Beeren, am dritten Tag sechs Beeren und am vierten Tag sieben Beeren. Die Kur kann bis zu zwölf Tage fortgesetzt werden, wobei am letzten Tag 15 Beeren fein gekaut gegessen werden müssen. Ab dem letzten Tag beginnt die Kur in umgekehrter Reihenfolge, indem täglich eine Beere weniger gekaut wird.

Für das Frühjahr empfiehlt sich eine *Wacholderkur.* Bei Nieren- oder Gallensteinen wird dieselbe Kur, jedoch bis 24 Beeren, empfohlen. Durch diese Kur werden die Steine aufgelöst, das Blut gereinigt und die Leber entfettet.

Wacholder bewährte sich auch bei Stein- und Grießleiden sowie Nieren- und Leberleiden. Auch zur Entgasung und Entschleimung des Körpers wurde Wacholder verwendet. Zur Beerenkur soll man Tee aus den frischen Strauchsprossen trinken. Dieser Wacholdertee wirkt blutreinigend und günstig bei Wassersucht. *Wacholderöl* kann man überdies selbst herstellen. Für die *Wacholdertinktur* setzt man die Beeren in Wein, Branntwein oder Spiritus an.

Die *Schafgarbe* ist als Blutstiller bekannt (Blutkräutl). Man nennt sie auch Offlkraut oder Blutkraut und legt sie zerrieben auf die Wunde.

Auch *Tormentillwurzel* (Blutwurz) wird als Blutstiller verwendet.

Auf offene Wunden gibt man zu Mehl geriebene „*Sonnigelwurzen*" (Saunigelwurzen). Darauf legt man Tabakpapier und fixiert diesen Verband mehrere Tage.

Auf Abszesse und schmerzende Stellen legt man ein Säckchen mit erwärmtem *Leinsamen.* Man kann das gefüllte Säckchen auch in heißes Wasser tauchen und dann auflegen. Eine Wärmeflasche darüber ist besonders wirksam.

Mit aufgelöstem *Alaun* werden Geschwülste und wildes Fleisch behandelt.

Stalldunst wird vielfach als „Stalloffl" bezeichnet. Hat jemand eine Verletzung, so soll er vermeiden, in den Stall zu gehen, da Stalloffl schlechte Auswirkungen auf Wunden hat.

Groß ist die Zahl von Hausmitteln bei Verbrennungen: Die Brandwunde wird mit einem Gemisch aus *Eiklar* und *Öl* dick überstrichen und mit einem feuchten Tuch umwickelt. Dieser Verband und der Eiklaraufstrich werden an den ersten Tagen zweimal gewechselt. Auch kann man die geschwollenen Stellen mit gekochtem *Bockshornklee* (Foenum graecum) heilen. Auf kleinere Verbrennungen bindet man *Sauerkraut*. Den dazu verwendeten Stofflappen taucht man täglich drei- bis viermal in Sauerkrautwasser ein. Sollte das Krautwasser zu scharf sein und brennen, so muss man es verdünnen. Es genügt auch, wenn man das frische Sauerkraut einfach auf die schmerzende Stelle legt. Ebenso können geriebene *Kartoffeln* auf die Brandwunde gebunden werden. Weiters kann man *Leinöl* auftragen und mit Wollwatte luftdicht abschließen.

Bei Lungenentzündung legt man getrocknete *Steinpilze* ins warme Wasser, die dann lauwarm in ein Tuch gewickelt auf die Schultern aufgelegt werden. Darüber kommt ein abdeckender Tuchumschlag.

Bei Abszessen quetscht man *Weißkohlblätter* mit dem Nudelwalker und legt sie auf.

Sauerkraut hilft bei zu hohem Cholesterinspiegel.

Der kranken Katze soll man einen *Knoblauchkranz* um den Hals hängen. (Fam. Peer, Reiting bei Feldbach)

Bei einer Vergiftung nimmt man zum Erbrechen *Birkenpilze* ein, die getrocknet und pulverisiert worden sind. (Johann Praßl, Untergiem)

Bei Vergiftungen soll man *Milch* trinken. (Brigitte Koch, Wildon)

Lungenkranke Personen sollten viel *Molke* trinken. (Erwin Konrad, St. Margarethen/R.)

Die Slowenen stellten früher Salben aus *Muttermilch* her. (Ria Prettner, Bad Radkersburg)

Ziegenmilch kann man bei Augenentzündung auflegen. (Maria Manhart, Obergiem)

Goaßmilch ist Kindern bei Blutarmut zu verabreichen. (Erwin Konrad, St. Margarethen/R.)

Bei Halsschmerzen soll man *Rahm* essen. (Hedwig Alesia, Bad Gleichenberg)

Bei Schuppenflechte sollte man täglich einen Liter *Buttermilch* trinken. (Maria Lehner, Dietersdorf)

Bei Sonnenbrand ist *Rahm* aufzulegen. (Erwin Konrad, St. Margarethen/R.)

Spröde Lippen und Lippenblaserln vergehen, wenn man sie mit *Rahm* betupft. (Rosa Schmidt, Bad Gleichenberg)

Bei Sonnenbrand und anderen Verbrennungen wirkt *saure Milch* beruhigend. (Johanna Reicher, Paldau)

Schlagobers wird auch bei Sonnenbrand aufgelegt. (Hedwig Alesia, Bad Gleichenberg)

Bei Augenentzündung wird eine frische Semmel in *warmer Milch* eingelegt und über Nacht auf das Auge gelegt. (Maria Schwarz, Pichla)

Bei Halsschmerzen trinkt man *warme Milch*.

Wildfleisch stärkt das Sehvermögen.

Trockene Augen kann man mit *Speichel* einreiben. (Erwin Konrad, St. Margarethen/R.)

Holunderschwamm, in Milch gekocht, legt man lauwarm bei Augenentzündungen auf. Dies hilft auch bei Schleimbeutelentzündungen.

Staubzucker wird bei Augenentzündungen in die Augen geblasen. (Hedwig Alesia, Bad Gleichenberg)

In Kreisen des Adels und in hochgestellten Gesellschaftsschichten galten große Augenpupillen bei Frauen als „schick". So presste man den Saft aus den *Tollkirschen* (Belladonna) und tropfte sich damit die Augen ein. Die Folgen waren oftmals nicht sehr angenehm, da die Frauen zu schielen („scheagl'n") begannen. (Herbert Völkl, Feldbach)

Bei Zahnweh legt man *Rauchtabak* auf brennenden Spiritus, und wenn dieser abgebrannt ist, den Tabak auf den hohlen Zahn. (Liezen)

Heiße Asche wird in kleine Sackerl gefüllt und bei Zahnschmerzen aufgelegt. (Maria Zach, Wetzelsdorf)

Haben Kinder lockere Zähne, dann vermischt man *Ofenruß* und *Kochsalz* zu gleichen Teilen und reibt damit alle 14 Tage das Zahnfleisch ein.

Lockere Zähne bestrich man mit einem Pulvergemisch aus *Drachenblut, Zimtrinde* und gebranntem *Alaun.* Bei Drachenblut handelt es sich um harzähnliche Ausscheidungen ausländischer Palmengewächse.

Bei Schnittverletzungen wurde die Wunde mit *Spinnennetzen* umwickelt. Vor allem verwendete man dafür die alten Spinnennetze aus dem Keller. Die Anwendung ist einfach, da der Finger zum Beispiel in das Netz gesteckt und dort durch eine Drehbewegung umwickelt wird.

Gegen Hämorrhoiden soll nach Aussage von Heinz Anesi eine *„Maiskolbenkur"* heilend wirken, die aus Feldbach bekannt ist: Die Maiskolben müssen entkernt („ogriffelt") sein, und sie werden solange in die Herdglut gelegt, bis sie zu glühen beginnen. Danach kommen sie sofort in einen Metallkübel, auf den sich die Person mit Hämorrhoiden setzt, so dass die heißen Dämpfe auf das Hinterteil treffen. Diese Kur muss über drei Tage fortgesetzt werden.

Nach der Mandeloperation soll *Polentasterz* gegessen werden. Die rauen Körner entfernen grobe Wundteile. (Gertrud Schwarzl, Bad Gleichenberg)

Von der *Kapuzinerkresse* („Fensterguckerle") kaut man gegen Halsschmerzen bei Angina die frischen Blätter. (Schneeflock vulgo Lebenbauer, Miesenbach)

Aus Fehring und Fladnitz ist bekannt, dass bei Husten, Heiserkeit und Halserkrankungen der Hals mit *Leinen* oder Wolle umgürtet wird.

Wahre Wunder erzählt man sich in Krusdorf und Muggendorf vom *Pigliano-Sirup,* einem hervorragenden Mittel zur Blutreinigung. Josef Tropper aus Muggendorf verwendete noch vor kurzem diesen Sirup. Bezogen wurde das Wundermittel aus Florenz (Italien) über ein Geschäft in Wien. Prof. Pigliano wirkte im 19. Jahrhundert mit seinem Sirup in Italien und konnte eine große Zahl von Heilerfolgen für sich verbuchen. In Krusdorf/Muggendorf gab es eine alte Bäuerin, die mit diesem Wundersirup in ihrer Heimat Kranke heilte. Die günstigste Jahreszeit zur Blutreinigung ist das Frühjahr. Prof. Pigliano riet, dass sein Mittel am Morgen eingenommen werden sollte, und erst drei Stunden später sollte eine Tasse Fleischsuppe gegessen werden. Bei einer Kur über 15 bis 20 Tage muss man jede Erkältung des Körpers vermeiden.

Die Zusammensetzung des Sirups ist von einer alten Flasche abgeschrieben und besteht aus: Sennae, Ialapae, Stammonium Alep., Sarsaparillae, Turpethi, Saccharum und Alkohol. Der Anwendungsbereich ist universell: Der Pigliano-Sirup wird bei chronischen Krankheiten angewendet, bei Hautproblemen, Quetschungen, für die Klarheit der Stimme, bei Schwindsucht, Krämpfen, Cholera, Keuchhusten, Grippe und auch Zahnweh.

Sogar ein kleines Bücherl wurde unter dem Titel „Heilkunde für Hausväter oder Der Hausarzt" gedruckt. Der sonderbare Professor schreibt darin auch von den Nachteilen des Aderlasses und der Blutegel, den scharfen Flüssen des Blutes in der Schwangerschaft, von Vorbeugemaßnahmen, und er empfiehlt sein Mittel auch allen Landpfarrern zum Wohle der Menschheit.

Gegen Rotlauf nimmt man *Kampfer* und drei *Pfefferkörner,* die in einem Lederfleck eingenäht werden, und hängt es um den Hals. Rund um Graz heilte man Rotlauf, indem „Roter Mais" im Zimmer des Kranken aufgehängt wurde.

In Jagerberg wird Rotlauf mit der *Feuerrose* (Ringelblume) geheilt.

Bei Blasenentzündung und „Rotlauffüßen" werden die Blätter von *Huflattich* aufgelegt.

Englische Glieder (deformierte Gliedmaßen) sollen in *warmem Sand* eingegraben werden. (Östlich von Graz)

Bei Ischias wird *Hafer* geröstet, in ein Leinensackerl gefüllt und dem Erkrankten auf die schmerzenden Stellen gelegt.

Hat man die Gicht, so steckt man eine *Rosskastanie* in den Hosensack. Dies kann auch zur Vorbeugung erfolgen. (Rosskastanien kamen erst in der Mitte des 16. Jahrhunderts in die Steiermark.)

Kreide hilft gegen Warzen. (Johann Czekits, Unterweißenbach)

Petroleum gießt man auf Frostbeulen, reibt den Kopf bei Läusebefall und Rheumastellen damit ein.

Spiritus, Schichtseifenstücke und sechs Würfel *Kampfer* werden dickbreiig verkocht und nach dem Abkühlen als Einreibung bei Rheuma verwendet.

Einen Tropfen *Terpentin* auf einem Stück Würfelzucker nimmt man gegen Husten ein. (Mieselsdorf)

Bei Gastritis soll man rohes, faschiertes *Kraut* ausdrücken und von diesem Saft täglich einen Viertelliter trinken.

Zur Stärkung des Gedächtnisses isst man in großen Mengen *Knoblauch.* (Goldgruber, Miesenbach)

In Milch gekochte *Hirse* stärkt den Körper. Fieberblasen sollte man im Entstehen *zerbeißen.*

Die *Schmärwurz* wird zu Asche verbrannt und, mit dem Saft der Schmärwurz vermengt, auf Warzen gestrichen.

Eine Frühjahrskur: Gekochte *Weizenkörner* werden ausgepresst, und von der schleimigen Flüssigkeit isst man dreimal täglich einen Teller voll. Dazu darf Apfelkompott gegessen werden und sonst 14 Tage lang nichts. Diese Kur entschlackt den Körper. (Hatzl, Gamlitz)

Als Tabakersatz wurde ein Gemisch aus „Märentann", *Waldmeister, Walnuss, Wald-Ehrenpreis* und *Weinrebe* geraucht.

Bei Haarausfall hilft eine *Petroleumkur.* Den Kopf mehrmals mit Petroleum fest einreiben, das stärkt den Haarwuchs und verhindert weiteren Haarausfall. Das Haar wird dicht und kräftig.

Gegessen wirken *Knoblauchzehen* und *Bärlauchblätter* gegen Würmer.

SELTSAME BRÄUCHE

Hat man *Warzen* am Körper, so nimmt man so viele Knöpfe, wie Warzen sind, und fädelt diese auf einen Zwirnfaden. Diesen vergräbt man dann unter der Regentraufe, und wenn man an diesem Platz wieder vorbeikommt, darf man auf keinen Fall auf diese Stelle blicken. Hat man alles richtig durchgeführt, verschwinden die Warzen.

Bei Hartberg dürfen Windeln beim Waschen nie über den Handrücken „ausgeballt" werden. Das Kind bekommt sonst den „*Ronz*". Es dreht, dehnt und streckt sich unaufhörlich. Mädchen werden dreimal durch den Unterrock der Mutter gezogen und Buben dreimal durch den Hosenbügel des Vaters.

Man glaubte lange Zeit, dass Heiserkeit durch „herabgefallene" Gaumenzäpfchen verursacht sei: „Es hat ihm die Rede verschlagen." Durch magische Handlungen wie das „*Zapflheben*" versuchte man, die Zäpfchen wieder nach oben zu bringen. Bei Feldbach erzählt man sich vom Zapfelaufbinden:

Dabei band man mit einem Faden die obersten Scheitelhaare zusammen. Entlang der Mur bestrich man die beiden Kopfnickermuskeln mit Speichel aus nüchternem Magen. Bei Frohnleiten wurde ein Haarbüschel in der Scheitelmitte zusammengedreht.

Mittel gegen *Nasenbluten:* Das rechte Nasenloch wird zugehalten, gleichzeitig der kleine linke Finger abgebunden. (Maria Zach, Wetzelsdorf b. Jagerberg)

Bei Nasenbluten legt man ein fingernagelgroßes Stück Papiertaschentuch unter die Zunge und drückt mit der Zunge fest darauf. (Prim. Dr. Alois Mödritscher, LKH Feldbach)

Bei Gelbsucht wird *Kukuruzsterz* auf das Dach gestellt; wenn die Vögel davon fressen, wird der Kranke wieder geheilt. (Ria Prettner, Bad Radkersburg)

Ein Mittel gegen Lustlosigkeit ist das „*Kreuz einrenken*": Der Patient liegt am Bauch, eine andere Person hebt die Haut vom Kreuz so weit wie möglich ab und rüttelt kräftig. Kinder müssen am Rücken liegen, man stellt ihnen eine brennende Kerze auf den Bauch und stülpt ein Häferl darüber. Die Kerze erlischt, und das Häferl wird durch den entstehenden Unterdruck in den Bauch gezogen. (Erwin Konrad, St. Margarethen/R.)

In Gleisdorf und Ilz trug man zur Vertreibung der Bleichsucht drei *Knoblauchzehen* um den Hals. Nach einem Tag wurden diese in ein fließendes Gewässer geworfen, ohne dass man sich danach umsah. Dieser Vorgang wurde solange wiederholt, bis die Bleichsucht verging.

In Leibnitz legte man bei Nasenbluten eine *Kupfermünze* auf das Genick oder man steckte sich einen Ehering an.

In Wenigzell erhoffte man sich von einem Stück *Brautgewand* der Eltern, dass dieses die Krankheit ausziehe.

Rund um Graz legte man *Blei* oder Messerklingen auf Beulen, damit diese die Krankheit ausziehen.

Die Schnitter in Wenigzell banden sich bei Arbeitsbeginn den ersten abgeschnittenen *Halm* um die Körpermitte, um das „Bauchweh" zu verhindern.

Halbierte *Zwiebeln* werden neben das Bett gestellt, damit die schädlichen Keime ausgezogen werden.

Frische *Knoblauchzehen* steckt man gegen Erdstrahlen in die Taschen der Kleidungsstücke.

Lärchenholz wird als Zusatz bei Zugsalben verwendet. (Eva Kranzelbinder, Diepersdorf)

Rohe Kartoffeln, in Scheiben geschnitten, werden gegen Fieber auf die Fußsohlen gelegt. (Anton Schuster, Dietzen)

Fichtenharz kommt auf eitrige Wunden. (Fam. Tuscher, Mieselsdorf)

In St. Magdalena bei Hartberg ging um 1859 ein *Meteorit* nieder. Der zerteilte Stein wurde zur Blutstillung in vielen Häusern auf blutende Wunden gelegt.

In St. Georgen an der Stiefing wurde ein rötlicher *Karneol* oder *Onyx* auf die Wunde gelegt und Kindern als Amulett um den Hals gehängt.

Damit der *Blutstein* auch blutstillende Wirkung hat, muss er mit bestimmten *Buchstaben* versehen werden. (Kirchberg/R.)

Bei *Mundfäule* muss man an drei hintereinander folgenden Tagen frühmorgens mit der Hand Wasser aus einem Kübel schöpfen, aus dem schon ein Pferd gesoffen hat, trinken und den Spruch „Helf Gott Vater, helf Gott Sohn, helf Gott Heiliger Geist" aufsagen. (Erwin Konrad, St. Margarethen/R.)

Geheimnisvoller Spruch bei *Karbunkel:* „Oh du Karbunkel, wie bist du so rot und so dunkel, mit Gott Vater such ich dich, mit Gott Sohn find ich dich, mit Gott Heiliger Geist vertreib ich dich. Helf Gott Vater, helf Gott Sohn, helf Gott Heiliger Geist!" Danach haucht man in Kreuzform über das Karbunkel und betet drei Vaterunser. (Erwin Konrad, St. Margarethen/R.)

Warzenabbinden: Eine dazu befugte Person bindet in einer Neumondnacht die Warze mit einem Faden ab, blickt dabei in Richtung Mond und spricht diesen Zauberspruch: „Was ich angreif, soll weniger werden, was ich anschau, soll mehr werden." Der Faden wird an einer Stelle vergraben, die von niemandem betreten wird. (Erwin Konrad, St. Margarethen/R.)

Wollen Frauen im höheren Alter ein Kind, müssen sie 2 Monate jeden Verkehr meiden, dann sich einem Aderlass unterziehen und am darauffolgenden Abend den Geschlechtsakt vollziehen. (Gröbming)

In St. Georgen an der Stiefing schrieb der Fieberkranke auf einen Zettel: „Fieber, bleib aus, ich bin nicht zuhaus!" Dieser Zettel wurde dann hinterrücks in ein Fließgewässer geworfen, so dass das Fieber weggeschwemmt wurde.

In der Gegend von Halbenrain zerstößt man bei der „*Hitz*" (Fieber) auch eine größere Anzahl von Mauerasseln und vermischt diese mit Branntwein, den man dann trinkt. Der kleine Finger der rechten Hand muss dabei mit einem Faden umwickelt werden. Dann muss sich der Kranke ins Bett legen und schwitzen.

Bei Hartberg wird das Fieber weggeworfen. Der Erkrankte geht verkehrt gegen einen Baum, zieht dabei sein Hemd aus und wirft dieses, ohne sich umzusehen, weg.

Hatte ein Kind hohes Fieber, wurden im Wald mit dem Streubogen Baum- und Strauchblätter gesammelt und nach Hause getragen. Diese wurden mit „Palmkatzerlblättern" auf einem Leintuch mit dem

Dreschflegel zerschlagen und dann das Kind darin eingewickelt.

Bei *Gelbsucht* wurde in der Umgebung von St. Peter am Ottersbach aus elf Meter Köperband eine Tasche genäht und mit Gelbsuchtkraut (Chelidonium maius) gefüllt. Diese Tasche und ein Kranz Knoblauch werden dem Erkrankten um den Hals gehängt, wonach der Erkrankte zum Saßbach gehen, sich rücklings zum Bach stellen und Tasche und Knoblauchkranz ins fließende Wasser werfen muss. Ohne sich umzusehen geht der Erkrankte nach Hause: Die Gelbsucht geht auf das gelbblühende Schöllkraut über, dem Knoblauch wird die Kraft zugeschrieben, Krankheitsstoffe anzuziehen und zu vernichten, das abfließende Wasser führt die Krankheit fort und vernichtet sie.

ANWENDUNGEN FÜR TIERE

Ein „Häfn" *Kalk* im Saustall zieht Krankheiten aus. (Theresia Kitritsch, Unterspitz)
Damit die Rinder im Stall gesund bleiben, hängt man einen *Birkenbesen,* einen *Eisenreifen* und *Zwiebeln* in den Stall.
Pferde hält man gesund und schön, indem man *Enzianwurzeln,* Foenum graecum, ein wenig Schwefelblumen, Wacholderbeeren, Salpeter, geraspeltes Hirschhorn, Eisenkraut, Teufelsdreck (Apotheke), Haselstaudenkätzlein, Angelikawurzeln, Eberwurz, Haselwurz und Tormentillwurz klein zerstößt und in ihr Futter schüttet.
„Gibst dem Stier a softiges *Gras,* hat die Kuh auch a bisserl was." (Trautmannsdorf)
Wenn Schweine wild „herumsausen", schneidet man ihnen ein Ohr ein *(Aderlass).* (Annemarie Zach, Schwarzau)

Haben Rinder lockere Zähne, so wird *Essig* ins Heu geschüttet.
Pech wird auf Kastrationswunden der Tiere aufgebracht. Auch bei Rauhen, zur Reinigung von Wunden und als Zugmittel wird Pech verwendet. Schweinen gibt man Pech, das ein gegenseitiges Anknabbern verhindert. (Annemarie Zach, Schwarzau)

Bei Euterentzündungen der Kühe wird *Honig* aufgestrichen.
Augentrost wird auch als „Milchdieb" bezeichnet, weil er den Kühen, die ihn fressen, die Milch entzieht. (Roman Pöllabauer, Gasen)
Unfruchtbare Kühe sind für den Bauern fast wertlos. Zur Fruchtbarkeit bringt man sie, indem man die Weidefläche mit *Urgesteinsmehl* überstreut. (Peter Kopeinig, Pischelsdorf)
Bei der Lauskrankheit bei Schweinen soll man *Zigarettenstummel* mit *Milchrahm* verrühren, damit werden die Tiere eingerieben. Später mit Essig nachwaschen. (Johann Praßl, Untergiem)
Schweinen mit Kolik gibt man glänzenden, schwarzen *Ofenruß* mit *Hirschhornsalz* vermischt.
Fleischboatzwasser wird den Rindern bei starken Blähungen eingefüllt. Es setzt sich aus zerdrücktem Knoblauch, Kümmel, Koriander, Wacholder, Lorbeer und Salz zusammen. Verwendet wird es erst, nachdem darin drei Wochen lang Fleisch vor dem Selchen eingelegt war. (Alois Auer, Reiting)
Leidet die Kuh an Verstopfung, so bekommt sie einen Mehlknödel mit *Lorbeerblättern, Leinsamen* und *Salbeiblättern.* (Stefi Einfalt, Stocking)

ALLGEMEINE WEISHEITEN

Eine alte Bauernweisheit besagt, wenn jemand im hohen Alter ohne Augengläser gut sieht: „Wer sich als Junger die Augen auswischen lässt, sieht im Alter gut. Der aber den anderen die Augen ausgewischt hat, sieht im Alter schlecht."

Bei St. Anna am Aigen heißt es z. B. von einer Mineralwasserquelle: „Das Mineralwasser hilft nicht und schadet auch nicht."

In Krusdorf sagt man: „Vom vielen Rindfleischessen bekommt man Ringaugen" und „Viel Wissen macht Kopfweh".

„Den Mageren ist alles in den Geist (Kopf) hineingewachsen und den Dicken alles in das Fleisch." (Krusdorf)

„In dem Jahr, in dem die Nussbäume Nüsse tragen, kommen viele Buben auf die Welt." (Oberweißenbach)

In Johnsdorf heißt es: „Wenn ein Ziegenbock (Goaßbock) im Stall ist, dann gibt es dort keine Krankheit mehr."

Als sicherer Todesbote gilt der Ruf der Eule, der im Haus gehört wird.

Damit die Kinder keine Diebe werden, darf man weder ihre Nägel schneiden noch ihren Kopf waschen.

„Wenn der Most ‚staubig' wird, ändert sich das Wetter." (Maria Manhart, Obergiem)

Blitzschlag kann man verhindern, indem man Johanniskraut auf dem Dachboden aufbreitet. (Maria Manhart, Obergiem)

Beim Kartenspielen sollte man eine Kartoffel einstecken, um zu gewinnen. (Josef Triebl, Poppendorf)

Gegen Apfeldiebe vergräbt man Safran um den Apfelbaumstamm.

In St. Peter am Ottersbach glaubt man, dass ein Safrangiftstoff auf die Äpfel übergeht und die Apfeldiebe zum Erbrechen bringt. Dem Apfelbesitzer schadet das Safrangift nicht.

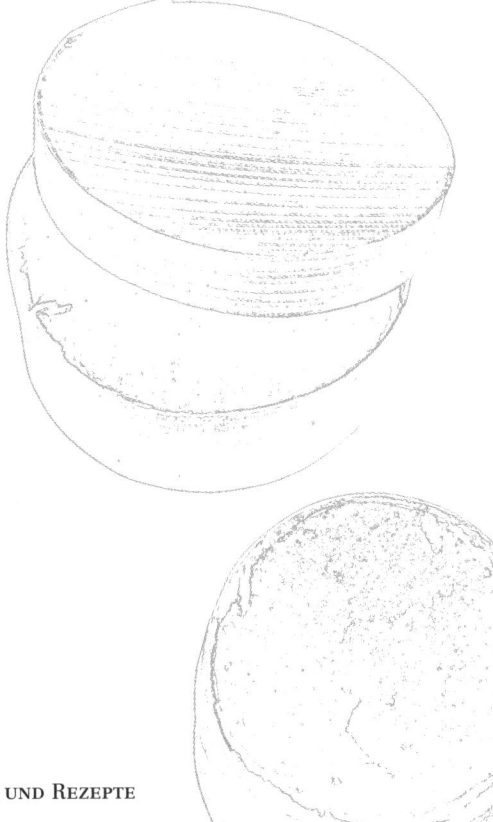

BESONDERE HEILMITTEL UND METHODEN

Tees, Säfte, Bäder und heilende Wasser

Tees

Bei Magengeschwüren nimmt man je einen Esslöffel *Hirtentäschelkraut, Kamille, Wermut* und *Zinnkraut* und gießt diese Kräuter mit einem Liter heißem Wasser auf. Getrunken wird davon zweimal täglich eine Tasse am Morgen auf nüchternen Magen und abends vor dem Schlafengehen.

Bärentraubenblätter, Coriander, Meerzwiebeln und *Zinnkraut,* mit einem Liter Wasser aufgegossen, ergeben einen ausgezeichneten Nierentee, wovon täglich zwei Tassen getrunken werden müssen. Auch *Anis, Haferstroh, Wacholderbeeren* und *Zinnkraut* helfen bei Nierenleiden.

Kopfschmerzen können mit einem Tee aus zwei Esslöffel *Attichwurzel,* einem Esslöffel *Fenchel* und einem Esslöffel *Faulbaumrinde,* die man in einem halben Liter Wasser zubereitet, gemildert werden. Getrunken wird täglich viermal eine halbe Tasse.

Rheumatismus wurde zu einer Wohlstandskrankheit und kann mit einem Esslöffel *Anis,* eineinhalb Esslöffel *Hollerblüten* und eineinhalb Esslöffel *Odermennigkraut* gemildert werden. Getrunken wird der Tee während eines Schwitzbades. Vereinzelt werden schmerzende Stellen mit Wollsocken oder Tüchern eingehüllt.

Holunder wirkt blutreinigend. Für die Teezubereitung nimmt man 6 bis 8 Blüten, schneidet sie in kleine Stücke und kocht den Tee zehn Minuten lang. Zur Blutreinigung muss man eine mehrwöchige Teekur einhalten. Täglich eine Stunde vor dem Frühstück trinkt man eine Tasse von diesem Tee.

Ein Tee aus *Bockshornklee* ist ein vorzügliches Gurgelwasser bei Halsschmerzen. In eine Tasse Teewasser kommt ein Kaffeelöffel zerkleinerter Kleeblätter.

Bockshornklee soll das beste Mittel gegen Geschwülste sein. Man kocht den Klee mit *Leinsamen* zu einem öligen Brei und legt diesen auf die Geschwulst.

Hagebuttentee (Heckenrose) ist besonders bekömmlich und hilft bei Nieren- und Blasenleiden.

Ein Tee aus jungen *Brennnesseln* wird als Frühjahrskur zur Entschlackung und gegen Rheuma getrunken.

Hoher Blutdruck kann mit *Misteltee* gesenkt werden.

Bei dunkel gefärbtem Ausfluss helfen Sitzbäder in *Käsepappeltee.*

Hat man eine Windkolik, so trinkt man einen Tee, für den man zu gleichen Teilen *Anis, Kümmel* und *Fenchel* kocht und danach zum Ziehen *Kamille* dazugibt.

Je ein Löffel *Melisse, Schafgarbe, Baldrian* und *Lavendel* werden für eine Tasse Tee mit kochendem Wasser übergossen und zehn Minuten ziehen gelassen. Vor dem Schlafengehen trinkt man davon eine Tasse lauwarm.

Mehrmals am Tag trinkt man ein Gemisch aus 1 Esslöffel *Apfelessig,* 1 Esslöffel *Wasser* und 1 Esslöffel *Milch.* Gut vermischt ist es ein vorzügliches Mittel gegen zu hohen Blutdruck.

Kriechgünseltee hilft bei Husten. (Fischbach)

Fencheltee ist gut gegen Frauenleiden. (Pernegg)

Das blühende *Erdrauchkraut* dient zur Ekzembehandlung. (Spital am Semmering)

Käsepappeltee (Kraut) wird bei Magenleiden und Frauenleiden getrunken. (Fischbach)

Gänsefingerkrauttee wirkt bei rheumatischen Erkrankungen. (Fischbach)

Die Früchte der *Hundsrose* wirken bei grippalem Infekt. (Fischbach)

In Spital am Semmering wird ein *Lungenkrauttee* getrunken. Er setzt sich aus Huflattichblüten, Spitzwegerich, Eibischwurzeln, Gänseblümchenblüten, Schwarzen Ribiseln (Blätter), Thymian, Majoran und Isländischem Moos zusammen.

Ein Tee aus *Gartenbohnschoten, Heidelbeerblättern,* dem Kraut vom *Kleinen Odermennig* und *Maisbart* hilft bei Diabetes. (Murtal)

Bei Gelbsucht hilft ein Tee aus *Sauerdornwurzeln* und *Schöllkrautblüten* und *-blättern.* (Mur-/Mürztal)

Habichtskrauttee ist gut gegen Stoffwechselerkrankungen. (Murtal)

Buchweizentee hilft bei Venenerkrankungen.

Durch Erkältung kommt es oftmals zur Harnblasenentzündung. Aber auch ein Blasenstein kann Anlass für diese Erkrankung sein. Nach Auftreten der Entzündung sollte sofort die Nahrung gewechselt und mit wenig Gewürzen verbessert werden. Dazu reiht man einen Obsttag ein und trinkt viel Milch. Auch Sitzbäder mit *Zinnkraut* sind besonders mildernd. Als Tee kann man ein Gemisch aus *Zinnkraut, Haferstroh* und *Wacholder* empfehlen. Dieser soll mehrmals am Tag getrunken werden.

Die *Schafgarbe* hilft bei Magenverstimmung, Verdauungsstörungen sowie als Nieren- und Blasentee und als spezieller Blutreinigungstee. Zubereitet wird die Schafgarbe als Aufguss, und zwar wird ein Esslöffel der Pflanze in einer Tasse aufgebrüht. Vermischt kann die Schafgarbe mit *Melisse* und *Pfefferminze* angerührt werden.

Bei Mundentzündungen und Halsschmerzen wird mit *Salbei* gegurgelt. Einen Esslöffel Salbei lässt man in einer Tasse heißem Wasser zehn Minuten ziehen und beginnt danach zu gurgeln. Salbei, als Tee zubereitet, leicht gesüßt, wird bei Magen- und Darmstörungen, Leber- und Nierenleiden getrunken.

Rainfarn (Ruafl) findet nicht nur in der Tiermedizin, sondern auch beim Menschen Anwendung. Als Wurmmittel hat sich die Pflanze bestens bewährt. Die gelben Blüten werden mit heißem Wasser aufgegossen, eventuell sogar kurz aufgekocht und 15 Minuten zum Ziehen abgestellt. Davon trinkt man mehrere Tage hindurch täglich eine Tasse.

Zur Behandlung von Masern sollte sofort der Arzt herangezogen werden. Doch auch einige Hausmittel und einfache Ratschläge haben sich sehr bewährt.

Neben der sorgfältigen Pflege ist es notwendig, dass im Zimmer immer für feuchte *Frischluft* gesorgt ist. Einfache Kost, die leicht sein sollte, wie *Gemüse* und *Fruchtsäfte,* ist notwendig.

Sollten Säuglinge an Masern erkranken, was nur dann vorkommt, wenn die Mutter noch nicht an Masern erkrankt war, so verabreicht man statt Vollmilch eine Magermilch und *Fencheltee.* Kinder, die bereits größer sind, sollten einen Tee aus *Spitzwegerich* und *Veilchenblättern* trinken.

Mädchen knacksen oftmals mit den Fingern. Vor allem bei Schülerinnen wird dies festgestellt. Diesen Mädchen gibt man am Morgen und am Abend eine Schale *Milch,* in der ein Kaffeelöffel *Honig* aufgekocht wird. Rund drei Monate wird diese Honigmilch verabreicht, bis sich die Nervosität legt und die Konzentrationsfähigkeit steigt. Auch bei Aggressivität kann diese Honigmilch verabreicht werden, dazu gibt es zwischendurch *Melisse-* oder *Pfefferminztee.*

Die *Holunderbeere,* in Zucker oder Honig gekocht, gibt in Wasser eingerührt einen angenehmen Labetrunk, reinigt den Magen, wirkt harntreibend und wohltuend bei Nierenbeschwerden.

Schlehdornblüten („Dornschlehblüten") werden eine Minute lang in Wasser gekocht, und davon wird 3 bis 4 Tage lang täglich eine Tasse getrunken. Diese Kur wirkt abführend und reinigt den Magen.

Zinnkrauttee reinigt den Magen. Bei Grieß- und Steinleiden trinkt man ab und zu (nicht täglich) eine Tasse Zinnkrauttee, er ist wassertreibend und äußerst gesund. Bei Blutungen und Erbrechen von Blut trinkt man diesen Tee. Nasenbluten wird gestillt, indem dieser Tee durch die Nase aufgezogen wird. Blutern wird empfohlen, von diesem Tee täglich 1 bis 2 Tassen zu trinken.

Bei Wunden, die nicht heilen wollen, krebsartigen Geschwüren und offenen Beinen hilft das *Zinnkraut.* Das Kraut wird als Absud für Waschungen und Wickel verwendet. Auch kann man das Zinnkraut in nasse Tücher wickeln und auf die schmerzenden Wunden legen. Auch Zinnkrautdämpfe wirken heilend.

Augentrosttee heilt Magenleiden. (Roman Pöllabauer, Gasen)

Der *Queckenwurzeltee* löst die Menstruation aus.

Wilder Majorantee wirkt gegen Husten. (Johanna Schlacher, Gasen)

Der Blütenstand der *Schafgarbe* wird als Regeltee angewendet. Die Dosierung: „Bei starker Regel etwas weniger, bei schwacher Regel etwas dazu."

Ein Tee fürs Gedächtnis wird aus *Bachehrenpreis* zubereitet.

Bei Husten trinkt man einen Tee aus den Blüten und Blättern von *Huflattich, Schlüsselblumenblüten, Königskerzenblüten* (großblumige), *Spitzwegerichblättern* und *Lungenkrautblättern.* (Weber, Falkenstein bei Fischbach)

Weinrautetee hilft bei Frauenleiden. (Hatzl, Gamlitz)

Odermennigtee ist ein gesunder Wintertee.

Anisfrüchtetee wirkt gegen Blähungen.

Ebereschentee fördert den Appetit. (Rosa Schmidt, Bad Gleichenberg)

Schafgarbenblättertee wirkt gegen Kopfschmerzen und ist blutaufbauend.

Schwarzer Malventee gilt als schleimlösendes Mittel.

Lungenkrauttee wirkt gegen Husten und Lungenverschleimung. (Johann Kamper, Unterauersbach)

Die abgekochte *Queckenwurzel* ist blutreinigend und wassertreibend.

Vom *Taukraut* (Frauenmantel) wird das ganze Kraut für einen Tee gegen Fieber und Kopfweh verwendet.

Weißdornblütentee ist herzstärkend.

Die Wurzeln von *Spitzwegerich* werden nach dem 24. Juni gesammelt und als Hustentee verwendet. (Vulgo Hertl, Oberer Schwaigbauer in Landau bei St. Kathrein/H.)

Die Blüten der *Wegwarte,* zu Tee bereitet, wirken bei Prostataleiden. (Hatzl, Gamlitz)

Tee aus Isländischem Moos nennt man „*Kramperltee*". Er wirkt gegen Husten und Bronchitis. Mit Kandiszucker zu Sirup gekocht, wird er bei Lungenerkrankungen und Bluthusten eingenommen. (Stempfl, Pischelsdorf)

Starker Tee aus *Heidelbeerblättern* hilft bei Grippe. Darminfektionen bei Kindern heilt man mit einigen getrockneten Heidelbeeren, die man ihnen zu essen gibt.

Eine halbe Tasse Tee aus *Leinsamen* hilft bei Schleimhautentzündungen und bei Magen- und Darmbeschwerden. *Leinsamen*, täglich eingenommen, reinigt Magen und Gedärme.

Ein Tee aus *Zinnkraut* und Umschläge mit Zinnkraut machen gelähmte Tiere gesund. (Johanna Fischerauer, Pischelsdorf)

Huflattichtee hilft auch gegen Bronchienkatarrh. (Anton Schuster, Dietzen)

SÄFTE

Gesund und bekömmlich ist folgendes Rezept: 2 Hände voll frischer *Lindenblüten* gibt man in einen reinen Steintopf, dazu kommen 5 dag Zitronensäure oder Weinstein, 35 bis 40 dag Zucker, 8 Liter kaltes Wasser, einige Stengel *Waldmeister* und ein halbes Glas Essig. Nun mischt man gut durch. Nach einiger Zeit presst man die Masse durch ein Leinentuch und füllt den Saft in Flaschen ab, die fünf Tage in die Sonne gestellt werden. Gelagert werden die Flaschen dann in einem kühlen, luftigen Raum. Verwendet wird dieser Saft in Tee oder mit Zuckerwasser vermischt.

Täglich nach dem Essen soll man ein Stamperl vom *Knoblauchelixier* trinken. In einem Liter Wasser werden drei Zitronen, mit der Schale (ungespritzt) zerhackt, und 30 zerhackte Knoblauchzehen gekocht. Nach dem Abseihen ist das Elixier fertig.

In einem Liter Wasser wird eine Handvoll *Isländisches Moos,* 5 Finger voll *Fenchel* und 14 dag Kandiszucker solange gekocht, bis vom Wasser nur noch 1/4 Liter übrig bleibt. Von diesem Sirup nimmt man nach jeder Mahlzeit über vier Wochen lang je einen Esslöffel voll ein. Dies hilft vor allem bei starkem Husten.

Roter Rübensaft senkt Fieber. (Rosa Hermann, Unterzirknitz)

Die Blütenblätter der *Goldmelisse* werden in abgekochtes Zuckerwasser eingelegt und einen Tag in die Sonne gestellt; das ergibt einen guten Trunk für die Bronchien. (Anton Schuster, Dietzen)

Eine *Kreuzdorn*-Abkochung wird bei Gallenleiden getrunken. (Teichmeister, Friedberg)

Bei Grippe ist *Heidelbeersaft* von größter Wirksamkeit.

Gegen Haarausfall soll ein Gemisch aus *Arnikablüten, Brennnesseln* und *Klettenwurzeln,* die in einem Liter Wasser eine Viertelstunde gekocht werden, helfen. Damit wäscht man zweimal wöchentlich die Haare.

Der Sud der abgekochten *Klettenwurzel* dient als Haarwuchsmittel.

Für ein *Augenwasser* nimmt man Regenwasser, in das man Kornblumenblüten und ein wenig Zucker gibt. Es kann auch als Badewasserzusatz verwendet werden. (Murtal)

Bei steifen Gliedern nimmt man ein Bad in vorher erhitzter *Weizenkleie, Käsepappel* und *Hühnermist.*

Bei Schlaflosigkeit hilft ein *Kräuterbad* in warmem Wasser, zehn Minuten lang, mit der Beigabe von 250 Gramm Kräutern, die man zuvor in siedend heißes Wasser gibt und bei kleiner Flamme 15 Minuten kochen lässt. Anschließend wird abgeseiht und ins Badewasser geschüttet. An Kräutern kann man Baldrian, Hafer, Hopfen, Johanniskraut, Kamille, Thymian, Holunder und Melisse wählen. Dieses Bad wirkt in der kühleren Jahreszeit auf die wärmeregulierenden Kräfte des Körpers besonders gut und wirkt als Abwehrmittel gegen Krankheiten. Womöglich sollte man ein Kräuterbad täglich nehmen.

Offene Füße pflegt man mit einem *Kamillenbad* mit *Eibisch* und legt danach *Huflattichblätter* auf.

Als Badezusatz wirkt die Rinde der *Korbweide* gegen Rheuma. (Peter Kopeinig, Pischelsdorf)

Ein *Käsepappelbad* (Saupappel) hilft bei verschiedenen Erkrankungen, wie z. B. bei Verkühlungen. Die Käsepappel wird in einem Topf gekocht und die abgeseihte Brühe in ein Schaff mit heißem Wasser geschüttet, so dass heiße Dämpfe aufsteigen. Darüber setzt sich der Kranke und hüllt sich und den Wasserbehälter mit einem Tuch ein, damit die Dämpfe nicht entweichen und auf den Körper einwirken können.

Rinde und Blätter der *Stieleiche* werden bei Hauterkrankungen in das Badewasser gegeben.

Beim ersten Bad eines Neugeborenen darf das Badeschaffl nicht rinnen, da das Kind sonst ein Bettnässer wird! (Obersteiermark)

Die Steiermark ist reich an Quellen, denen man Heilkraft und sogar Wunder wirkende Kraft bei diversen Krankheiten zuspricht, weit über 200 davon sind den Hilfe suchenden Menschen bekannt. Es handelt sich dabei sowohl um Quellen, von denen das Volk behauptet, dass sie für diese oder jene Krankheit Heilwirkung haben, als auch um Quellen, die wissenschaftlich erforscht sind und die Heilkraft, die in ihnen steckt, nachgewiesen ist. Angewendet wird das Wasser, ob Kaltwasser, Säuerling oder Therme, in unterschiedlichster Art zur Heilung von verschiedensten Krankheiten. Und so werden viele dieser Quellen als Heilbrunn, Heilquelle oder sogar als „heilige" Quelle bezeichnet.

Die Quellen werden bei unterschiedlichsten Krankheiten aufgesucht, mit dem Wasser werden die Augen ausgewaschen, Warzen oder Krätzen darin gebadet, schmerzende Stellen übergossen, oder das Wasser wird für eine längere Behandlungszeit mit nach Hause genommen. Faktisch gibt es für jede Krankheit ein Wasser, das angeblich für Milderung oder Heilung sorgt. Heil- und Wunderquellen werden vor allem bei folgenden Leiden aufgesucht: Fieber, Sehprobleme (Augen), Lähmungen, Körperschwäche, Warzen, Zittern, Hautjucken, Typhus, Kröpfe, Gelenksschmerzen, Schuppenflechte, Blutarmut, Verschleimung bzw. für Herz, Hals, Luftwege, Galle, Magen, Leber, Rheuma, Nieren und Harnwege verwendet.

Nachdem meine beiden Bücher „Heilende Wasser" und „Heil- und Wunderquellen in der Steiermark" genau über alle steirischen Quellen, deren Wasser volksmedizinisch genutzt werden, informieren, soll hier aus jedem Bezirk nur eine Quelle vorgestellt werden.

Graz: Andritz-Ursprung (Augen, Körperwaschungen)
Graz Umgebung: Tobelbad (Bädertherapie, Nerven)
Liezen: Rochusgrotte bei Altenmarkt (Augen)
Murau: Wildbad Einöd – Paracelsusquelle (Gicht, Ausschläge)
Judenburg: Thalheimer Schlossbrunn (Unterleib, Kropf)
Knittelfeld: Agnesbrunnen am Hermannskogel (Augen)
Leoben: Radmer – Antoniusbrunnen (weissagende Kraft)
Mürzzuschlag: Stanz – Ulrichsquelle (Totenwaschwasser)

Bruck: Mariazell – Nixquelle (Augen, kranke Körperteile)
Voitsberg: Gallmannsegg – Heiligenwasser (Augen)
Deutschlandsberg: Bad Gams (Trinkkuren)
Leibnitz: St. Ulrich – Ulrichsbrunn (Fieber, Tollwut)
Weiz: St. Kathrein – Katharinastein (Warzen)
Hartberg: Maria Fieberbrunn (Fieber)
Fürstenfeld: Loipersdorf (Rheuma)
Feldbach: Bad Gleichenberg (Luftwege, Schuppenflechte)
Radkersburg: Bad Radkersburg – Stadtquelle (urologische Erkrankungen)

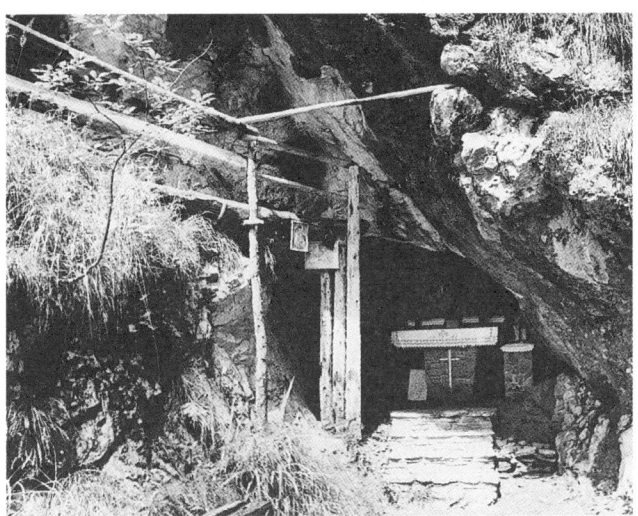

Zu den bemerkenswertesten Quellen des Landes zählt die Quelle in der Rochusgrotte bei Altenmarkt an der Enns.

Salben, Pflaster, Öle, Fette

Salben

Für ein Kilogramm einer ausgezeichneten Wundsalbe, die aus dem Köflacher Raum bekannt ist (Rossbachalm), benötigt man 2/3 *Lärchenpech*, 1/6 *Fichtenpech*, 1/6 *Föhrenpech*, 1/4 kg *Bienenwachs*, 1/4 l *Leinöl*, 1/4 l *Honig* und 1/4 kg *Hirschen-Inlett* (d. i. Hirschfett). Dazu kommen fein geschnitten und getrocknet je 10 dag der Wurzel vom *Großen Enzian* und der Wurzel vom *Lustock* (Liebstöckel). Diese Masse wird in einer Rein so lange am Herd erhitzt, bis sich alle Zutaten gut rühren und vermischen lassen. So lange erhitzen – auf keinen Fall länger –, bis sich die Salbe durch ein Fliegengitter seihen lässt. Danach ist die Wundsalbe fertig und längere Zeit haltbar.

Eine Salbe bei Abszessen und zur Förderung des Bartwuchses bei jungen Männern setzt sich aus *Bienenwachs* und *Lärchenpech* zusammen. (Johann Praßl, Untergiem) Blasen- und Nierenleiden behandelt man mit einem Spezialrezept. In einer Pfanne röstet man *Darmfett* vom Schwein mit einer *Zwiebel*, einer *Petersilienwurzel* und einer *Meerzwiebel* – alles fein geschnitten –, bis es goldgelb wird. Dann wird abgeseiht, ausgedrückt und mit der abgekühlten Salbe der „kleine Bauch" unterhalb des Nabels und die Nieren dreimal täglich eingerieben. Das Darmfett muss von einem Schwein, das ohne Beifutter und mit viel Milch gefüttert wurde, genommen werden.

Große Heilkraft bei offenen Wunden sprach man einer Salbe zu, die mit *Schmalz, Honig* und *Roggenmehl* zubereitet wurde. Die drei Zutaten werden gut verrührt, dann

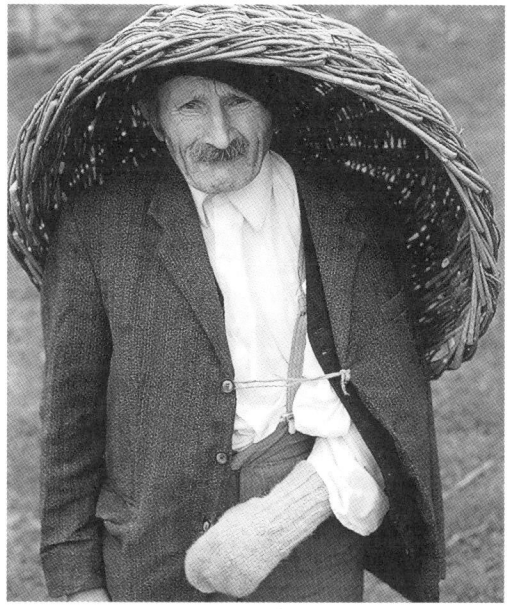

Einfache Wundversorgung eines Knechtes mit Tüchern und Socken.

wird die Wunde mit dieser Salbe alle vier Stunden frisch bestrichen.

Bei Erfrierungen schabt man *weiße Rüben* und röstet sie in *Gänseschmalz,* bis sie braun werden. Danach presst man alles durch ein Tuch in kaltes Wasser, wo sich die Salbe absetzt und so auf die Erfrierungen geschmiert wird.

Abszesse auf der Brust, die bereits aufgeschnitten wurden, jedoch keine Besserung zeigen, behandelt man mit einer Salbe aus einem *Eiklar* und einigen Tropfen „*Bamiöl"* und soviel *Bleiweiß,* bis eine Salbe entsteht. Diese streicht man auf die Abszesse. Mit der *Ringelblumensalbe* kann man Brustdrüsenverhärtungen und Brustgeschwüre heilen.

Folgende *Salbe* wirkt durch Einmassieren *krampflösend*. Auch bei Sehnenerkrankungen der Rinder wird sie angewendet: Latschenholz und Nadeln werden fein gehackt und zu gleichen Teilen mit Arnikablüten, Johanniskrautblüten, den Blüten der Kleinen Königskerze, zerschnittenen Wurmfarnwurzeln und Kastanienblüten vermischt. Ein Teil wird in Spiritus, ein Teil in Alkohol, ein Teil in Speiseöl und ein Teil in Ölivenöl angesetzt. Spiritus und Alkohol werden in den Schatten und Speiseöl und Olivenöl in die Sonne gestellt. Nach einigen Wochen wird abgeseiht und mit Schweinefett vermischt. Ein Teil wird nun erhitzt, ein Teil erwärmt und ein Teil kalt verrührt. Danach mischt man alles zusammen und gibt Kampfer und Hirschhorngeist dazu. Ist die Salbe kalt, kommen noch Eier dazu. (Mürztal)

Folgende Salbe wirkt bei Unterleibserkrankungen und Beschwerden in der Schwangerschaft schmerzstillend. Allgemein wird sie als *Muttersalbe* bezeichnet: Schweineschmalz und Butterschmalz werden erhitzt und Blüten von Stiefmütterchen und Kamille, Blätter von Pfefferminze, Liebstöckel mit Wurzel sowie Bärwurz, Gewürznelke, Melisse, Eibischwurzel, Majoran, Wacholderbeeren, Blutwurz, Zimt, Anis, Lorbeerblätter, Rhabarberwurzeln, Gundelrebe, Baldrianwurzeln, Stein-Quendel, Kampfer, Walrat (Spermacet) und Roter Arsen beigegeben. (Mürztal)

Bei Rheuma hilft die *„Flochsschmier"*. Man kocht Murmelfett, Fuchsschmalz und Hundefett mit Beinwellwurzeln, Fette Henne, Wacholderbeeren, Liebstöckelwurzeln, Wiesensalbei und Pfefferminze. (Mur-/Mürztal)

Bei Hühneraugen nimmt man 10 dag *Wachs,* 10 dag *Schweinefett* (= Inschlutt),

10 dag *Lärchenpech,* ein wenig *Kampfer, Weihrauch* und *Goldstern.* Alles wird geröstet und zum Schluss *Grünspan* dazugegeben, die Salbe hat eine gelbe Farbe. (Mur-/Mürztal)

Entlang der Mürz ist eine Heilsalbe für Arthritis in Gebrauch: Dafür werden die Vorderläufe eines Hirsches aufgekocht und das *Knochenmark* herausgenommen. Dieses wird kurz aufgekocht und *Hirschtalg* dazugegeben. Vor Fertigstellung der Salbe wird noch eine *Wermuttinktur* zugefügt. Die Salbe muss morgens und abends aufgetragen werden.

Folgende Zugsalbe wird entlang der Mur verwendet: Man lässt 1 kg *Schweinefett,* 2 dag *Kampfer,* 2 dag *Weihrauch,* 2 dag *Bleiweiß,* 2 dag *Spermacet,* 1/4 kg *Mennige* einzeln je 5 Minuten lang kochen, vermengt es dann und gibt 1 1/2 kg *Wachs* dazu.

Schweineschmalz mit Salz verrührt hilft bei Mumps. Besonders wirksam wird diese Salbe, wenn man noch Zucker dazugibt. (Felgitscher, Allerheiligen)

Bei Bauchweh der Kinder cremt man den Bauch mit einer Salbe aus gepresstem *Knoblauch* ein. (Fam. Tuscher, Mieselsdorf)

PFLASTER

In 10 dag *Lärchenpech* kommen 1 kg *Fichtenpech,* 3 dag *Kampfer,* 3 dag *Weihrauch,* ein wenig roter *Bolus,* ein wenig pulverisierte *„Sanikelwurzel", Kathreinöl* und *Hirschhorngeist.* Dieses Rote Pflaster hilft bei Muskelschwund und Schmerzen in den Gliedern.

Topfen wird äußerlich bei Augenentzündungen, bei Ausschlägen, bei Blutvergiftung, bei Fieber auf die Füße, auf Furunkeln, auf Gerstln, bei Hexenschuss, bei Krampfadern und bei Mittelohrentzündung aufgelegt. Bei Hämorrhoiden wird ein kalter Keil Topfen eingeschoben.
Bei Lungenentzündung verwendet man *Topfen*. Und zwar wird der Topfen selbst zubereitet. Dazu nimmt man einen Liter Milch und ein wenig Essig und lässt alles aufkochen. Danach wird heiß durchgeseiht und möglichst warm am Rücken und auf der Brust aufgelegt und mit einem Tuch überbunden. Mehrmals muss über die Topfenauflage ein heißes Tuch gelegt werden. Weiters schmiert man die Stellen über der Lunge mit *Leinöl* ein und trinkt vom frischen Leinöl einen Löffel voll.
Nach einer ähnlichen Behandlung bei Lungenentzündung legt man alle zwei Stunden Umschläge aus *Topfen* auf und verabreicht dem Erkrankten stündlich einen Esslöffel rohen *Rohnensaft*. (Er senkt hohes Fieber.)
Auf offene Wunden und offene Füße wird ein Gemisch aus *Topfen* und *Eiklar* aufgelegt. Das geschlagene Eiklar vermischt man mit frischem Topfen und gibt es auf die Wunde. Efeublätter werden auf Hühneraugen aufgelegt.

Krendampfl hilft, das Fieber zu senken. Für das Krendampfl nimmt man Brotmehl, Essig und Kren, mischt es fest durch und streicht es auf ein Leinentuch. Dann wird das Dampfl auf die rechte Innenseite der Hand und auf den linken Fuß kreuzend aufgebunden.

Kren mit *Sauerteig* (Dampfl) vermischt wird fiebrigen Kindern auf Hand- und Fußflächen gelegt. (Fam. Tuscher, Mieselsdorf)
Ein Magengeschwür einer todkranken Frau wurde mit Krendampfl, das auf den Bauch strahlte, behandelt. Nach längerer Zeit wurde ein eigroßes Geschwür sichtbar, das auch bald aufbrach.
Bei Augenentzündungen legt man eine Packung *Eichenrinde* vermischt mit *Eichenblättern* auf.

Verletzungen und Tierbisse werden mit einem Brei aus abgekochten Blüten vom *Mädesüß* (Wiesengeißbart) behandelt. (Hatzl, Gamlitz)
Bei geschwollenen Stellen füllt man einen Brei mit *Kamillentee, Leinsamen, Tabakblättern* und *Weizenkeimen* in ein reines Tuch und legt es heiß auf. Dann schlägt man ein Tuch darüber und bindet es fest.
In frisch gemolkener Milch wird *Semen Lini, Flos Chamomillae* und *Weizenmehl* zu einem Brei gekocht. Diesen Brei legt man auf Abszesse auf, bis Eiter sichtbar wird. Dann streicht man *Fichtenpech* darauf. (Anton Pranger, Pretal)
Ein Ziehen im Kopf behandelte man vor rund 200 Jahren, indem man zwei *Eiklar,* ein wenig *Weinstein* und *Kampfer* vermischte und auf die Schläfe und Stirn schmierte.

ÖLE

Der *Rote Holunder* gilt in der Obersteiermark und auch in der Oststeiermark als ein viel geachtetes Heilmittel, und man bereitet daraus mit viel Mühe das *Holunderöl* zu. Die Zubereitung erfolgt so, dass man den

Roten Holunder in einem groben Leinen auspresst und den Saft langsam tagelang, mit Pausen dazwischen, kocht. Beim Auskühlen setzt sich unter der Haut ein wenig Öl, das vorsichtig abgeschöpft wird, ab. Das Öl ist nun jahrelang haltbar, und dickt es ein, so braucht man es nur aufzuwärmen. Besonders heilsam wirkt Holunderöl bei Verbrennungen und Hitzeblasen (Fieberblasen). Die Behandlung muss mit einer Hühnerfeder erfolgen, mit deren Hilfe das Öl vorsichtig auf die Wunde aufgetragen wird.

Latschenöl wird in eine Flasche gefüllt und diese im heißen Wasser erwärmt. Mit diesem warmen Öl reibt man bei Ischias abends und in der Früh die schmerzenden Stellen ein und legt ein Handtuch darüber. Mit dem erwärmten Latschenöl reibt man die Nieren ein und trinkt dann einen Kräutertee, wie er in den Kräuterbüchern (Nierentee) angeführt ist. Überhaupt bei allen Erkältungen sollen die Nieren eingerieben werden.
Leinöl trinkt man bei Influenza.
Bei Ohrenschmerzen und auch bei rheumatischen Schmerzen im Kopf braucht man eine *Knoblauchzehe* und einen Löffel *Kürbiskernöl,* wenn dies nicht vorhanden ist, kann auch helles Speiseöl verwendet werden. In den mit Öl gefüllten Löffel wird die Knoblauchzehe gelegt. Dann hält man den Löffel so lange über eine brennende Kerze, bis das Öl zu kochen beginnt. Nach einiger Zeit wird der Knoblauch aus dem Öl genommen und das Öl auf Lippentemperatur abgekühlt und ins Ohr getropft, welches mit Watte verschlossen wird. Diese Behandlung soll auch bei Zahnschmerzen eine schmerzstillende Wirkung haben.

Bei Blasenleiden und Vernarbungen in der Blase isst man täglich einen Löffel *Germ* und trinkt dazu ein wenig *Speiseöl.* Auch bei Gelenksentzündungen wirkt Germ besonders heilend.

Ein ausgezeichnetes Mittel bei leichten Verbrennungen ist *Leinöl,* in dem frische *Johanniskrautblüten* vierzehn Tage lang angesetzt werden. Dann wird das Öl durchgeseiht und kann verwendet werden. *Johanniskrautöl* wird bei Mundentzündungen schluckweise getrunken. (Spital a. Semmering)

Als *Krebsöl* wird ein Gemisch aus Kornblumen, die im Regenwasser angesetzt werden, Gewürznelken, Zucker und „Blauem Gollitzer" bezeichnet. Das Krebsöl wird auf Geschwüre aufgetragen.

FETTE

Bei Blasenleiden und Unterleibskrämpfen bei Frauen wird in der Blasengegend eine Salbe mit geschnittenem *Schnittlauch,* der in *Butterschmalz* geröstet wird, aufgeschmiert.

Auf Entzündungen legt man einen Abtrieb, bestehend aus 1 Löffel *Butter* und 1 Kaffeelöffel *Staubzucker.* Die Masse wird auf die entzündete Stelle gelegt und mit einem warmen Tuch überdeckt.

Gegen Fieber müssen die Füße mit „*Schmer*" (Darmfett vom Schwein) eingerieben werden. Dann kommen Stoffschuhe, sogenannte „Fieberpatschen" oder „Schmerpatschen" darüber.
Mit Schmer hat man auch alle Verletzungen eingefettet.

Als Zugmittel bei eitrigen Wunden legt man ein „Schmerhäufl" auf.

Schimmliges Schmer wirkt wie Penicillin bei Ohrenschmerzen, das warme Schmer wird hinter dem Ohr eingerieben (Gertrud Schwarzl, Bad Gleichenberg), auf Eiterungen gelegt und bei Steckkatarrh auf die Brust gelegt.

Sind Rinder verstopft, wird ein Brei von Schmer und *Hirse* zu Kugeln geformt und eingegeben. (Alois Auer, Reiting)

Walnusssamen werden in *Schweineschmalz* gekocht und gegen Venenentzündung und Krampfadern verwendet. (Pernegg)

Schweinespeck legt man auf eitrige Wunden, auf die Halsmandeln und isst davon bei Tuberkulose. (Allerheiligen b. Wildon)

Bei Halsschmerzen kann man sich mit *Rindsschmalz* einschmieren. (Felgitscher, Allerheiligen)

Starke Bronchitis behandelt man mit *Hundeschmalz,* mit dem die Brust fest eingerieben wird.

Bei starkem Husten hilft *Hundsfett* mit *Honig* vermischt, das man löffelweise warm einnimmt. Hundsfett wird bei Lungenentzündung und Husten gegessen. Auch arbeitsscheue Personen sollen es essen! Äußerlich verwendet, hilft dieses Fett gegen Entzündungen.

Igelschmalz heilt Verletzungen jeglicher Art. Frühestens zwei Tage vor der Anwendung muss das Fett ausgelassen worden sein. Dem Igel wird der Stachelpanzer abgezogen, das Fleisch wird gebraten, bis das Öl aus dem Fleisch tritt. Verwendung bei Nabelgeschwüren von Kälbern: Das Schmalz wird auf das Rückgrat aufgetragen. Es kann aber auch bei Knochenbrüchen von Mensch und Tier verwendet werden, und bei Lun-

genentzündung wird es eingenommen. (Theresia Kitritsch, Unterspitz)

Pferde erhalten ein schöneres Fell, wenn man sie mit *Dachsfett* einschmiert. Nach der Anwendung muss man sich unbedingt die Hände reinigen, wenn man sich nämlich mit den fetten Händen durch die Haare fährt, werden diese schlagartig weiß. (Johann Praßl, Untergiem)

Dachsfett wird auch als Einreibung bei Leistenbruch verwendet. (Johanna Reicher, Paldau)

Spröde Haut soll man mit *Hasenfett* eincremen. (Dora Fischer, Johnsdorf)

Waldhasenfett wird bei Nabelbruch eines Ferkels auf dessen Rücken (dort, wo sich die Borsten teilen) aufgetragen. (Maria Manhart, Obergiem)

Hirschtalg wird auf Frostbeulen aufgelegt. (Erwin Konrad, St. Margarethen/R.)

Hühnerfett wird auf Abszesse gestrichen. (Brigitte Koch, Wildon)

Gegen Entzündungen, Abnützungserscheinungen der Wirbel, Kniegelenke sowie diverse Gelenksschmerzen wendet man *Schmierseife* an. Man nimmt täglich am Abend ein haselnussgroßes Schmierseifenstück und massiert es solange in die Haut ein, bis sich die Haut glatt und trocken anfühlt. Zirka 14 Tage muss man diesen Behandlungsvorgang täglich wiederholen, solange eben, bis man schmerzfrei ist.

Sehr unterschiedlich werden Brandwunden behandelt. Der Bogen der angewendeten Mittel spannt sich von diversen Salben bis zur Kühlung mit kaltem Wasser. Doch man sollte die wichtigsten Grundregeln beachten und einen keimfreien Verband auflegen, aber niemals Öle, Brandsalben und Fette aufstreichen. Bei stärkeren Verbrennungen die Brandblasen geschlossen lassen.

Schnaps und Wein

In der Volksmedizin spielt der Schnaps schon seit Jahrhunderten eine bedeutende Rolle. Heilkräuter, in Schnaps angesetzt, zählen seit Urzeiten zu den festen Bestandteilen der Haushalte.

Mistelzweige in Schnaps schützen vor Arterienverkalkung, Schnaps mit *Lavendel* und *Kümmel* ist magenstärkend, mit *Baldrian* angesetzt, heilt er Herzleiden. *Rote Kastanienblüten* in Schnaps angesetzt, helfen als Einreibmittel gegen Ischias. Mit *Arnikaschnaps* werden offene Wunden gereinigt.

Der *„Krampamberl"* gilt als besonderes Wundermittel. Dabei wird ein Stück Würfelzucker über einem brennenden Stamperl Schnaps so lange gehalten, bis der Zucker in den Schnaps rinnt.

Von geringerem medizinischen Wert dürfte der Brauch sein, den Schnaps zu trinken und die schmerzende Stelle mit dem Boden des leeren Stamperls einzureiben.

In 1 Liter Schnaps werden je 1 Löffel *Kamille, Kümmel, Schwarzbeeren, Eibisch, Honig* und einige *Wacholderbeeren* angesetzt. Dieser Ansatz wird ruhig abgestellt, bis sich alle Kräuter und Beeren zum Boden gesenkt haben. Dieser *Kräuterschnaps* wird bei Magenverstimmungen auf nüchternem Magen, eine halbe Stunde vor der Mahlzeit, eingenommen. (Heribert Macht, Leitersdorf bei Feldbach)

Noch heute ist es gelegentlich üblich, dass schreienden Kindern als Beruhigungsmittel ein in Schnaps getränkter Leinenschnuller in den Mund gesteckt wird.

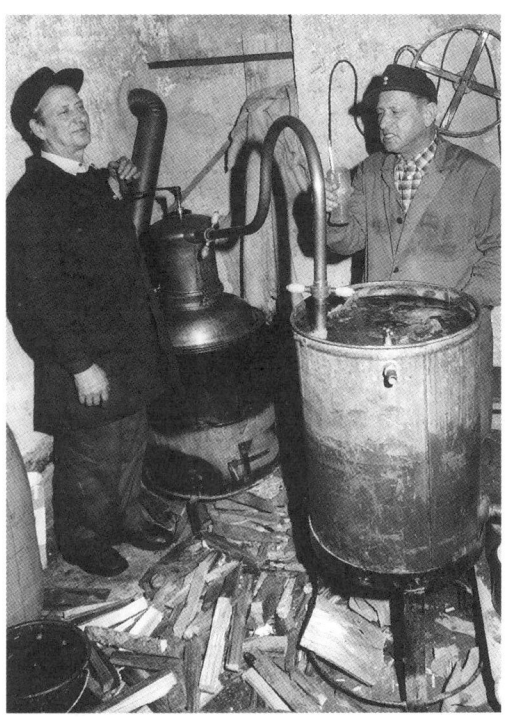

Bäuerliches Schnapsbrennen.

Ein guter Schnaps muss blau brennen, ansonsten ist er ein „Lutter".

Trinkt man zuviel Schnaps, entstehen meist die bekannten „Schnapsideen" und „Schnapsnasen". Bereits Paracelsus meinte: „Alle Dinge sind Gift, und nur die Dosis macht, dass ein Ding kein Gift ist."

Bei Magenschmerzen wird ein *Nussschnaps* getrunken. Grüne Nüsse werden dazu vor ihrer Reifezeit in Schnaps eingelegt.

Safran-Blütenkronblätter in Schnaps sind gut für Nieren und Leber. Sie werden auch getrocknet zum Rindsuppenfärben verwendet. (Hatzl, Gamlitz)

Einfache Brüche werden mit Schnaps, in dem das Kraut vom *Hirtentäschel* angesetzt wurde, und mit Ringelblumensalbe abwechselnd eingerieben. (Wetzelbauer, Miesenbach)

Heidelbeerschnaps wird erfolgreich bei Durchfall verwendet. (Rosa Hermann, Unterzirknitz)

Gegen Krebs soll ein Schnaps helfen, in dem *Mauerpfeffer* angesetzt wurde.

Den Magen stärkt ein *Kräuterschnaps* mit ein wenig Engelwurzel, Enzianwurzel, Baldrianwurzel, Meisterwurz, Kalmus, Kamille, Johanniskraut und Weißer Dille. Die Wurzeln müssen fein geschnitten in den Schnaps kommen. Nach einigen Wochen Lagerung ist der Kräuterschnaps verwendbar.

Blutdruckregulierend ist der *Weißdornschnaps*. Weißdornsaft und die aufgeschlagenen Kerne werden in Schnaps angesetzt.

Ein ausgezeichneter *Magenbitter* wird aus 10 dag Enzianwurzeln, 10 dag Kalmus, 20 dag Wacholder, 15 dag Kümmel und 5 dag Arnikawurzeln mit Blüten in drei Liter Schnaps angesetzt, ein wenig Zucker dazu und fünf Wochen abgestellt.

Bei Ruhrerkrankungen nimmt man *Heidelbeergeist* und legt auf den Unterleib Wasser und Essigtücher. Von dieser Heidelbeertinktur erzählt man sich wahre Wunder, und in der Hausapotheke zählte sie zu den wichtigsten Heilmitteln. Je nach Schwere der Erkrankung richtet sich die Dosis der Heidelbeertinktur. 10 bis 12 Tropfen auf einem Löffel Zucker, bei größeren Schmerzen 30 Tropfen, genügen. Die Tinktur wird mit warmem Wasser oder mit Wein eingenommen.

Für *Heidelbeerbranntwein* oder Heidelbeergeist werden 2 bis 3 Handvoll Beeren in Branntwein angesetzt und so einige Jahre ruhen gelassen. Der Alkohol muss die Beeren völlig aussaugen. Von dieser heilkräftigen Medizin nimmt man bei heftigem Abführen mit großen Schmerzen und Blutverlust einen Löffel in 1/2 Glas warmem Wasser ein. Nach 8 bis 10 Stunden schluckt man dieselbe Menge noch einmal.

In zirka 1/2 Liter *Zwetschkenschnaps* legt man eine Handvoll mit Kräutern und stellt das Gemisch rund drei Wochen ab: Äußerlich für Einreibungen auf schmerzende Stellen, innerlich bei Magenverstimmungen.

Bei Husten und Heiserkeit werden *Huflattich,* die Blüte der *Königskerze, Süßholz, Berberitze, Spitzwegerich* (Hansl am Weg) und Kalmus in Schnaps angesetzt und löffelweise eingenommen.

Beruhigend und schlaffördernd wirkt ein Ansatz mit *Hopfen, Kamille, Lavendel, Baldrian* und *Melisse.* Man trinkt von diesem Schnaps zirka drei Esslöffel voll in Tee.

Beim Brauvorgang setzt sich Hefe ab. Daraus wurde *Bierschnaps* gebrannt, der Biergläger hieß. Dieser Schnaps dient als Einreibung bei Rheuma. (Josef Schicker, Weitersfeld)

Für Einreibungen eignet sich bestens ein *Kräuterauszug* aus Kampfer, Menthol, Enzian, Arnikablüten, Fichten- und Tannennadeln. Dieser Schnaps wirkt auf der Haut wohltuend und schmerzstillend.

In Hirsdorf (Gem. Maierdorf) nahe bei Feldbach erinnert man sich an einige Hausmittel, die vor einigen Jahrzehnten noch in Anwendung standen.

Von einer Zigeunerin blieb ein Rezept, das die Würmer bei Kindern abtreibt, erhalten. In einen Viertelliter Schnaps, der nicht stärker als 35 bis 40 Grad sein darf, steckt man drei Zweige *Rosmarin* und stellt ihn drei Wochen an die Sonne. Den Kindern gibt man abends eine Schale *warme Milch* mit drei Tropfen von diesem *Rosmarinschnaps*. Nach einigen Tagen gehen die Würmer ab. Gegen Bleichsucht wurden in St. Georgen an der Stiefing in eine Flasche Branntwein 40 große *Eisennägel* gelegt. Jeden Morgen nimmt man einen davon heraus und trinkt einen Löffel voll vom Branntwein. Darauf macht man einen Spaziergang. 40 Tage dauert diese Kur.

Propolis wird in 96-prozentigem Alkohol oder in doppelt gebranntem Schnaps drei Wochen lang angesetzt und dann vorsichtig abgeseiht. Dies entspricht Penicillin, das man auf Wunden aller Art aufbringen kann. Das sich als Bodensatz abscheidende Wachs kann man für eine *Propolissalbe* verwenden oder auf Hühneraugen auflegen. (Johann Kamper, Unterauersbach, und Dora Fischer, Johnsdorf)

Die Blütenblätter der weißen Schwertlilie werden mit Schnaps überschüttet und abgestellt. Bei blutenden Verletzungen werden Blätter auf die Wunde gelegt, worauf das Bluten aufhört. (Maria Ulz, Halbenrain)

WEIN

Einen ausgezeichneten *Herzwein* ergibt es, wenn man Petersilienstengel in Weißwein kurz aufkocht, ein wenig Honig dazugibt und nochmals aufkocht.
Met (Honigwein) trinkt man gegen Masern. (Johann Praßl, Untergiem)

Keinen Alkohol sollten Personen trinken, die an Nervenentzündungen, Ischias oder Rheuma leiden. Auch kein Schweinefleisch sollte in diesem Fall gegessen werden.

Am Weinstock werden im Frühjahr nach dem *Rebschnitt* kleine Fläschchen an die tropfenden Stümpfe gebunden. Man gewinnt dabei Saft, der innerlich gegen zu

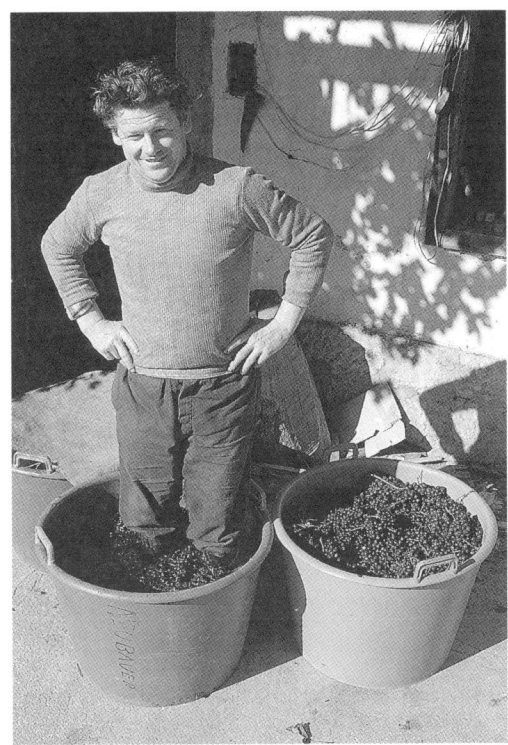

Austreten der Trauben, um dem Rotwein eine intensivere Farbe zu geben.

hohen Cholesterinspiegel angewendet wird. (Joh. Kamper, Unterauersbach)

Bei Fieber wird *Glühwein* empfohlen. Es ist eine Mischung aus Wein, Wasser, Zucker, Zimt und Gewürznelken, die aufgekocht werden. Heiß trinken.

Bei Quetschungen wird ein *Weinwickel* angewendet.

Schmerzende Stellen werden mit dem „*Glägerschnaps*" eingerieben.

Das Geläger wird bei der Gärung des Weines abgesaugt und zu Schnaps gebrannt.

In *Glägerschnaps* können auch entrindete Rosskastanien, die klein zerschnitten werden, eingelegt werden. Einige Wochen werden sie gut verschlossen gehalten, danach ergibt dies einen schmerzstillenden Einreibschnaps.

Wein wirkt im Verdauungstrakt desinfizierend und bakterientötend und schützt so vor Infektionen.

Wein mit *Knoblauch* versetzt, schützt vor der Pest. Weintrinker sind auch vor Cholera geschützt.

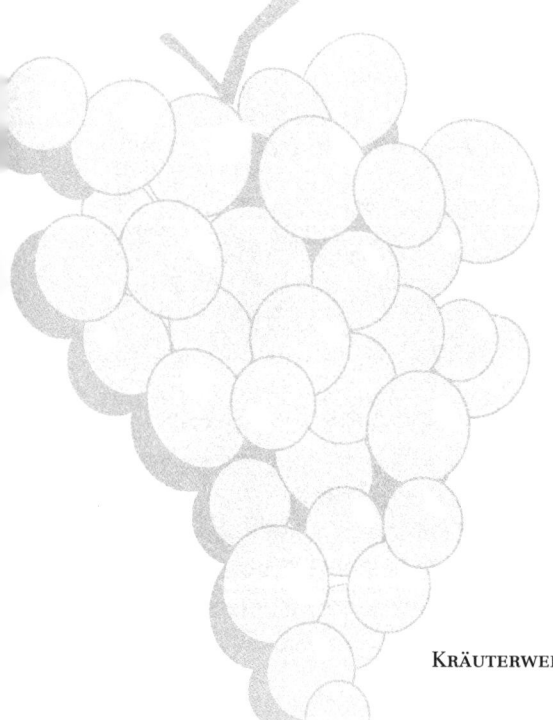

TIERE ALS HEILMITTEL

Den *Stiereiern* wird besondere Kraft zugesprochen, vor allem sollen sie die Potenz stärken. Auch das warme *Blut* von Rindern wird zur Kräftigung getrunken, und das *Schweinebries* wird, wie ein Wienerschnitzel paniert, mit derselben Absicht gegessen.

Ein *Katzenfell* um den Körper gewickelt oder auf Katzenfelldecken zu schlafen, hilft bei Ischias.

Ein aufgelegter Katzenbalg zieht den Rheumatismus aus.

In eiternde Wunden wurden *Hunde-* oder *Katzenhaare* gelegt, damit diese das Eiter ausziehen sollten.

Bei Rheuma ist der *Stich der Biene* heilsam, außerdem überstreicht man die jeweilige Körperstelle mit Brennnesseln oder Ameisensäure.

Auf ein fiebriges Vorderarmkarbunkel und entzündete Lymphstränge setzt man fünf mittelgroße *Blutegel* an. Diese lassen dieses Karbunkel innerhalb von 48 Stunden verschwinden, und von der schmerzhaften Erkrankung ist kurz danach nichts mehr zu bemerken.

Bei Venenentzündungen, bei der sich Bluttröpfchen in den Blutadern bilden, werden ebenfalls Blutegel angesetzt. Ebenso bei Thrombosen und Gerinnseln aller Art. Durch die Blutegel kommt *Hirudin* ins Gewebe, das sich blutverdünnend, gerinnungshemmend und auch heilend auswirkt. Dazu gehört noch eine geeignete Diät.

Zur Bekämpfung der Wassersucht fängt man einige kleine *Fische* und kocht sie in Wasser. Dann kommen die Fische heraus, und das Wasser wird durch ein sauberes Tuch geseiht. Nachdem es kalt ist, trinkt der Patient davon an jedem Morgen und Abend eine Woche lang.

Man soll Kinder nicht erschrecken, da sie davon die „Fras" (Fraisen) kriegen können. In Koglhof wurden die Federn von einem *Rebhuhnflügel* verbrannt und der aufsteigende Rauch vom Fraisenkranken eingeatmet.

In Anger werden bei Rotlauf Räucherungen mit dem Balg einer *Natter* empfohlen.

Wenn Kälber unter Verstopfung leiden, gibt man ihnen einige Knödel aus Brot zu fressen, in die jeweils drei *Asseln* gefüllt wurden.

Spanische Fliegen werden auf bestimmten Bäumen gefangen, getrocknet und das Pulver als Aphrodisiakum verwendet.

Gefrorene Füße hält man eine Stunde lang in eine heiße, gesalzene Suppe aus *Ochsenfleisch*. Danach werden die Füße getrocknet, in warme Tücher eingeschlagen, und der Patient legt sich ins Bett. Diese Kur muss so lange täglich wiederholt werden, bis die Füße geheilt sind.

Das *Fleisch eines frisch geschlachteten Huhnes,* auf eine Wunde eines Bluters aufgebracht, stillt die Blutung sofort. (Dora Fischer, Johnsdorf)

Bei Schwindel und Kopfweh wird das warme Gehirn eines getöteten *Zaunkönigs, Eichhörnchens* oder einer *Katze* nüchtern am Morgen gegessen. (Oberwölz)

Hunde- und *Katzenfleisch* soll man bei Lungenerkrankung essen. (Maria Manhart, Obergiem)

Rote Waldameisen werden in Schnaps angesetzt: 1/3 Ameisen, 2/3 Schnaps ziehen lassen und abseihen. Es wird als Einreibung bei Rheuma und Kreuzschmerzen verwendet. (Maria Reichmann, Untergiem)

In Burgau soll man einen *Gimpel* (Vogel) in einen Käfig sperren. Dieser zieht den Rotlauf aus. Das Überleben des Gimpels wird mit einer roten Zwiebel, die in den Käfig gehängt wird, gesichert. Diese Zwiebel wird später weggeworfen.

Rotlaufkranke Füße werden in Burgau mit einer getrockneten *Fuchszunge,* die durchlöchert auf den Fuß gebunden wird, geheilt.

Rote Nacktschnecken werden in einem großen Glas zwei Tage zum Ausmisten gehalten, dann fügt man gleich viel Zucker zu, in dem sich die Schnecken auflösen, und zur Geschmacksverbesserung wird noch ein Teil Cognac zugesetzt: Man trinkt davon bei Magenleiden und Magenkrebs. (Dora Fischer, Johnsdorf)

Schwarze Nacktschnecken werden in eine Schachtel gegeben, mit Salz bestreut und im Misthaufen vier Wochen vergraben, bis sich die Schnecken aufgelöst haben. Mit dem entstandenen Brei werden Warzen eingerieben. (Johann Czekitz, Unterweißenbach)

Weinbergschneckenschleim wird auf Warzen gegeben.

Durch das Berühren von *Kröten* und *Fröschen* bekommt man auf der Hand Krätzen.

Bei offenen Beinen wird ein *Wespennest* bespuckt und aufgelegt. (Maria Urdl, Heiligenkreuz/Waasen)

Bei rauer Stimme werden über Nacht die Füße einer Kröte auf den Hals gebunden. (St. Gallen)

Für die Geburtserleichterung legen sich Frauen einen Natternbalg, Hasenbalg oder die Haut eines Hirsches, der zwischen den Frauentagen geschossen wurde, um den Leib. (Ennstal)

Auf offene Wunden werden Maden zur Wundreinigung angesetzt. Dies war im Ersten Weltkrieg weit verbreitet.

Ist ein Kind ein Bettnässer, so werden frisch geborene Mäuse fein zerhackt und dem Kind unter eine Eierspeise gemengt zu essen gegeben. (St. Peter/Ottersbach)

Als Vorbeugemittel gegen Fieber beißt man einem Maikäfer den Kopf ab. (Ennstal)

Urin und Kot

Urin gibt man zur Desinfizierung auf Schnittwunden: Zuerst wird die Wunde ausgesaugt, dann mit Urin übergossen. (Annemarie Zach, Schwarzau)

Urin ist gegen krampfartige Anfälle nach zuviel frischem, noch warmem Schnaps zu trinken. (Annemarie Zach, Schwarzau)

Urin-Umschläge helfen bei Verstauchungen. (Erwin Konrad, St. Margarethen/R.)

Bei Glatze gibt man frischen Kuhurin darauf. (Josef Triebl, Poppendorf)

Gegen Halsschmerzen soll man Urin gurgeln (es sollte sich um Kinderharn handeln). (Annemarie Zach, Schwarzau)

Aus Heiligenkreuz am Waasen ist bekannt: Bei Halsschmerzen, Diphtherie oder Angina wurde Urin von gesunden Kindern getrunken.

Hasenkot auf der Glatze lässt die Haare wachsen. (Johanna Reicher, Paldau)

Kuhfladen aufgelegt hilft gegen innere Geschwüre. (Johann Reicher, Paldau)

Ekzeme, die auch Mehl- oder Müllerkrankheit genannt werden, müssen in Kuhurin gebadet werden.

Gegen Warzen wirkt Rossurin.

Bettnässer müssen auf das Stroh eines Schweinestalles pissen und dann darauf schlafen. (Bezirk Weiz)

Aus der Zeit um 1800 blieben in Oberweißenbach (Bez. Feldbach) einige Hausmittel erhalten. Ein einfaches Mittel bei einem Bienenstich ist das Einreiben der Stichstelle mit feuchter Erde oder das Beschmieren mit Honig. Besonders häufig – man meinte, es wäre am wirkungsvollsten – ist das Waschen der Stichstelle mit Urin, wonach auch keine Schwellung entsteht.

ERDE UND LEHM

Die heilende Erde vom Wetterkreuz

Auf der Wildwiese bei Strallegg stand einst an der Stelle der jetzigen Kapelle Zum gegeißelten Heiland ein Wetterkreuz, das von der Bevölkerung bei Unwetter und Krankheit aufgesucht wurde. Vikar Ferdinand de Wirth berichtet im Jahr 1762: „Das Kreuz stand glatt von Holz ohne Bild des Gekreuzigten auf einem hohen Berg. Ins Kreuz die Worte eingeschnitten: Behüte uns Gott von Schauer Doner Hagl und allem Übel."

Im Jahr 1683 fand die Weihe dieses Kreuzes statt, nachdem sich um das Kreuz im Boden ein Wunderkreis gebildet hatte, der auch bei Schnee erhalten blieb. Der Kreis sah genauso aus, als ob Menschen auf den Knien um das Kreuz gegangen wären.

1762 kam auch die Wenigzellerin Catharina Mayrhoffer auf einer Wallfahrt zu diesem Kreuz. Sie litt an Aussatz, und so rieb sie sich mit der Erde aus diesem Wunderkreis ein. Bald danach war sie geheilt. Die Erde aus dem Wunderkreis rund um das Kreuz war hoch begehrt. Manchmal wurde derart viel Erde weggetragen, dass ein „halbmannstiefes" Loch entstand. Viele Menschen fanden mit dieser Erde Heilung. So wird von der Wiedergewinnung des Gehörs, Heilung einer gelähmten Hand und der Gesundung vieler Kinder berichtet. Die Erde, mit Wasser vermischt, half besonders beim Buttermachen. Vom Kreuz wurden auch kleine Holzspäne abgeschnitten und mit nach Hause genommen.

Vulkanton und Vulkanwasser

Erde spielt in der Volksmedizin in verschiedensten Anwendungsbereichen eine wichtige Rolle. Im Steinbruchbereich Gossendorf (Bez. Feldbach) wird ein heilkräftiger, schwefelhältiger Vulkanton abgebaut und als Naturfango u. a. auch in der Therme Loipersdorf angewendet. Vor der Anwendung wird der Fango auf 45–48 Grad Celsius erhitzt und danach auf den zu behandelnden Körperteil 3 Zentimeter dick aufgetragen und mit einer Plastikfolie umwickelt. Darüber kommt eine Wolldecke. Die Anwendung dauert zirka 20 Minuten.

Im Steinbruch wurde eine Teichanlage errichtet. Das Wasser ist von Mineralstoffen aus dem Steinbruchmassiv gesättigt. Einen starken Anteil dabei hat der schwefelhältige Vulkanton. Das rotgefärbte Wasser, dem man Heilkraft zuspricht und das in einem Teich gesammelt wird, wird als Badeteich genützt, in dem die Männer dieser Region nackt baden.

Erde wirkt beim Vieh appetitanregend. (Josef Schicker, Weitersfeld)

Erde gibt man auf Verbrennungen.

Lehm, mit Heublumenabsud verknetet, wird für einen Wickel bei Lungenentzündung und Geschwülsten verwendet.

Sauberer Lehm mit Honig vermischt kommt auf offene Füße.

HITTRACH ODER ARSENIK

Hittrach (Arsenik) wurde in unterschiedlichster Weise angewendet. Gewonnen wurde es durch das Abkratzen der Decke der Rauchkuchl oder aus Kaminen einer Glasfabrik.

Pferden wurde Hittrach vor schweren Arbeiten und vor Pferdeversteigerungen (glänzendes Fell) eingegeben. Auch der Rossknecht nahm ein weizenkorngroßes Stück, damit er mit dem kraftstrotzenden Pferd mithalten konnte. (Maria Lackner, Hirsdorf)

Männer nahmen Hittrach bis in das hohe Alter als Potenzmittel. Auch als Abtreibungsmittel oder Verjüngungsmittel wurde Hittrach angewendet. In Schnaps aufgelöst und ins Futter gegeben (Saugeist) war es ein Vorbeugemittel gegen Rotlauf bei Schweinen.

Über die Anwendung von Hittrach sagt Franz Neubauer aus Krusdorf: „Da ist besonders vorsichtig vorzugehen. Zuerst darf man Hittrach nur mit sich herumtragen, dann langsam daran riechen, ihn ‚schmecken‘, danach ‚leise ablecken‘ und erst wenn dies über Tage erfolgt ist, davon kleine Körner essen, ihn ‚probieren‘."

DIE ABTREIBER

Ein besonders kritischer Bereich der Volksmedizin war die Abtreibung. Trotz kirchlichen Verbots und moralischer Bedenken wandten sich Frauen in ihrer Verzweiflung und scheinbaren Ausweglosigkeit oft an sogenannte „Engelmacher". Ein Abtreibungsspezialist war in Paldau tätig. Seine Kunst als „Engelmacher", wie er genannt wurde, hielt sich jedoch in Grenzen und führte ihn schließlich vor Gericht, nachdem es sogar zu Todesfällen durch die Abtreibungsversuche bei schwangeren Frauen gekommen war.

Nach Aussage des pensionierten Gendarmeriebeamten Alois Sucher, der an den Erhebungen zu diesen Abtreibungsfällen beteiligt war, verblutete eine Frau, die in einer Tischlerwerkstätte eine Abtreibung durchführen ließ. In dieser Werkstätte sollen nachweislich an die 30 Abtreibungen vorgenommen worden sein. Dabei wurde die schwangere Frau auf eine Hobelbank gelegt und mit einem Federstiel die Abtreibung ausgelöst. Auch Stricknadeln kamen dabei zur Anwendung.

Der künstlich herbeigeführte Abortus konnte mechanisch oder chemisch ausgelöst werden. Zu den mechanischen, äußeren Abtreibungsmitteln gehörten Fußtritte gegen den Bauch. Innere mechanische Eingriffe erfolgten durch die Einführung von Bleistiften, Stecknadeln, Federkielen und Strohhalmen in die Gebärmutter. Dabei kam es zum Eihautstich oder zur Reizung der Gebärmutter. Vereinzelt ließ man den Fremdkörper im Gebärmutterhalskanal längere Zeit liegen. Dabei traten oft Entzündungen der Gebärmutter mit Bauchfellentzündung oder Blutvergiftung bis zu tödlichen Blutungen auf.

Zu den chemischen Abtreibungsmitteln gehörten das Mutterkorn, Aufgüsse von frischen Zweigen des Sadebaumes (Juniperus sabina) sowie Aufgüsse von Rainfarn (Ruafl), Raute, Schöllkraut und Safran. Aber auch die Giftstoffe Arsen und Phosphor kamen vereinzelt zur Anwendung.

Abtreibungsversuche führten immer wieder zu Todesfällen. So zum Beispiel versuchte am 14. 12. 1914 in Unterlamm die schwangere Anna Leitgeb mit ihrem Geliebten, einem jungen Burschen aus der Nachbarschaft, eine Abtreibung mit Arsenik durchzuführen. Anna Leitgeb verstarb noch am selben Tag. Der junge Bursche wurde mit 4 Monaten Arrest bestraft.

Weitere Abtreibungsmittel wurden in den Abschnitten der einzelnen Bauerndoktoren bereits angeführt.

GÄRTEN FÜR
DAS WOHLBEFINDEN DES MENSCHEN

In vielen steirischen Gärten werden Heilpflanzen für den Hausgebrauch gezüchtet. Diese Pflanzen werden getrocknet, zu Tees oder Salben verarbeitet und in Alkohol oder Ölen eingelegt. Im steirischen Tourismusprojekt „Gartenreise" sind 35 neu angelegte Gärten in der West-, Süd- und Oststeiermark sowie in Slowenien eingebunden, die Einblick in die unterschiedlichsten Pflanzengesellschaften, darunter unzählige Heilpflanzen, bieten. Im Therapiegarten in Stainz werden Pflanzen gezüchtet, die als Quelle des Wohlbefindens und zum Gesundheitsgewinn sowie für die Naturkosmetik dienen. Unter dem Motto „Grüne Medizin" wird hier über Pflanzenheilkunde, Phytotherapie, Bachblüten und Ernährung beraten. Darüber, wie sich Farben auf das Wohlbefinden des Menschen auswirken, wird im „Garten der

Die Gartenreise-Landkarte

1. Garten der wilden Blumen
2. Garten des Brotes
3. Garten der Farben
4. Garten der Gemütlichkeit
5. Garten der Arzneien
6. Garten auf der Alm
7. Garten macht Schule
8. Garten im Prinzental
9. Garten der Geister
10. Garten im Bad
11. Der Weg des Brotes
12. Landschaftsgarten am Kreuzberg
13. Garten im Schloss
14. Garten der Sonnenblumen
15. eARTh Obstgartenspirale
16. Garten der Frische
17. Kräuterspirale
18. Garten der Sonne
19. Garten des Kürbiskönigs
20. Grüne Oase
21. Ackergarten
22. Gartendorf Pöllautal
23. NaturKRAFTpark und Naturteich
24. Aupark
25. Ölpflanzengarten
26. Garten der Riesen
27. Garten der Lebensenergie
28. Garten der Früchte
29. Demeter-Gemüsegarten
30.–35. Slowenische Bauerngartenroute

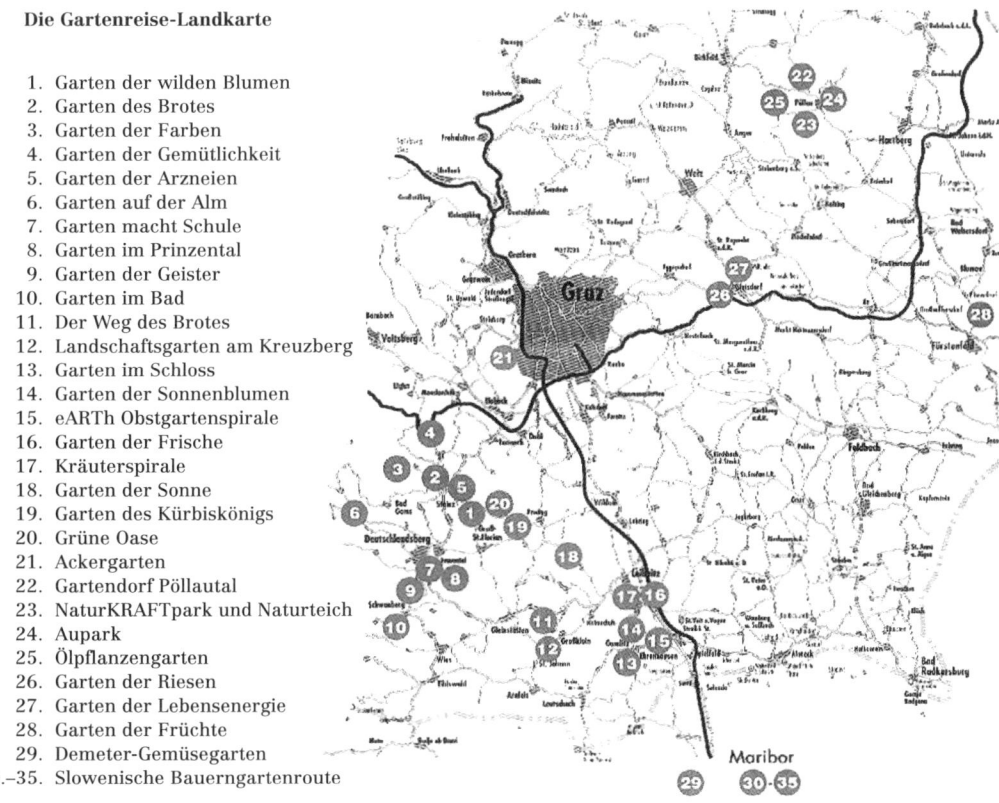

Nähere Informationen über die Gärten der Gartenreise sind über die „ARGE Gartenreise", Herbersdorf 17, A-8510 Stainz, Tel. 0043/03463/4384, Fax DW 13, erhältlich.

Farben" in Stierling bei Stainz informiert. In Herbersdorf bei Stainz ist der „Garten der Arzneien" angelegt. Besucher erfahren von den Anwendungsmöglichkeiten der Arzneipflanzen in der Volksheilkunde, der Phytotherapie, der Homöopathie und als Blütenessenzen. In Osterwitz bei Deutschlandsberg besteht im „Garten auf der Alm" die Möglichkeit, im kalten Brunnenwasser zu kneippen. Kräuter aus Großmutters Garten und Teekräuter findet man im „Garten im Bad " beim Moorbad im Kloster Schwanberg. Im „Garten des Kürbiskönigs" in Schrötten bei Hengsberg wird umfangreich über den Kürbis informiert. An vielen Stationen im Natur-KRAFTpark im Pöllauer Tal und der übrigen Oststeiermark kann Wohlbefinden der besonderen Art durch Sehen, Hören, Riechen, Schmecken und Fühlen getankt werden.

Einblick in alte Koch- und Arzneibücher

Ein Koch- und Artzney-Buch

„Ein Koch- und Artzney-Buch" aus dem Jahr 1686, das in Graz gedruckt wurde, blieb laut der Forschungsarbeit von Dr. Herta Neunteufl nur in einem Exemplar erhalten. Es handelt sich dabei um das erste Kochbuch, das in Österreich gedruckt wurde. Außerdem ist es die Quelle für das 1695 in Graz von der Fürstin Eleonora Maria Rosalia von Eggenberg verfasste Buch mit dem Titel „Freywillig-auffgesprungener Granat-Apffel", das im folgenden Abschnitt kurz behandelt wird. Im „Koch- und Artzney-Buch" werden volksmedizinische Praktiken beschrieben, die unserer heutigen Denkweise und dem vorhandenen Wissensstand höchst kurios erscheinen müssen. Man versucht mit den unterschiedlichsten Mitteln, mit Stein, Bein, Unkraut, Gift, Segen- und Zaubersprüchen, der Krankheit Herr zu werden. Man kann mit Sicherheit behaupten, dass sich Scharlatane als heilkundige Personen ausgaben und, wie der Frankfurter Kräuterbuchautor Lonicerus schreibt, „die Leut billich bescheissen".

Für ein *Abführmittel* (Purgier-Wasser), das für Kinder geeignet ist, wird angeraten, dass man 1/2 Loth, das sind 8,75 g, Sennesblätter, 35 g Manna, ein wenig Fenchel und Zimt in ein Tuch bindet und über Nacht in 0,175 Liter warmem Wasser einweicht. Am Morgen werden dem Kind je nach Alter 3 bis 4 Löffel davon eingegeben. Auf Seite 156 ist „Ein guter Hauß-Teriack/oder Mytridath", ein Haus-Theriak *(Wunderheilmittel)* mit Menschenfleischextrakt, beschrieben. Man nimmt je 140 g

Enzianwurzel, Alantwurzel, Lorbeeren, schöne schwarze reife Wacholderbeeren (Cronawetbeer); je 70 g Angelikawurzel, Meisterwurzel (Imperatoria ostrutium); je 35 g Diptamwurzel, Bibernellwurzel, Schwalbenwurzel (Asclepias vinecetoxicum), Baldrianwurzel, Teufelsabbisswurzel (Succisa pratensis), Anhackenwurzel (Carlina Acaulis), Natterwurzel (Polygonum bistorta), Zitwerwurzel; je eine Handvoll Cardobenidict-Kraut, Weinrauten, Skabiosen, Ehrenpreis, Tausendguldenkraut, Betonienblätter; je 8,75 g Ingwer, langen Pfeffer, Orangenschalen, Zitronenschalen, Bibergeil (Biberhoden), Mumia Alapastica, Kampfer (Harz des Kampferbaumes), Safran, Styrax/Liquidam, Wacholderöl, Terpentinöl; 3 dl Weißwein und 2800 g Honig.

Dieser Theriak wird zur Herzstärkung, bei Magenbeschwerden und bei diversen Krankheiten getrunken. Daraufhin wird Schwitzen empfohlen. Äußerlich auf den Magen aufgelegt hilft er bei Magenschmerzen und Durchfall.

Bei dieser Rezeptur ist vor allem Mumia Alapastica erklärungsbedürftig. Es ist dafür das Fleisch eines hingerichteten Jünglings, der gesund und nicht über 25 Jahre alt gewesen ist, erforderlich. Er muss „gehenckt oder geradbrecht oder geköpft oder gespießet worden sein". Bei der Verarbeitung eines Rothaarigen wurde das Rezept kräftiger. Der Leichnam musste einen Tag und eine Nacht lang an die Sonne und den Mond gestellt werden. Dann schnitt man ihn zu kleinen Stücken, die mit pulverisierten Myrrhen und ein wenig Aloenpulver bestreut wurden. Zu viel Aloe macht die Fleischteile bitter. Jetzt wurden die Teile mit mehrfach destilliertem Branntwein bespritzt und über 6 oder 8 Tage, niemals 7 Tage, liegen gelassen. Die kleinen Fleischteile wurden nun auf eine Schnur gefädelt und wie die Wäsche der Sonne ausgesetzt, bis das Fleisch austrocknet. In ein Glasgefäß, das mit mehrfach destilliertem Branntwein gefüllt ist, kamen die Fleischteile, darauf kam eine dunkle Abdeckung, und das Glas wurde in „gelinder Wärme" abgestellt, bis sich der Branntwein rötlich färbte. Der Branntwein wurde abgeschüttet und das Fleisch neuerlich übergossen. Dies musste so oft wiederholt werden, so lange eine Rotfärbung erfolgte. Die gesamte Extraktion kam in ein anderes Glasgefäß und wurde mit dem Fleisch versetzt so lange gekocht, bis ein dicker Saft entstand. Der Menschenfleischsaft wurde nun gewogen und das doppelte Gewicht Augsburgerischer Theriak, der vierte Teil weiße oder gelbe schlesische terra sigillata, der achte Teil halb Perlen- und halb Korallensalz beigegeben und das Gefäß verschlossen.

Mumia Alapastica wurde als Schwitzmittel oder zum Erbrechen versetzt mit Mandelöl, Skorpion-Knoblauch oder Poleywasser verabreicht.

Die sogenannte „ägyptische Mumie" war noch 1843 in den steirischen Apotheken erhältlich.

Anscheinend versprach man sich vom Menschenfleisch, dass die Kraft des getöteten jungen Menschen auf den Kranken übergeht, wie dies bei Paul Reininger, dem Kindberger Herzenfresser, zu sehen ist.

FREYWILLIG-AUFGESPRUNGENER GRANAT-APFFEL

Das wohl wichtigste der steirischen Arzneibücher hat den Titel „Freywillig-aufgesprungener Granat-Apffel" und wurde von der Fürstin Eleonora Maria Rosalia von Eggenberg herausgegeben. Die Grazer Fürstin schrieb das Buch im Jahr 1695, wonach es in unzähligen Auflagen nachgedruckt und für 200 Jahre zu einem absoluten Bestseller wurde. Das Buch wurde in Österreich und Deutschland verlegt, wobei es zu sprachlichen Problemen kam, da viele der gebrauchten Wörter in Deutschland nicht verstanden wurden. Deshalb wurde es durch ein Register mit den unbekannten österreichischen Wörtern ergänzt. Die Fürstin unterteilte das Buch in zwei Abschnitte, wobei der erste

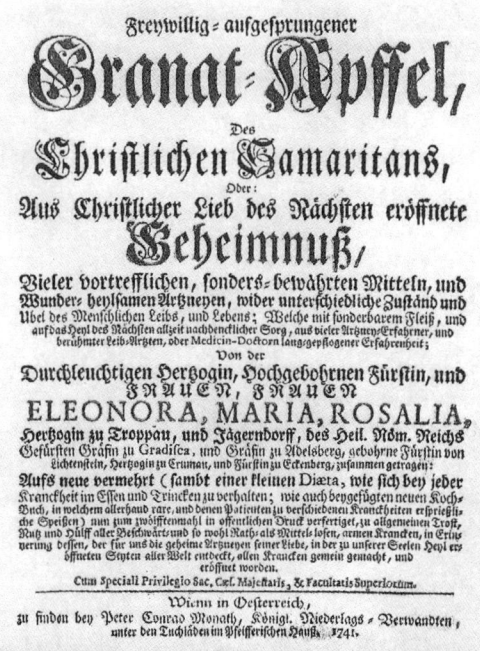

Ausgabe des „Granat-Apffel"
aus dem Jahr 1741.

das Arzneibuch und der zweite ein Kochbuch ist.

Von den vielen Rezepten sollen hier nur einige Beispiele aufgezählt werden.

Für ein Klistier bei Blähungen nimmt man mit drei Fingern Anis, Fenchel und Kümmel, je eine Handvoll Käspappeln und Kamillen und siede dies in Milch. Danach kommen ein Eidotter und ein Stück frische Butter, ein Löffel Zucker und ein wenig Salz dazu. Nachdem alles gut vermischt ist, wird das Klistier maßvoll eingenommen.

Bei *Fieber* nimmt man Krebsaugen, am ersten Tag sieben, am zweiten Tag fünf und am dritten Tag vier. Man zerstoße die Augen, rühre sie in Essig ab und nehme davon löffelweise ein.

Bei *Grind* (Schorf) wasche den Kopf öfters mit dem Harn eines Knaben und lasse diesen eintrocknen. Dann wird der Grind mit Leinöl mehrere Tage lang bestrichen. An einer anderen Stelle heißt es, dass man bei Grind Wagenschmier nehme, den Kopf blutig kratzen soll und den blutenden Kopf mit der Wagenschmier einreibt.

Auf einen Wurmfinger legt man seinen eigenen frischen Kot auf und bindet diesen fest. Damit wird der Wurm getötet.

Bei *Würmern* im „Menschenleib" soll klares Brunnenwasser aufgekocht und ein bohnengroßes Stück Quecksilber hineingeworfen werden. Dann zugedeckt vom Feuer wegstellen. Nach dem Abkühlen muss mehrere Tage hintereinander bei abnehmendem Mond ein Glas davon getrunken werden. Zuvor jedoch wird das Quecksilber aus dem Wasser geseiht.

DAS ARZNEIBUCH AUF SCHLOSS KORNBERG

Im Besitz der Familie Bardeau auf Schloss Kornberg befindet sich ein Kräuterbuch aus dem Jahr 1731. Vereinzelt wird noch heute in diesem Buch nachgeforscht, bei welchen Krankheiten Heilpflanzen auf Schloss Kornberg Anwendung fanden.

Das kostbare Buch, das versehen mit reichen Illustrationen die Heilkraft von über 3000 Kräutern beschreibt, wird in der Schlossbibliothek von Kornberg aufbewahrt. Gekauft wurde das Kräuterbuch von den ehemaligen Schlossbesitzern, den Herren von Stadl. Heute ist das wertvolle Stück Familienbesitz der Grafen Bardeau. Sowohl für den Menschen als auch für die Tiere sowie für das tägliche Leben sind in diesem Werk Rezepturen zu finden, die dem heutigen Leser kurios erscheinen mögen, früher aber hoch geschätzt waren. Für viele Lebenslagen und Krankheiten finden sich Behandlungsvorschläge. So z. B. heißt es vom Wermut, dass er mit Enzian vermischt und zu Pulver zerstoßen, danach mit Ochsengalle temperiert und so auf den Nabel des Menschen aufgestri-

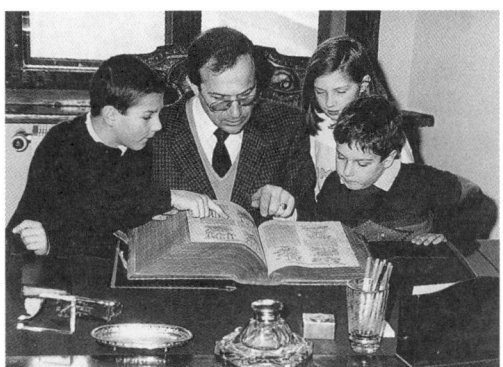

Für die Familie Bardeau auf Schloss Kornberg ist das Kräuterbuch aus dem Jahr 1731 noch immer ein wichtiges Nachschlagewerk.

chen wird, die *Würmer* im Leib tötet und austreibt. Im Garten soll man den Wermut weniger züchten, da er die Bienen vertreibt. Wermut hingegen in Wasser, Bier oder Wein gekocht und mit Tinte vermischt, verhindert, dass das Schreibpapier von Mäusen angenagt wird.

Schwangere Frauen sollten täglich roten Beifußsamen essen, damit das Kind tugendhaft wird. Zerstoßener Rainfarn, den Rindern zum Lecken gegeben, vertreibt das schwere *Atmen.* Der *Spulwurm* wird mit einer Mischung von Kamillenpulver mit Wein, die getrunken wird, ausgetrieben. Tägliche Fußbäder in mit Kamillen gekochtem Wasser sorgen für ein gutes *Gedächtnis* und stärken das *Gehör.*

Koriandersamen, zu einem groben Pulver gestoßen und mit Weinessig vermischt, dient zum Fleischbeizen. Ein Gemisch aus Wein und Liebstöckelwurzelsaft trinken die Bergmänner gegen die giftigen Dämpfe in der Grube.

Rosmarinblätter mit Blüten und ein wenig Salz auf ein Stück Brot gelegt und so täglich gegessen, vertreibt *Mundgeruch.* Leidet ein Pferd an der *Galle,* so vermischt man Roggenmehl, Essig und Menschenurin zu einer Salbe, die man dem Pferd aufschmiert.

Über die Zubereitung eines Lavendelweines, der *Schwindel, Bauchweh* und *Magenschmerzen* nimmt, berichtet das Kräuterbuch ebenfalls. Dafür wird ein kleines Fass mit Wein gefüllt und ein mit Lavendel gefülltes Leinentuch hineingehängt.

Knoblauch wird in unterschiedlichster Weise und für die verschiedensten Krankheiten angewendet. Gegen die *Pest* wird Knoblauch fein geschnitten und in scharfen Essig eingelegt. Getrunken wird die Arznei warm. Frauen hingegen sollen „blöd" werden, wenn sie den Dampf von Knoblauchwurzeln und Kraut einatmen.

Das Kornberger Kräuterbuch gibt auf rund 1600 Seiten einen unerschöpflichen Einblick in die Anwendung von über 3000 Heilpflanzen, Krankheiten und in die Volksmedizin des 18. Jahrhunderts. In der Einleitung wird das Buch allen Ärzten, Apothekern, Wundärzten, Schmieden, Gärtnern, Köchen, Kellnern, Hebammen und Hausvätern empfohlen. Das „Autorenverzeichnis" reicht von Aetius über Aristoteles, Hippokrates und Plinius bis Xenokrates.

… TEUTSCHEN APOTECKEN

Ein Arzneibuch, dessen Titel mit „… Teutschen Apotecken" nur zum Teil erhalten geblieben ist, stand in Feldbach in Verwendung. Das rund 300 Jahre alte Buch ist in vier Teilen aufgebaut und sowohl mit Abbildungen von Heilpflanzen als auch mit einigen Gerätschaften illustriert. Der zweite Abschnitt wird mit „Das ander Theil der Teutschen Apotecken/für den

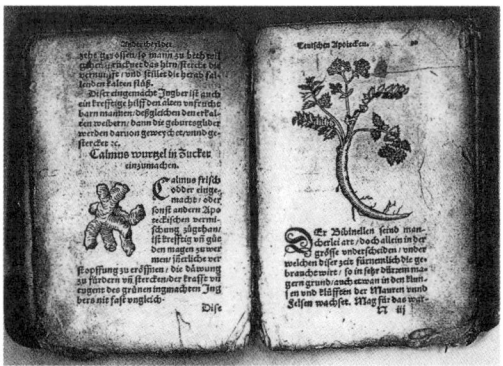

Zwei Seiten im Arzneibuch „… Teutschen Apotecken", das in Feldbach in Verwendung stand.

gemeinen Mann gestellt" eingeleitet. Unter den Rezepturen findet man einen gemeinen „Tiriac" zur Hilfe bei Vergiftungen, ein nützliches Magen-Latwerg aus der gelben Schwertlilienwurzel, einen Kalmuswurzelzucker zur Magenwärmung und zur Verstopfungslösung, einen Wermutsirup zur Appetitanregung und einen Benediktenwurzelwein, der Herz und Gemüt erfreut.

POPPENDORFER ARZNEIBÜCHERL

Ein handgeschriebenes Arzneibücherl aus der Zeit um 1780 wurde in Poppendorf bei Gnas gefunden. Aufgrund der unterschiedlichen Handschriften darf angenommen werden, dass drei Personen die Rezepte aufgeschrieben haben. Eine Person davon ist namentlich mit Joseph Roth genannt. Einige Anwendungsbereiche bei Krankheiten sollen hier angeführt werden. Gegen *Fieber* soll man Spinnweben und Honig mischen, auf den Händen aufbinden, und zwar auf einer Hand auf der auswendigen und auf der anderen Hand an der inwendigen Seite, und 24 Stunden aufgebunden lassen; dann alles ins Wasser (fließendes Wasser) werfen. Oder man gibt drei Radel Kren, drei Radel Kalberzwurzen (Kalmus) und drei Wipfel Wermut in ein Seitel Wein, alles 24 Stunden stehen lassen und bei Fieber trinken.

Zu den „erprobten" Fiebermitteln gehört frischer menschlicher Urin. Die „Gilliwurzen" (Nieswurz), Kranabetbeeren und „Sinkpech" sollen zur Vertreibung des *Fiebers* auf den Nabel aufgelegt werden.

Bei großer Hitze im Kopf legt man auf die Fußsohlen „Krendampfl" (Sauerteig mit geriebenem Kren), auch noch auf Waden und Genick. Weiters wird empfohlen, dass man auf die Fußsohlen einen glühend gemachten Ziegel legt, den man mit Essig übergossen hat, und auf die Brust warmes „Haarwerg" (Flachs). Auch das „Nusskreuz" von drei Nüssen auf Brot gegeben und die Pfaufeder galten als *Fiebermittel*. Das Fieber konnte auch abgebetet werden: Am ersten Tag ein Vaterunser, am zweiten Tag zwei usw., bis zum neunten Tag, und dann wieder abnehmend, bis man am 17. Tag bei einem wieder angelangt war.

„Und dies Gebet ist für die Seelen der Ertrunkenen, Erschlagenen, Verbrennten, Erhenkten oder die sonst in einem jähen Tod gestorben sind."

Gegen die *Gelbsucht* „nimm Gänsekot, ein halbes Quintel; in Wein eingenommen und dies öfters". Oder „tut man Eier festsieden und ein Dotter heraus und das Weiße bei der Mitten auseinanderschneiden und zwei Schnüre durchziehen und über die Achsel auf den Rücken binden."

Gegen die *Hinfallende:* „Man soll drei junge Mäuse fangen, von denselben Herz, Lunge und Leber dörren, pulvern, um einen Kreuzer Zucker dazugeben und selbes einnehmen."

„Auch ist es gut: da nimmt man einen Frosch aus dem rinnenden Wasser heraus, tut ihn lebendig in den Ofen, hält ihn fest nieder und verbrennt ihn und zerreibt ihn. Hernach schneidet man einer schwarzen Henn in den ‚Birgel‘ (Schenkel), tut drei Tropfen Blut heraus, rühret es durcheinander und schüttet es dem Kranken in den Mund. Den Schaum muss man vorher – er ist ein Gift – mit einem ‚Briegerl‘ (Stäbchen) wegwischen. Solches Pulver muss ein Messerspitz voll sein."

„Soll man von einem schwarzen Schwein, das zu erstenmal Junge hat, öfters Milch trinken."

Gegen die Gicht „nimm Hasenfetten und schmier dich damit warm". Oder „tue Regenwürmer in ein Glas, verbinde es mit Leder. Es muss elf Tage in einem Ameisenhaufen, so wird Öl daraus, damit salbe den Nabel."

Gegen Lendenweh: „Da suche man tannenes Pech, ein weiches, dies muss neunmal gewaschen werden; auf einen Fetzen streichen und auflegen."

Gegen die rote Ruhr „soll man Fleisch von roten Eichkazeln zurichten lassen und essen". Ebenfalls bei Ruhr „soll man für ein Mannsbild neun, für ein Weibsbild sieben Stubenkäfer (Küchenschaben) in Rindschmalz rösten und bei der Herzgrube auflegen oder einnehmen".

Bei verwundeten oder abgehauenen Flachsadern *(Sehnen)* oder *Nerven* „brenne Erdwürmer zu Pulver, vermische mit Honig und schmiere dich damit".

Gift aus *Pestilenzbeulen* auszuziehen: „Hühnermist mit Eierklar zu einem Pflaster verrühren und lege es warm auf."

Für allerlei giftige *Tierbiss* oder *Stiche* „Lege alsbald Saukot, in Essig gesotten, warm über".

Für den *Wurm* (Nagelbettentzündung) „nimm Honig, Asank (Asa foetida), Glasscherben, Katzenhaar, Blutsein, Knoblauch, Kuhkot, Bernkraut, und mache es zu einer Salbe".

Für schmerzhafte Glieder ist es gut „lebendige Regenwürmer daraufbinden und darauf sterben lassen und alsdann lege man gequetschte Brennessel darauf, mit Branntwein angefeuchtet, darüber".

Für den Leibschaden „nimm Multwürmer (Feuersalamander), bis sie ganz zergehen und mit dem Schmalz den Schaden anschmieren und mit einem Bruchband recht fest binden und drei oder vier Tage mit Ruhe sein, so ist es in acht Tagen geheilt".

Wenn einer eine Laus im Magen hat, so soll er nichts als gebratene Rüben essen.

Augenmittel: „Wenn auf einem Auge schon eine Blatter ist, da tut man entweder Zucker, blaues Glitzelwasser (?) oder Alkaterschmalz (Alkater = Eule) hinein."

Augenwasserrezept: „Nimmt man, wenn der erste Regen im Mai fällt, also wachsen auf dem Kranewittholz Schwämme, da soll man die Schwämme nehmen und in ein Glas hineintun und an die Sonne stellen und destillieren lassen und dann ein weißes Tücherl nehmen und vor Sonnenaufgang im Habertau herumziehen, dass es recht naß wird, und hernach das Wasser in ein Glas ballen und ein wenig Goffer (Kampfer) dazu."

Gegen *Katarrh:* „Kann man einer Rübe bei der Mitte ein Loch ausschneiden, einen Honig hinein, die Rübe braten und zwischen Tellern ausdrücken und den Saft öfters nehmen."

„Man kann eine Zwiebel braten und im Schmalz rösten und einen darein und morgens und abends davon nehmen."

„Gedärmfraß (= fraisen) ist es gut: Da soll man drei Tropfen Terpentinöl in ein Löffel Wasser und von diesem Menschen selbst ein Haar beim Genick abschneiden und in den Mund hineinrauchen."

„Ein Mittel gegen die *Wassersucht:* einen Waldhasen kochen und Meerzwiebel hineinschneiden und durcheinanderkochen und diese Suppe trinken."

Ein *Hühneraugenmittel:* „Nimmt man ein Nachtgeschirr und brunst hinein und läßt es drei Tage stehen. Hernach wird am Boden ein Stein wachsen. Man nimmt den Stein und legt ihn auf das Hühnerauge."

Ein handgeschriebenes Arzneibücherl

In diesem Arzneibuch sind Rezepturen festgehalten, die in St. Stefan im Rosental bei der Tierheilkunde Anwendung fanden. Jeden Monat einmal bekommt das Rind einen besonders guten Happen. Eine große Bratpfanne mit Hafer wird mit ein bis zwei Handvoll Salz vermengt und ohne umzurühren im Ofenrohr geröstet, bis der Hafer eine goldbraune Farbe annimmt. Nun wird er in einen Eimer geschüttet, mit ein bis zwei Liter Most übergossen und zugedeckt. Diese Zubereitung erfolgt um die Mittagszeit, am Abend wird ein Esslöffel Kalmus, Fenegretum, Schwefelblüte, Federweiß, eine Messerspitze roter „Palus" und Magnesiumpulver dazugemengt und kräftig durchgemischt. Nach dem Füttern wird die Hälfte dieses Gemisches und vor dem Füttern am Morgen die zweite Hälfte dem Rind zu fressen gegeben.

Oftmals bleibt beim Kalben die *Nachgeburt* im Körper hängen. Dann wird der Kuh eine ausgekühlte Rahmsuppe ins Maul geschüttet.

Haben Rinder *Durchfall,* kocht man 4 Liter Most mit 4 Esslöffel Tormetillpulver und ein wenig Wermut. Nach dem Abkühlen wird dem Rind alle 2 bis 3 Stunden 1/2 Liter mit der Flasche ins Maul eingeschüttet.

Ist die Kuh zu „hitzig", will sie nicht „aufnehmen", das heißt sich belegen lassen, so gibt man ihr 1/2 Stunde vor dem Belegen 1/2 Würfel „Goffa" (Kampfer) in zwei Stück Brot gelegt. Nach dem Belegen bekommt die Kuh die zweite Hälfte.

Sind die Bereiche der „Zitzen" bei einer Muttersau rundum fest verknotet, so gibt man ihr eine Stachelmilch und reibt auch den Bauch des Tieres damit ein. Die Stachelmilch wird folgendermaßen hergestellt: Ein eiserner Bügeleisenstachel wird in die Herdglut gelegt, bis er zu glühen beginnt, dann kommt er in einen Metallbehälter und wird mit einem Liter frisch gemolkener Milch überschüttet. Nach dem Abkühlen gibt man die Milch dem Tier zu trinken und reibt den Bauch einmal ein.

Vor dem „*Ferkeln"* gibt man dem Schwein einen Esslöffel voll Reiterbeerenmarmelade, ein wenig Ölkuchen oder Kürbiskerne. Dies hilft auch gegen *Verstopfungen.*

Bei *Appetitlosigkeit* eines Schweines nimmt man einen Esslöffel Fett und rührt Enzianpulver dazu. Mit einem Holzspan wird dieses Fett dann dem Schwein ins Maul gestrichen.

Ab und zu sollte den Schweinen Wacholderöl, eine Messerspitze „roter Palus" und eventuell „Glaubersalz", in heißer Milch aufgelöst, gegeben werden. Muttersauen darf man „Glaubersalz" nicht verabreichen, da die Jungen Durchfall bekommen. Werden die Schweine „*birchi",* rappig, so reibt man sie mit einem beim Backen übriggebliebenen und mit Schwefelblüte vermengten Schweinefett ein.

Einer nach dem Kalben schwachen Kuh, die sich vom Boden nicht erheben kann, gibt man drei Wochen lang zweimal täglich 1/2 Liter Weingemisch. Am besten wäre der sogenannte Heckenklescher, ein Direktträger, den man, nachdem in einem Viertelliter Wasser vier Esslöffel Zucker und vier Eier fest versprudelt wurden, dazumengt. In dieses Gemisch kommen noch vier Schnitten Brot.

EDELSBACHER TUGENDBUNDBUCH VON 1854

Aus Edelsbach bei Feldbach blieben einige Hausmittel aus dem 19. Jahrhundert erhalten. Als altes Familiengut wurden diese Rezepte in einem Buch des Tugendbundes der Pfarre Edelsbach aus dem Jahr 1854 handschriftlich aufgezeichnet. Hier ein Beispiel:

Frische Brennnessel werden gedörrt und als Tee zubereitet bei Verschleimungen der Brust und Lunge getrunken. Der Magen wird von verlegten Stoffen gereinigt, und beim Urinieren werden Schadstoffe ausgeschieden. Kräftiger als bei den Brennnesselblättern ist die Wirkung der Brennnesselwurzeln. Man kann sie im Sommer frisch oder im Winter gedörrt verwenden. Große Heilkraft haben die Wurzeln bei Wassersucht. Brennnesselspinat wirkt blutreinigend, und bei Rheumatismus bestreicht man die schmerzenden Stellen mit frisch gepflückten Brennnesseln.

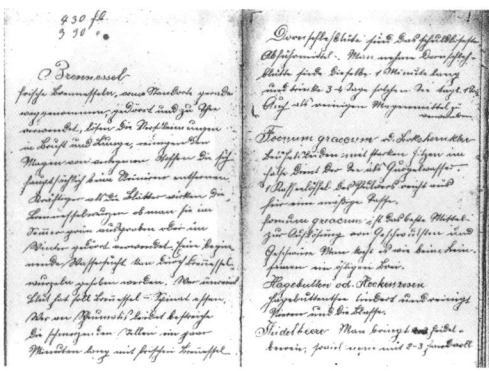

Einblick in die Rezeptesammlung des Edelsbacher Vereinsbuches „ganze Schar des sehr heilsamen Tugendbundes christlicher Hausväter in der Pfarre Edelsbach" aus dem Jahr 1854.

HANDBUCH DER TIERHEILKUNDE

Ein umfangreiches und für viele Bauern wichtiges Buch war das „Handbuch der Tierheilkunde". Jeder Bauer konnte mit Hilfe dieses Buches die Medikamente für sein Vieh selbst zusammensetzen.

Zur Bandwurmbekämpfung beim Hund wird 1/2 Kaffeelöffel Chloroform mit 5 Esslöffeln Rizinusöl vermischt und dem Hund zweimal innerhalb einer halben Stunde eingegeben.

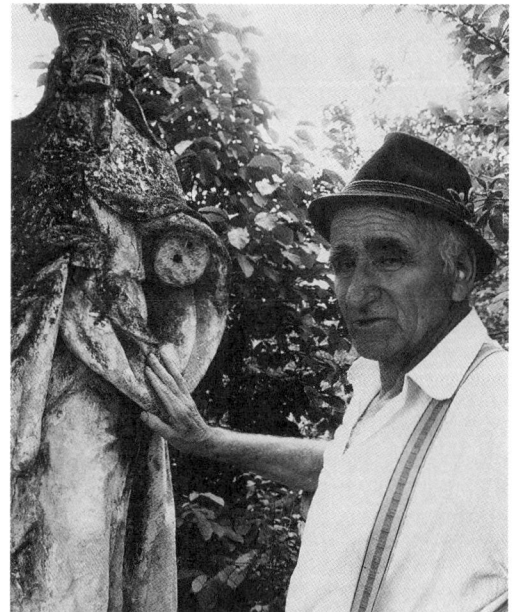

Bei Anton Fuchs in Kirchbach stand das „Handbuch für Tierheilkunde" in Verwendung.

Als Haarwuchsmittel wird die Vermischung von 1/2 Esslöffel Gerbsäure, 1 1/2 Esslöffel Chinatinktur, 10 Esslöffel Franzbranntwein und 1/2 Kaffeelöffel Perubalsam und das Einreiben mit diesem Gemisch an den kahlen Stellen empfohlen.

Ein Wurmöl, das man erwärmt in der Früh Rindern, Hunden und Schafen eingibt, setzt sich aus 1 Esslöffel Farnextrakt mit 10 Esslöffeln Rizinusöl zusammen. Rinder bekommen einmal die Hälfte, Hunde und Schafe ein Viertel.

DER WOHLERFAHRENE BAUERNDOKTOR

Im Grazer Verlag Fromm erschien das Buch „Der wohlerfahrene Bauerndoktor" von Dr. E. Klinge. Es handelt sich um eine 40-jährige Sammlung von erprobten Haus- und Volksmitteln zur Verhütung und Heilung bei Erkrankungen nebst Rezepten und einer Hausapotheke. Die Haus- und Volksmittel sind nach dem Alphabet geordnet.

Beim Bandwurm soll man am Morgen auf nüchternen Magen mit starkem Kaffee Farnkrautextrakt trinken, vorher und danach Eisstücke schlucken und am Abend davor den Darm durch Abführmittel entleeren. Man kann auch gepulverte Farnwurzel dreimal am Tag, jede halbe Stunde je 4 Gramm davon einnehmen, womit der Bandwurm abgetrieben wird.

Die Gesichtsröte vertreibt man durch ein heißes Fußbad mit etwas Senfmehl darinnen.

Bei Zuckerkrankheit soll man viel Spinat und Löwenzahngemüse essen, oder jeden Tag früh und abends 2 Esslöffel Mohnöl einnehmen.

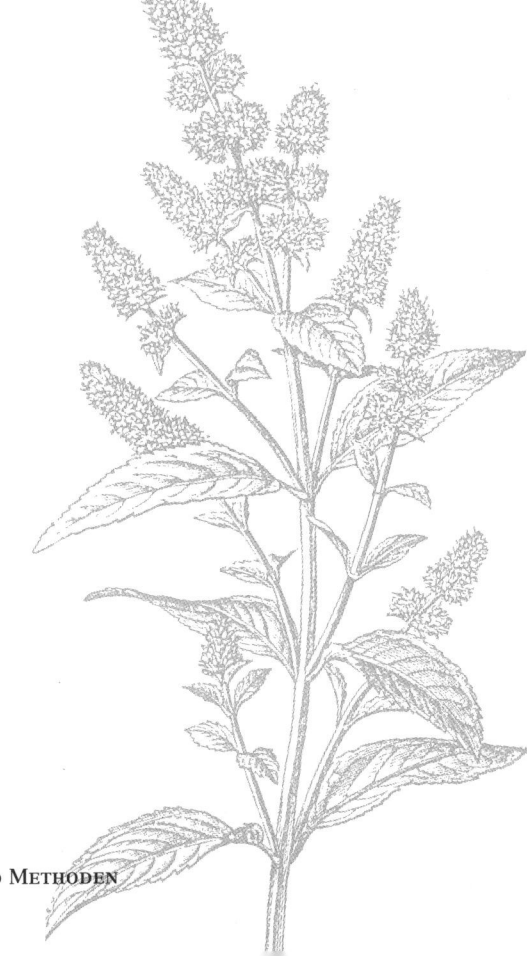

Ribisel, Beeren, Blätter, Sprossen 47,
103, 105, 144, 145, 165
Rinderknochenmark 120, 123
Rinderschmalz, -fett 61, 62, 88
Ringelblume, Feuerreserl, Feuerrose
21, 26, 34, 39, 56, 64, 69, 75, 76, 86,
97, 103, 104, 120, 157
Ripsöl 124, 127
Rizinusöl 62
Rosen 99
Rosinen 26
Rosmarin 31, 32, 41, 66, 86, 97, 100,
121, 124
Rosskastanien 26, 65, 77, 86, 107, 111,
129, 157
Rüben 46, 64, 77, 78, 110
Rüben, rote (Rhonen) 105, 167, 172
Ruckerl (Gänseblümchen) 36, 49, 64, 65
Ruprechtskraut (Herba Geranii) 77

S
Sadebaum 129, 184
Safran 104, 161, 184
Salbeiblätter, echte 61, 69, 76, 121
Salbei (Solver) 18, 21, 25, 44, 45, 62,
64, 66, 86, 88, 91, 124, 125, 160, 165
Salmiakgeist 62, 75, 123
Salniter 144, 145
Salpeter 145
Salz 51, 62, 90, 121, 153, 156
Salzsäure 27
Salzwasser 153
Sand 157
Sanikelwurzel 18, 45, 84, 116, 154, 171
Sauerampfer 144
Sauerdorn 165
Sauerkraut 61, 66, 89, 155
Saugalle 84
Saupappel (Käsepappel,
Malvae silvestris) 34, 64
Scamonien 145
Seife 85, 118, 124, 145

Seifenkraut 120
Sellerie 32, 100
Soda 153
Sonne 76
Sonnenblumenöl 105
Spanische Fliege 36, 71, 179
Speichel 146, 156
Speisesoda 125, 127
Spinnweben 110, 156
Spitzwegerich (Plantago lanceolata) 50,
51, 66, 79, 80, 94, 96, 97, 103, 104,
114, 116, 119, 120, 121, 129, 165,
166, 167
Stallluft 35, 106, 155
Staubzucker 35, 73, 127, 156, 173
Steckenkraut 76
Steinklee 64
Steinkraut (Samtkraut) 100
Stieleiche 168
Stiereier 113, 179
Storchenschnabelkraut (Herba Geranii,
Geraniumarten) 58
Stroh 89
Stuhlkraut 41
Stutenmilch 35
Süßholz 114, 127, 145

Sch
Schachtelhalm siehe Zinnkraut
Schafgarbe (Achillea millefolium) 24,
32, 47, 49, 50, 55, 58, 59, 69, 77,
80, 97, 104, 107, 154, 165, 166,
167
Schalotten 25
Scharröckerl 41
Schattenblümchen 129
Schellkraut siehe Schöllkraut
Schichtseife 31, 46
Schießpulver 20, 73, 124
Schlagobers 155
Schlehdorn (Prunus spinosa) 60, 66,
100, 166

REGISTER – SALBEN

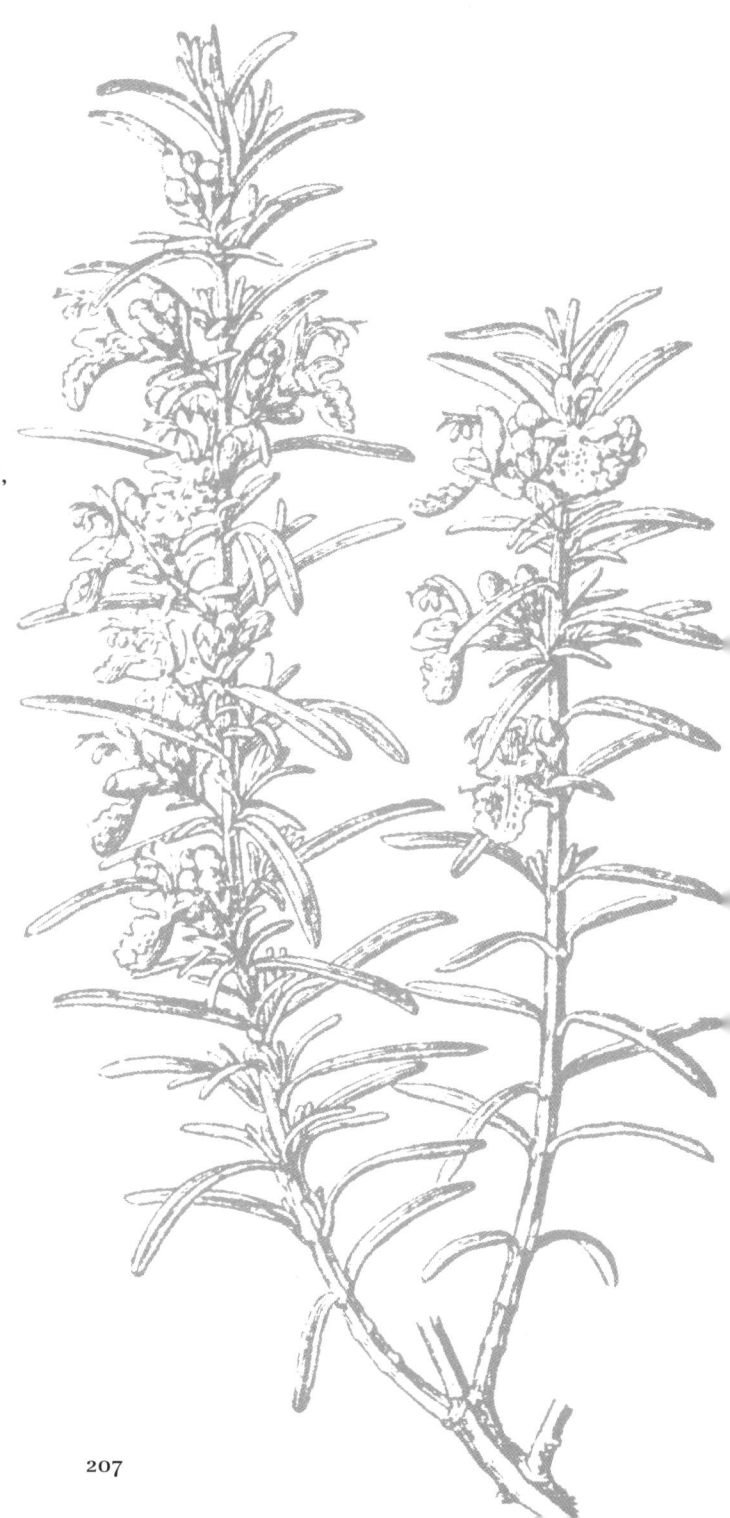

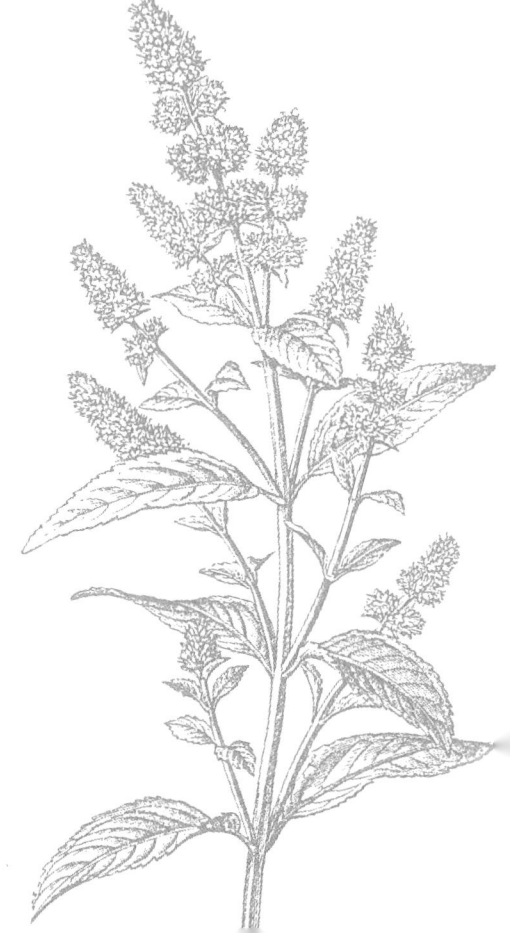

LITERATURVERZEICHNIS

A

Aas, Gregor/Riedmiller, Andreas:
Bäume, Gräfe u. Unzer

Aichele, Dietmar: Was blüht denn da?,
Kosmos, 1991

Aichele, Dietmar: Was blüht denn da?,
Kosmos, 1977

Aichele, Dietmar/Schwegler,
Heinz-Werner: Unsere Gräser,
Kosmos, 1981

Allmer, Gottfried: 600 Jahre Puch bei
Weiz, 1986

Amann, Gottfried: Bäume und Sträucher
des Waldes, Naturbuch, 1993

Arbeiter-Jöbstl, Elisabeth: Wildon,
2000

Ausstellungskatalog Kunst des Heilens,
Gaming 1991

B

Bächtold-Stäubli, Hans: Handwörterbuch des deutschen Aberglaubens,
10 Bde., Berlin 1927–1942

Baravalle, Robert: Burgen und Schlösser
der Steiermark, Graz 1961

Bilz, F. E.: Das neue Naturheil-
verfahren

C

Christiansen, Morgens Skytte: Gräser,
BLV 1977

Curort Bad Gleichenberg: 150 Jahre,
Katalog 1984

D

Dehio, Steiermark: A. Schroll, 1982

E

Eisenmann, Hans: Küchenkräuter

Enderle, Manfred/Laux, Hans E.:
Pilze auf Holz, Kosmos, 1980

Erhart/Kubicka/Svrcek: Der Kosmos-
Pilzführer, Kosmos, 1979

F

Felix, J./Hisek, K./Toman, J.:
Der große Naturführer, Kosmos, 1976

Fischer, Dora: Manuskript für einen
Vortrag, 1993

Fossel, Victor: „Volksmedicin und
medicinischer Aberglaube in Steiermark", Graz 1886, Nachdruck 1983

G

Gabersdorf, Wallfahrtskirche zum
hl. Leonhard, 1953

Geramb, Viktor: Sitte und Brauch
in Österreich, Alpenland,
Graz 1948

Gerhardt, Ewald: Pilzführer, BLV, 1981

Godet, Jean-Denis: Knospen und Zweige,
Neumann–Neudamm, 1983

Goggenberger, Helga: Blutegel und
Schröpfköpfe, Kurier, 4. Oktober 1992

Grabner, Elfriede: Grundzüge einer
ostalpinen Volksmedizin, Habilitations-
schrift, Graz 1981

Grabner, Elfriede Hrsg.: Volksmedizin,
Wiss. Buch Gem. Darmstadt, 1967

Grabner, Elfriede: Ein steirischer Arzt
im Barock, Zeitschrift des Historischen
Vereins 83, 1992

Grabner, Elfriede: Von des Teufels List
und Betrug, Zeitschrift des
Historischen Vereins, 1985

Grabner, Elfriede: Der Mensch als
Arznei, in: Festgabe für O. Moser,
Klagenfurt 1974

Grabner, Elfriede: Krankheit und Heilen,
Akad. d. Wissenschaften, 1997

Granat-Apffel, bey Peter Conrad
Monath, Wien 1741

Grau/Kremer/Möseler/Rambold/Triebel:
Gräser, Mosaik, 1990

H

Hauke, Rudolph: Heilkräuter,
Wien 1930

Hausmann, Robert: Mariä Heimsuchung
in Heilbrunn, 1987

Hildegard von Bingen: Das große
Gesundheitsbuch, Pattloch, 1992

Heinisch, Bonifaz/Hanzlik, Werner:
Maria Fieberbründl

Hertwig, Hugo: Heilpflanzenbuch, Knaur

Hiden, Alfred: Jobst-Blumau,
Kirchenführer

Homöopathie, APOMEDICA Graz

Hügelland um Pöllau, Steirische Berichte,
2/3, 1994

Hutz, Ferdinand: Wallfahrten und
Prozessionen im Wechselgau,
Vorau 1994

J

Jahns, Hans Martin: Farne – Moose –
Flechten, BLV, 1980, 1987

K

Kaufmann, Paul: Brauchtum in Österreich, P. Zsolnay, 1982

Klinge, E.: Der wohlerfahrene Bauerndoktor, Fromm, Graz

Koch- u. Artzney-Buch, Gedruckt zu
Grätz, 1686

Kunst des Heilens, NÖ. Landesaus-
stellung 1991, Katalog

Kunze, A.: Volksheilkunde zur
Selbstbehandlung für jedermann,
Dresden 1926

L

Lechner, Brigitte: Volksmedizinische
Verwendung von Drogen in der
nördlichen Oststeiermark,
Diplomarbeit 1983

Leskoschek, Franz: Heilige Quellen und
Wunderbrunnen in Steiermark, Blätter
für Heimatkunde, Band 21

M

Mader, Bernd E.: Vipernschnüre aus
Venedig, Blätter für Heimatkunde,
4/1989

Mader, Bernd E.: Der Ziegenbock im
Rinderstall, Blätter für Heimatkunde,
3/1993

Mader, Bernd E.: Naturheiler, Zahn-
reisser und Viehdoktoren.
Bäuerliche Heiltraditionen,
Styria 1999

Mader, Bernd E.: Der Höllerhansl. Leben
und Wirken des Naturheilers Johann
Reinbacher, 2. Aufl., Styria 1999

Maier, Karl F.: Der Verdauungskompaß,
Kneipp

Maier, Karl F.: Krebs ist heilbar, Kneipp,
1994

Moser, Hubert: Andacht und Sinnbild,
Verlag für Sammler, 1994

Most, Georg Friedrich: Encyklopädie
der Volksmedicin, Neuaufl.
ADEVA, 1973

Münzer, Edith: Das Buch vom Schöckel,
Styria 1981

N

Neuner, Andreas: Pilze, Kaiser, 1975

Niel, Alfred: Die großen k. u. k. Kur-
bäder und Gesundbrunnen, Styria
1984

Nielsen, Harald: Giftpflanzen,
Kosmos Feldführer, 1979

P

Pervenche, Pia: Kräuter- und Heil-
pflanzenkochbuch, Falken, 1979

Peyr, Leopold: Ulrichsbrunn, 1989

Pichler, Albert: Bad Waltersdorf, 1989

Pirchegger, Hans: Sagenkränzlein aus
der Steiermark, 1924

Polunin, Oleg: Pflanzen Europas,
BLV, 1977

Posch, Fritz: Hartberg, Band 1–3

Posch, Fritz: 800 Jahre Waltersdorf,
Ebersdorf, Limbach, 1970

Pöttler/Kranzelbinder: Alle heiligen
Zeiten, Verlag für Sammler 1994

Prassl, Johann: „Mei Hoamat",
Mühldorf 1988

R

Rätsch, Christian: Lexikon der Zauber-
pflanzen, ADEVA, Graz, 1988

Reber: Der bewährte Haustierarzt,
by Enßling und Laiblins

Reichl, Sepp: Geschichte der Stadt und
der Region Fürstenfeld, 1989

Reinhard, Felix: Heilkunde für alle,
Herder, 1929

Rohrer, Hans: Altbäuerliche Volksmedizin, Das Joanneum, 1941

S

Sametz, Maria: Schüsserlbrunn,
1952

Seebacher-Mesaritsch, Alfred: Die steir.
Heilbäder und Gesundbrunnen,
E. Strahalm, 1990

Semriach, Chronik, 1987

Senger, Gerti: Zigeunermedizin, Ariston,
1987

Sikula, J.: Gräser, Dausien, 1979

Schleich, Johann: Für jede Krankheit ein
heilendes Kraut bereit, Kleine Zeitung,
10. Oktober 1993

Schleich, Johann: Seltenes Mirakelbuch
in der Pinggauer Kirche,
Kleine Zeitung, 3. Juni 1992

Schleich, Johann: Waltersdorf, 1986

Schleich, Johann: Heilende Wasser,
Styria, 1997

Schleich, Johann: Oststeir. Volkssagen
und Hausgeschichten, Band 1, Band 2,
Sch + Sch Verlag

Schleich, Johann: Die schönsten
oststeirischen Sagen, Schleich-Verlag
1994

Schleich, Johann: „Ich kann mich
noch erinnern", Sonntagspost vom
24. 8. 1980 bis 19. 6. 1983
(146 Folgen)

Schleich, Johann/Schleich, Hagen:
„Heilen durch Kräfte der Natur",
Sonntagspost vom 4. 9. 1983 bis
26. 9. 1985 (105 Folgen)

Schleich, Johann: „Zaubermedizin,
Aberglaube, Sitte und Brauch",
Wochenpost vom 15. 5. 1986 bis
5. 6. 1986

Schleich, Johann: Heiliger Jobst
von Mutter Anna verdrängt,
Kleine Zeitung, 12. 9. 1993

Schlifni, Ignaz: Schlag nach über
Heilpflanzen, Ennsthaler Verlag,
5. Auflage, 1992

Schipperges, Heinrich: Der Garten der
Gesundheit, dtv, 1990

Schmidt, M. Martina: Verwendung von
Arzneipflanzen in der Volksmedizin
(Mur-/Mürztal), Diplomarbeit 1985

Schoeller, Marina: Wege des Heilens,
Steir. Volksbildungswerk, 1991

Schuller, Anton: Mirakelbuch

Steuert, L.: Das Buch vom gesunden und
kranken Haustier, Parey, 1924

Steurer, Rudolf Dr.: Gesundheit und
Wein, Ueberreuter, 2000

Stift Rein, 1129–1979, Festschrift
Strohmeier, Martina: Volksmedizinische
    Verwendung von Arzneipflanzen in der
    Südoststeiermark, Diplomarbeit 1992

T
Teutschen Apotecken
Thews, Klaus/Wagner, Luise:
    Zurück zur Natur, Stern 46,
    11. November 1993

V
Volksmedizin, Probleme und
    Forschungsgeschichte, Wiss. Buch
    Ges., 1967
Vom Rebstock zum Wein, Ausstellungs-
    katalog, Stainz 1983

W
Wege zur Kraft, Katalog zur LA Pöllau
    1994
Wildgemüse – Wildkräuter – Wild-
    früchte, Verlag für volkswirtschaftliche
    Aufklärung, Wochenschau vom
    29. 12. 1988
Woisetschläger, Inge: St. Erhard in der
    Breitenau, 2. Aufl. 1986
Wolkinger, Franz: Bäume und Sträucher
    Österreichs, Styria medienservice,
    1993

Z
Zötl, J. und J. E. Goldbrunner:
    Die Mineral- und Heilwässer
    Österreichs, Springer, 1993

ZUR WEITEREN LEKTÜRE

Johann Schleich
**Heil- und Wunderquellen
in der Steiermark**
176 Seiten, sw-Abb., geb.
ISBN 3-222-12621-6

Johann Schleich
Heilende Wasser
Heilbründl, Heilquellen und
Thermen in der Oststeiermark
144 Seiten, Farb- und sw-Abb., geb.
3-222-12604-6

Bernd E. Mader
**Naturheiler, Zahnreißer und
Viehdoktoren**
Bäuerliche Heiltraditionen in der
Weststeiermark
198 Seiten, sw-Abb., geb.
ISBN 3-222-12732-8

Bernd E. Mader
Der Höllerhansl
Leben und Wirken des Naturheilers
Johann Reinbacher
2. Aufl., 160 Seiten, sw-Abb., geb.
ISBN 3-222-12607-0

Hans Schöpf
Volksmagie
Vom Beschwören, Heilen und
Liebe zaubern
272 Seiten, sw-Abb., geb.
ISBN 3-222-12878-2
Erscheint Herbst 2001

IM VERLAG STYRIA